完全図解

動脈硬化・コレステロールのすべて

［監修］
白井厚治　東邦大学医学部名誉教授
大越郷子　管理栄養士

主婦の友社

Part1 動脈硬化の基本の「き」

Part2 コレステロールと動脈硬化

血管を強くする 2週間メソッド

運動編

食事編

完全図解
動脈硬化・コレステロールのすべて ●目次●

動脈硬化の **基本①**

あなた次第で変わる動脈硬化人生

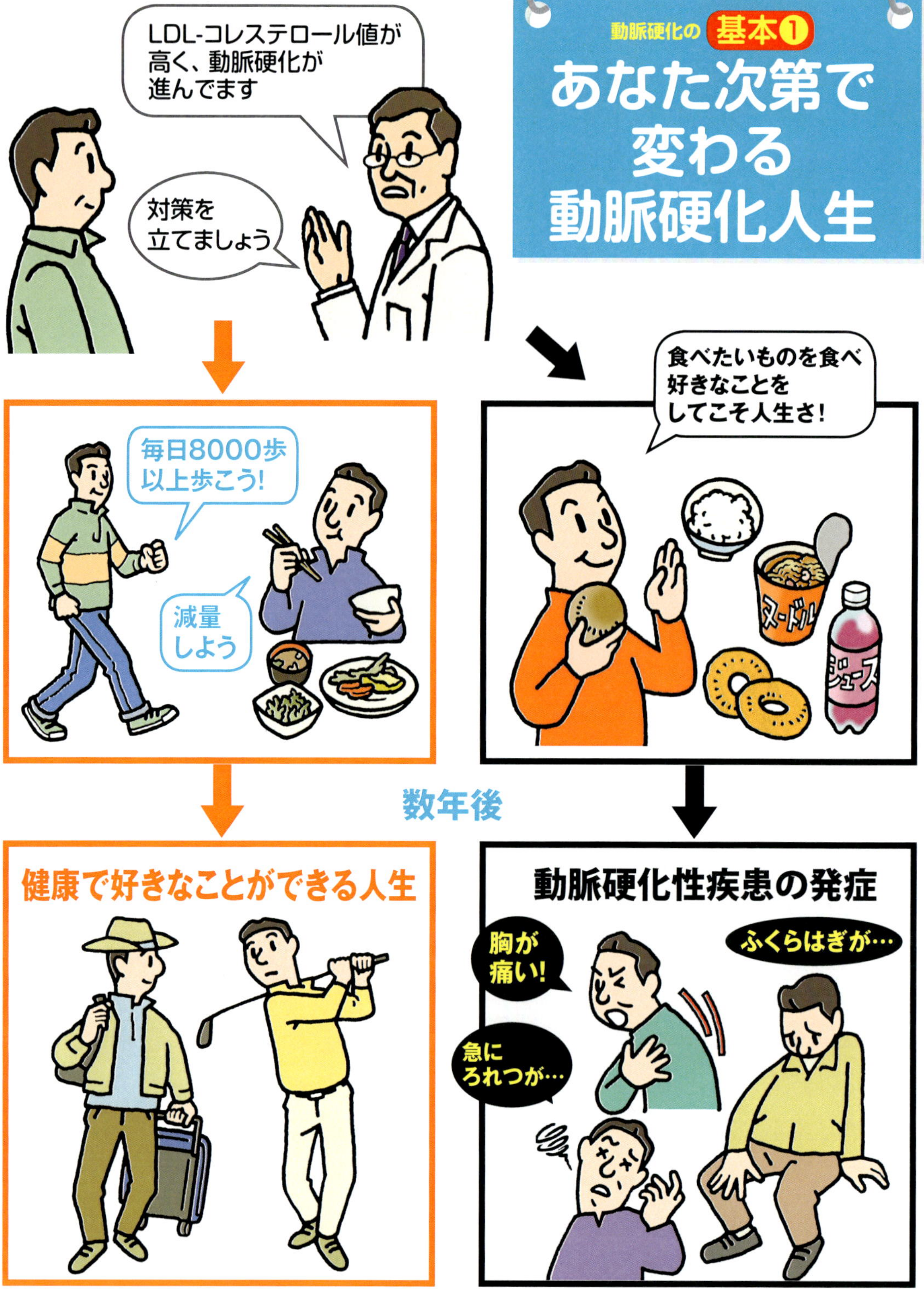

動脈硬化性疾患とは

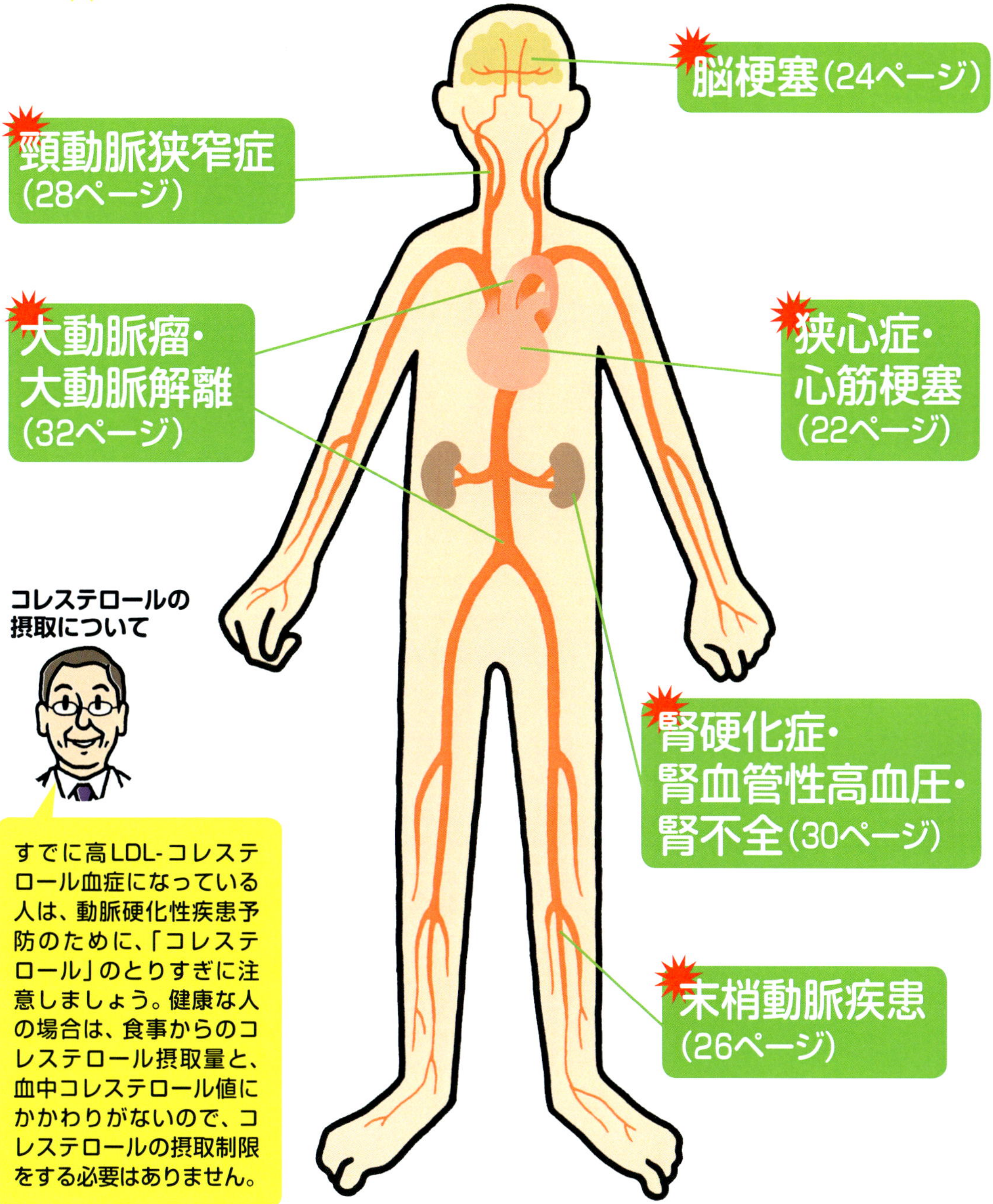

コレステロールの摂取について

すでに高LDL-コレステロール血症になっている人は、動脈硬化性疾患予防のために、「コレステロール」のとりすぎに注意しましょう。健康な人の場合は、食事からのコレステロール摂取量と、血中コレステロール値にかかわりがないので、コレステロールの摂取制限をする必要はありません。

動脈硬化の **基本❷**

食べすぎ・肥満が招く動脈硬化

健康な脂肪細胞

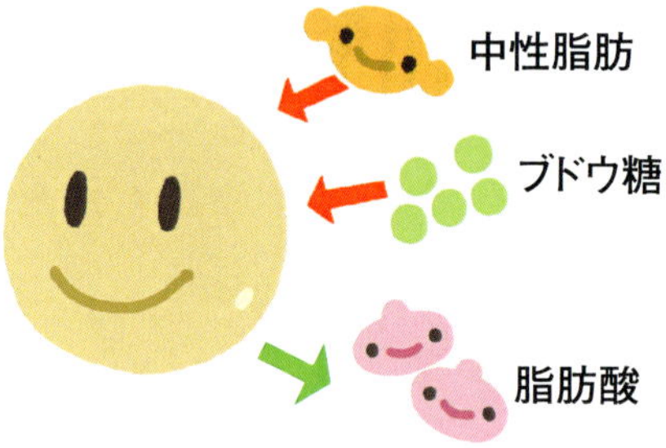

あまったエネルギーを
中性脂肪として貯蔵し、
必要なときに
脂肪酸として放出し、
エネルギー化する

食べすぎ・肥満

脂肪細胞が肥大化、悪者に

体にわるさをする物質をつくる

- 血圧を上げる物質
- インスリンの効きをわるくする物質
- 血栓をつくりやすくする物質
- 炎症を起こして動脈硬化を促進する物質

など

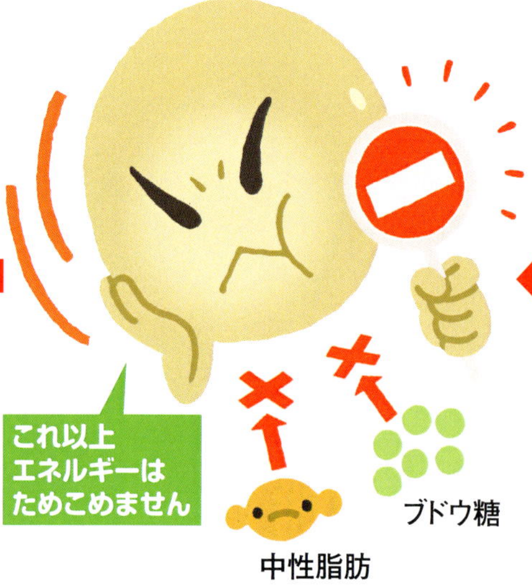
これ以上
エネルギーは
ためこめません
ブドウ糖
中性脂肪

健康な血管とコレステロールの正しいはたらき

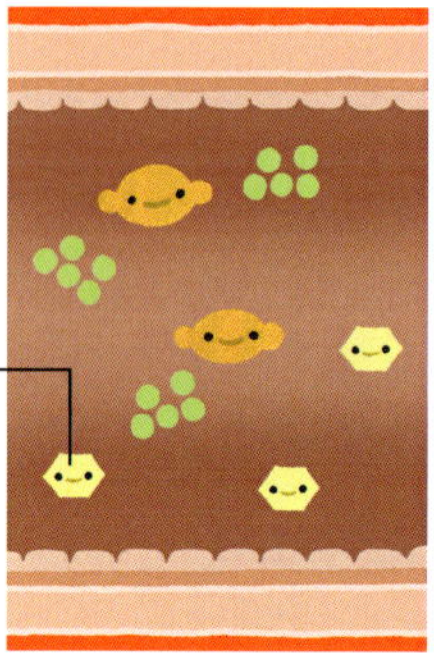

血管
弾力があり
しなやか。
血液を
効率よく
運ぶ

コレステロール
細胞膜、性ホルモン、
胆汁酸などの
材料になる
大切な成分

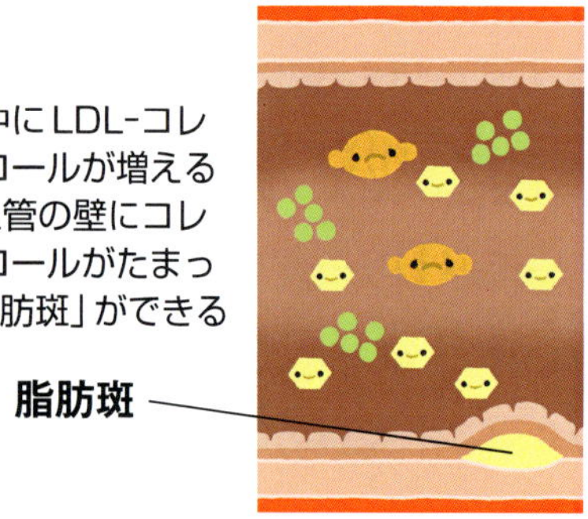

血液中にLDL-コレステロールが増えると、血管の壁にコレステロールがたまって「脂肪斑」ができる

LDL-コレステロールが増え、脂肪斑《しぼうはん》ができる

動脈硬化
血管の壁の弾力が失われ、硬くなる

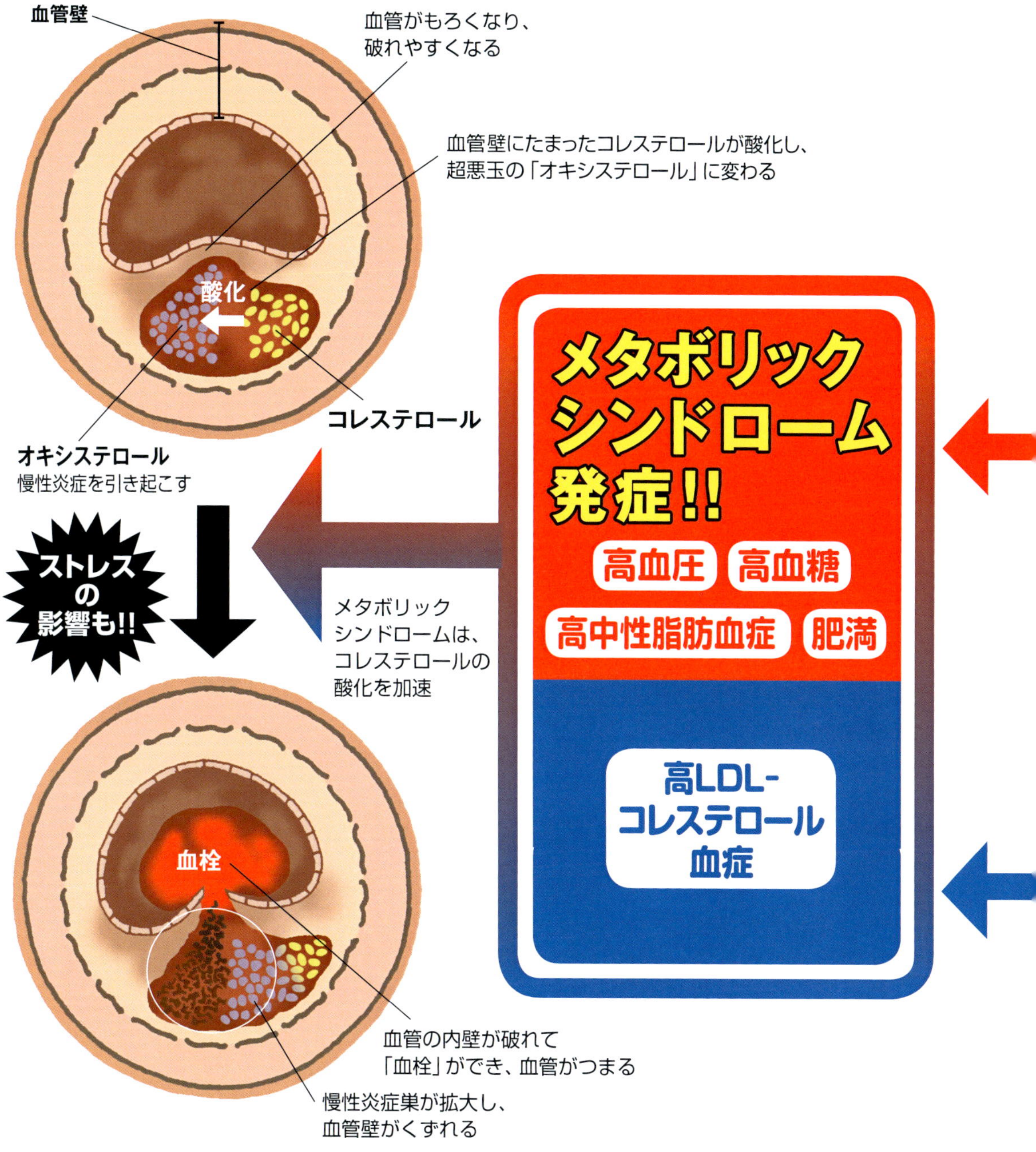

動脈硬化性疾患発症

動脈硬化の 基本❸

減量と生活改善で動脈硬化は改善できる!

運動療法

- 毎日8000歩以上歩く→エネルギー消費
- 筋肉トレーニングやストレッチングも行う→基礎代謝向上

食事療法

- 摂取するエネルギー量を減らす
- コレステロールをとりすぎない
- たんぱく質やビタミン・ミネラルは十分に摂取

酸化の抑制＋減量

体を酸化させない生活習慣

- 禁煙、ストレス解消
- 抗酸化食品を多くとる　など

肥大化して悪者になった脂肪細胞

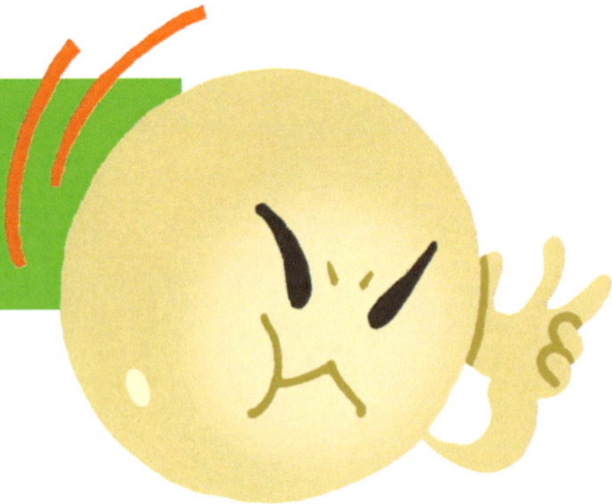

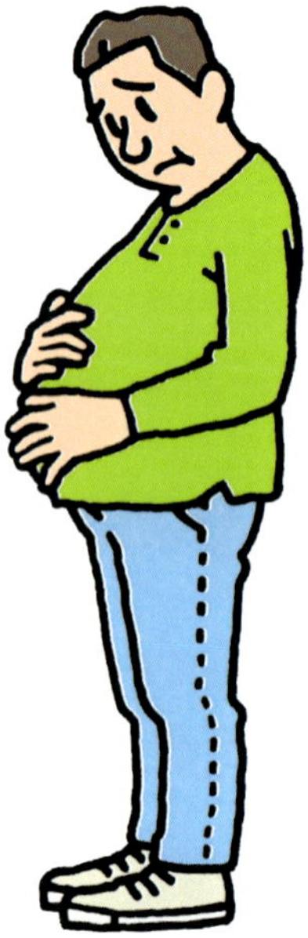

メタボリックシンドローム

脂肪細胞が
健康に

肥満改善

高血圧改善

高血糖改善

高中性脂肪血症改善

＋

高LDL-コレステロール
血症改善

・メタボリックシンドローム改善
・LDL-コレステロール値低下

動脈硬化の抑制・改善

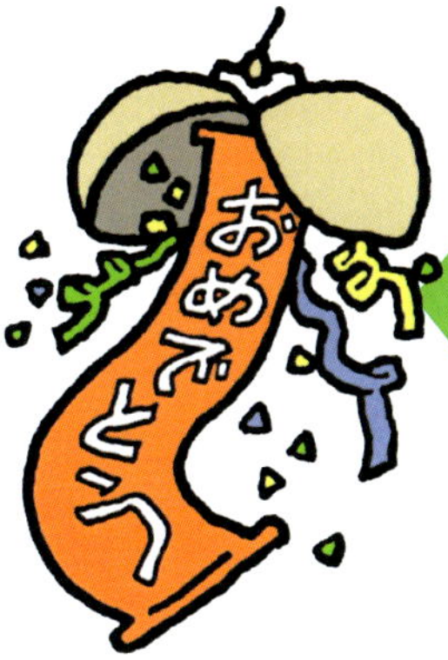

動脈硬化がわかる！最新キーワード

- **オキシステロール** (16、46ページ)
  コレステロールが酸化してできる
  超悪玉物質。慢性炎症を引き起こす
- **酸化** (18ページ)
  物質が酸素と結びつくこと。
  動脈硬化の大きな要因
- **慢性炎症** (38ページ)
  くすぶるような弱い炎症が続くこと。
  動脈硬化は血管の慢性炎症

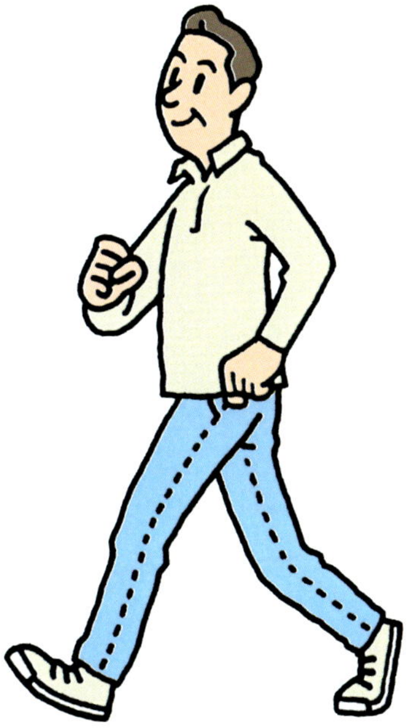

健康診断の結果はこう見る！

あなたの検査結果を記入しましょう

コレステロールや中性脂肪の高い人はここをチェック！

脂質代謝検査	総コレステロール	164	182
	HDL-コレステロール	64	57
	LDL-コレステロール	95	
	中性脂肪	28	59
	判　定	B：僅に所見有もほぼ正常	A：異常ありません

身体計測	身長	156.2	156.5
	体重	53.4	55.8
	腹囲	81.7	
	BMI 指数	21.9	22.7
	判定の区分	普通体重	普通体重
	標準体重	53.6	53.8
	体脂肪率		
	心拍数		

脂質異常症（52ページ）がわかる項目

	検査項目	あなたの検査結果	基準値	検査の意味
脂質代謝検査	総コレステロール	mg/dℓ	140～199 mg/dℓ	血液中のコレステロールの全体量。基準値を超える場合は動脈硬化の疑い。
	HDL-コレステロール	mg/dℓ	40～119 mg/dℓ	いわゆる善玉コレステロール。40mg/dℓ未満の人は低HDL-コレステロール血症（脂質異常症）。
	LDL-コレステロール	mg/dℓ	60～119 mg/dℓ	いわゆる悪玉コレステロール。140mg/dℓ以上の人は高LDL-コレステロール血症（脂質異常症）。
	中性脂肪	mg/dℓ	30～149 mg/dℓ	多い人は体脂肪が必要以上に蓄積している疑いがある。150mg/dℓ以上は高中性脂肪血症（脂質異常症）。
	non《ノン》 HDL-コレステロール ※non HDL-コレステロールについては、52ページに詳しい説明があります。	mg/dℓ	90～149 mg/dℓ	動脈硬化のリスクを総合的にみる新しい指標。［nonHDL-コレステロール＝総コレステロール（TC）－HDL-コレステロール］。

基準値は検査を受ける施設によって異ります。

肥満度などがわかる項目

	検査項目	あなたの検査結果	基準値	検査の意味
身体計測	身長	cm		
	体重	kg		
	腹囲	cm	男 85cm 未満 女 90cm 未満	基準値を超える場合は、メタボリックシンドロームの要因となる。
	BMI 指数		18.5 以上 25 未満	体重（kg）を身長（m）の2乗で割った値。25以上は肥満。22が標準体重で、もっとも健康度が高い。

Part 1
動脈硬化の基本の「き」

動脈硬化の本当の姿を
知っていますか？

血管の老化といわれる動脈硬化。動脈硬化が進んだ血管の壁は、弾力を失い、くずれて破れやすくなった状態です。血液中の余分なコレステロールが動脈の壁に入り込むと、活性酸素により酸化され、動脈硬化が始まります。パート1では、動脈硬化のしくみと動脈硬化がもとで起こる病気について解説します。

まずは「動脈」のことを知ろう

心臓から送り出された血液を、末梢の血管に送り届け、酸素や栄養を供給しています。

動脈は第2の心臓　血液を体のすみずみへ送る

血液を運ぶ血管には、「動脈」と「静脈」があります。心臓から送り出された血液を、体のすみずみ（末梢）に行き渡らせるのが動脈、末梢から心臓に血液を送り戻すのが静脈です。

血管は、ただ血液が通るだけの管ではありません。みずからも縮んだり（収縮）ゆるんだり（弛緩）しながら、血液の運搬を助けています。このポンプのようなはたらきこそ、血管の重要な役割です。血管は独立した臓器であり、「第2の心臓」ともいわれています。

心臓本体は、安静時で1分間に60～80回収縮します。激しい運動をすると、1分間に120～140回、あるいはそれ以上収縮します。このような心臓の動きに動脈は連動し、収縮と弛緩を繰り返します。血液を末梢へと送り届けるポンプの役割を果たす動脈の壁は、厚く強靭で、弾力性と柔軟性を備えています。

動脈の壁は3層構造

動脈の壁は、内側から内膜、中膜、外膜の3層構造です。いちばん内側にある内膜は、内皮細胞と内皮下層に分けられ、内皮細胞が血液とじかに接しています。

動脈の壁のまん中に位置する中膜には、血管平滑筋細胞という筋肉細胞があり、収縮と弛緩という動脈の動きの一翼を担っています。

外側にある外膜には、血管自身に栄養や酸素を補給する脈管への栄養血管、リンパ管、神経などが張り巡らされています。

内膜と中膜は内弾性板、中膜と外膜は外弾性板という弾力のある線維で隔てられています。動脈が強靭で弾力性に富んでいるのは、内弾性板と外弾性板のおかげです。

コレステロールがたまる場所は、内膜と内弾性板が接するところです。ここに、まず「脂肪斑」というシミのようなものができ、さらにコレステロールがたまると酸化して炎症が起こります（16ページ）。

動脈硬化が進んだ動脈は、炎症の影響で硬くもろくなり、柔軟性を失って、血液を運ぶはたらきが弱まります。もっと進むと、血管が詰まるなどして「動脈硬化性疾患」（20～33ページ）を発症させます。

●動脈の構造

血管の壁は、膠原《こうげん》線維や弾性線維、柔軟性を保つヒアルロン酸、収縮を行う血管平滑筋細胞からなっている。そのため、強くしなやかである。

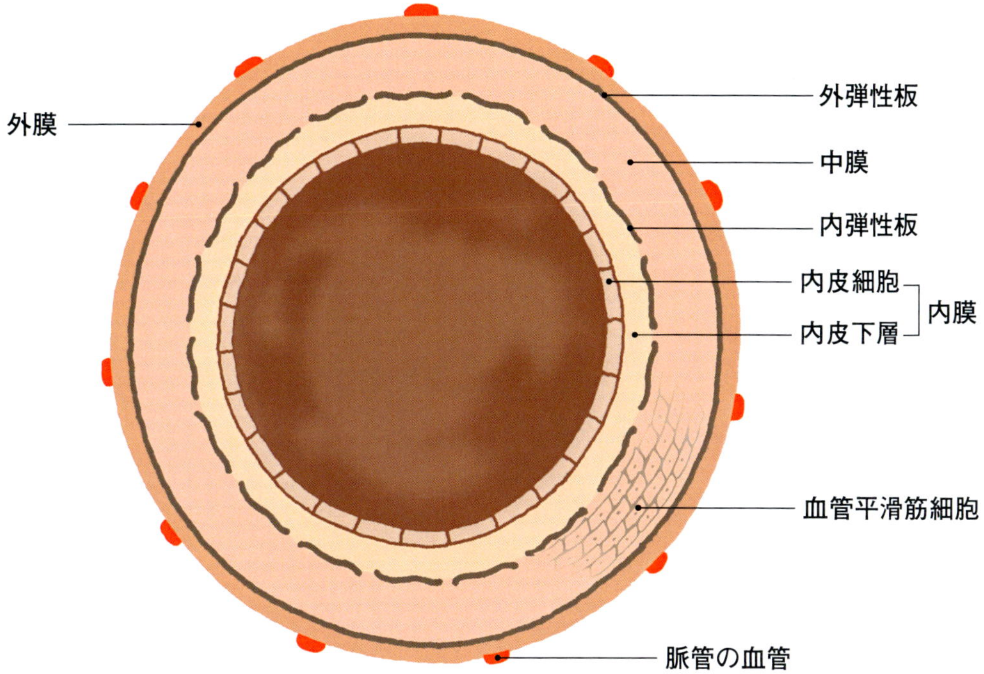

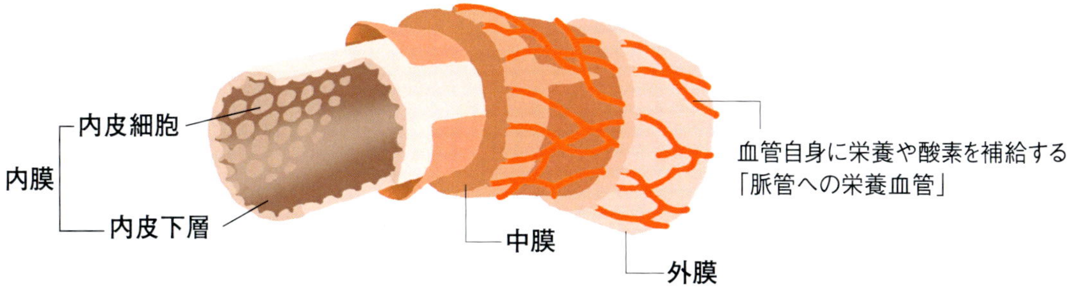

動脈と静脈の働き

動脈は、心臓から送り出された血液を体のすみずみに運び、静脈は、体のすみずみから心臓に血液を送り戻す。
末梢の毛細血管では、動脈から細胞に酸素や栄養が手渡され、静脈には細胞から二酸化炭素や老廃物が手渡される。

動脈硬化になると動脈はどうなる？

動脈が老化した状態が動脈硬化。体中のあらゆる場所で起こる可能性があります。

まるで古いホースのように血管の壁が硬くもろくなる

動脈硬化とは、文字通り動脈が硬くなって弾力性が失われることです。その様子は、古くなったホースに例えられます。

古いホースの内側には、水あかやヘドロのようなものがたまっていることがよくあります。ホース本体は劣化して硬くなり、ひび割れしやすく、そこから水が漏れることもしばしばです。

これと同じように、動脈硬化になった血管の壁にはコレステロールがたまり、内腔が狭くなるなどします。進行すると血管の壁がもろくなって破れ、血栓ができて詰まったり、血管の壁自体がこぶのように広がって破れたりします。そうなると、重大な後遺症を残したり、ときには命にもかかわるため、予防が必要なのです。

動脈硬化は３タイプある 多いのはアテローム性

動脈硬化は３つのタイプに分けられます。

脳や心臓の、比較的太い血管の内膜に起こりやすいのは、「アテローム性動脈硬化」という、コレステロールと深くかかわる動脈硬化です。アテロームとは、ドイツ語で〝腫れもの〟という意味。内膜と内弾性板が接するところにコレステロールなどがたまり、アテロームができて動脈の内腔が狭くなります。アテロームは粥腫《じゅくしゅ》とも呼ばれ、脂肪でできたドロドロのおかゆのようなものが中に詰まっています。

中膜にカルシウムがたまって硬くなる「メンケルベルグ型硬化」は、中くらいの太さの血管に起こりやすい動脈硬化です。中膜がもろくなり、血管の壁が破れることもあります。主に、心臓から全身に血液を送り出す大動脈や、首の動脈（頸動脈）、脚の動脈に起こります。

脳や腎臓の細い血管にできやすいのは「細動脈硬化」です。高血圧が主な原因で、血管が詰まったり、動脈の壁３層が全体的にもろく破裂しやすくなります。

どのタイプの動脈硬化でも血管は硬くなり、血液を全身に送るポンプとしてのはたらきが低下します。ここでは主に、ＬＤＬ－コレステロール値の高い人に起こりやすい、アテローム性動脈硬化について説明します。

●動脈硬化の種類

アテローム性動脈硬化

動脈の内膜に、コレステロールなどからなるドロドロのおかゆのようなものが中に詰まった「アテローム（粥腫《じゅくしゅ》）」ができる。粥状動脈硬化ともいう。脳や心臓の、比較的太い動脈に起こりやすい。

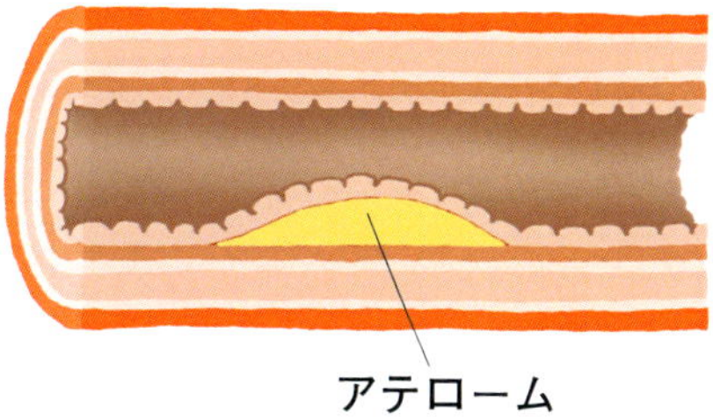

メンケルベルグ型硬化

動脈の中膜にカルシウムがたまって硬くなる。中膜がもろくなり、破れることも。大動脈、首の動脈、脚の動脈に起こりやすい。

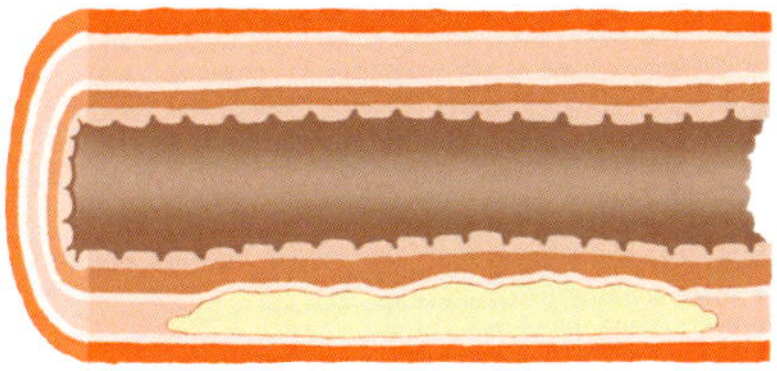

細動脈硬化

動脈の壁の3層全体がもろくなり、破れやすくなる。脳や腎臓の細い動脈に起こりやすい。

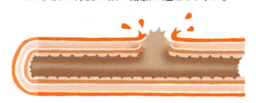

動脈硬化になった血管は、古いホースと似ている

古いホース

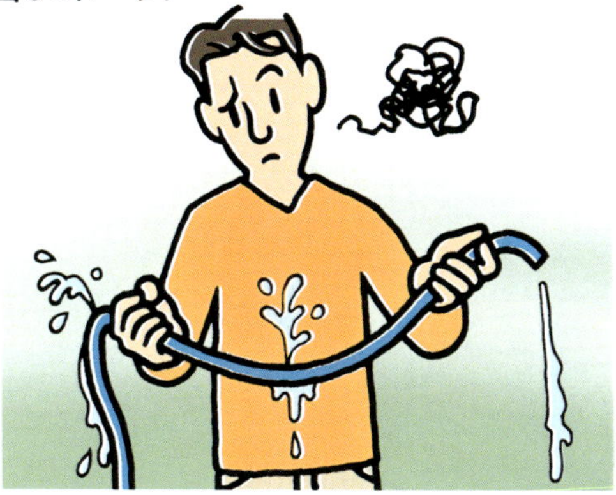

新しいホース

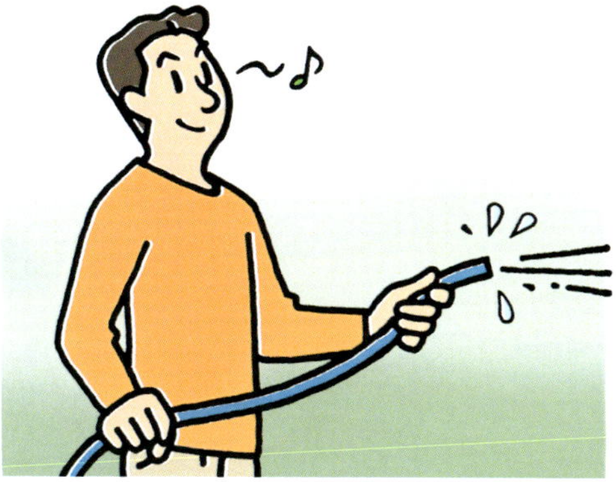

動脈硬化はこうして進む！

動脈硬化は大きく3つの段階に分けられます。第3段階になると命の危険も。

過剰なコレステロールと酸化が動脈硬化を招く

動脈硬化の第1段階は、血液中に増えすぎたLDL-コレステロールが血管の壁に入り込み、「脂肪斑」をつくることです。

第2段階では、脂肪斑にたまったコレステロールが酸化して「オキシステロール」という物質になり、これがもとで「炎症反応」が起きてきます。オキシステロールは毒性が強く、指に刺さったトゲのように周囲の組織を刺激し、破壊していきます。これが炎症反応です。体が酸化しやすい生活（喫煙、ストレス過多など）や、高血糖が続くと、さらに酸化が促進され、動脈硬化が進みます。

第3段階になると、炎症が進んだ結果、血管の壁がほころび、そこが破綻したときに心筋梗塞、脳梗塞、大動脈瘤破裂などの「血管イベント」を発症します。

第1段階

血管の壁にコレステロールが入り込む

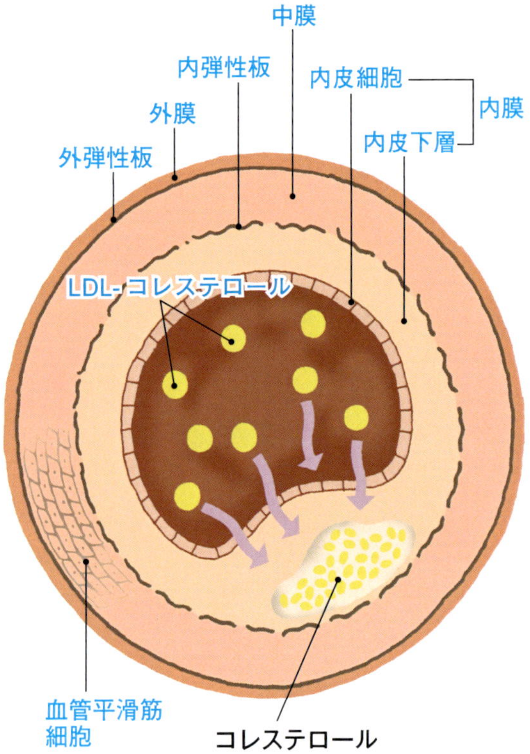

コレステロール
内膜と内弾性板が接するところにコレステロールがたまり、「脂肪斑」をつくる。脂肪斑が大きくなって「アテローム」（14ページ）になる

内膜と内弾性板が接するところに、コレステロールがたまって「脂肪斑」をつくる。さらにコレステロールがたまると、「アテローム」（14ページ）になる。

豆知識 コレステロールが脂肪斑をつくる過程で、免疫細胞のマクロファージなどがかかわります。

●動脈硬化になるしくみ

第３段階

炎症が慢性化し、アテロームの皮膜が破れ血栓ができる

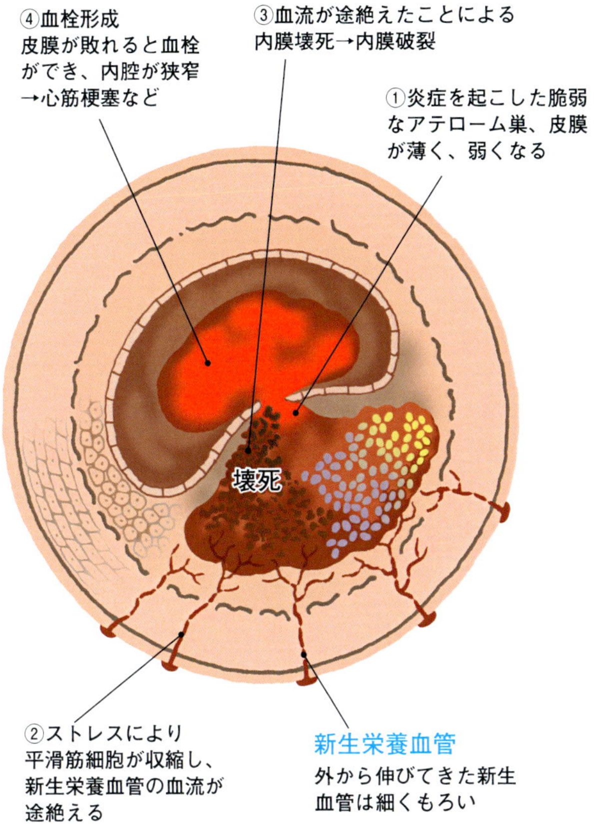
④血栓形成
皮膜が敗れると血栓ができ、内腔が狭窄→心筋梗塞など
③血流が途絶えたことによる内膜壊死→内膜破裂
①炎症を起こした脆弱なアテローム巣、皮膜が薄く、弱くなる
壊死
②ストレスにより平滑筋細胞が収縮し、新生栄養血管の血流が途絶える
新生栄養血管
外から伸びてきた新生血管は細くもろい

炎症が慢性化すると、アテロームの皮膜が薄くなり破れやすくなる。そこに心身のストレスが加わると、交感神経の興奮により、中膜の血管平滑筋細胞が収縮。すると、中を通る新生栄養血管が締めつけられ、内膜に血液が届かなくなって壊死が起こる。薄くなった内膜はついに破れ（プラーク破綻）、破れたところに血小板が集まって「血栓」という血の塊ができる。心臓の冠動脈内でこれが起こると、血栓が血管を閉塞させ、心筋梗塞が起こる。

第２段階

酸化でストレスでコレステロールが酸化し、炎症が起こる

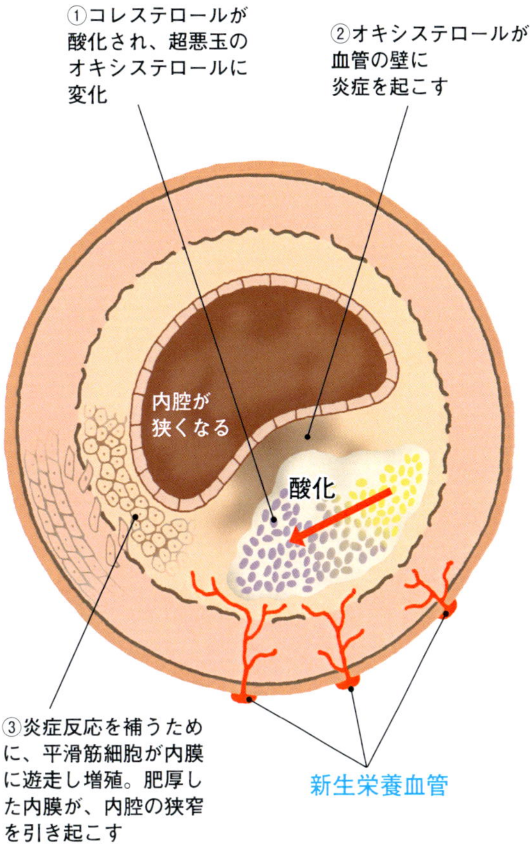
①コレステロールが酸化され、超悪玉のオキシステロールに変化
②オキシステロールが血管の壁に炎症を起こす
内腔が狭くなる
酸化
③炎症反応を補うために、平滑筋細胞が内膜に遊走し増殖。肥厚した内膜が、内腔の狭窄を引き起こす
新生栄養血管

アテロームの中のコレステロールが、活性酸素により酸化されて「オキシステロール」（46ページ）に変わる。オキシステロールは毒性の高い物質で、周辺組織に炎症を起こす。炎症部分には白血球細胞などが集まり、壊死部を融解。虚血になるため、外から新生栄養血管が伸びてくる。

「酸化」と「ストレス」が最大の敵！

血管の壁にたまったコレステロールを超悪玉に変え、急速に動脈硬化を悪化させます。

動脈硬化の発生と悪化を招く「酸化」

血管の壁にたまったLDL-コレステロールが「酸化」すると、「オキシステロール」という超悪玉コレステロールに変身します。

オキシステロールは非常に毒性が強く、血管の壁にトゲが刺さったように、絶えずチクチクと刺激します。そのため炎症が起こり、血管の壁が厚くなるとともに破れやすくなっていきます（16ページ）。

動脈硬化は、鉄が酸化して錆びるように、血管が錆びて劣化した状態です。そして、酸化を引き起こすのが「活性酸素」です。

活性酸素とは、呼吸で取り込んだ酸素が変化したもの。殺菌力が強く、体に入り込んだ細菌やウイルスを攻撃して、体を守るのが本来の仕事ですが、必要以上に増えると体を酸化させます。酸化は、動脈硬化のほかにも、がんや生活習慣病、肝臓病などの発症に深くかかわっています。

糖質も活性酸素を増やす

活性酸素を必要以上に増やしてしまうのが、食べすぎや喫煙、過剰な紫外線、ストレスなどです。食べ物では、酸化した油などが危険といわれていますが、糖質（炭水化物）も注意が必要です。なぜなら、糖質は代謝の過程で活性酸素を発生させてしまうからです。

酸化を抑え、動脈硬化を悪化させないようにするためには、糖質を食べすぎないことがとても重要です。糖尿病やメタボリックシンドロームも、体の酸化を強く促します。

大きなストレスが血管を壊死させる

ストレスが危険なのは、活性酸素を増やすからだけではありません。大きなストレスが加わると、交感神経が興奮し、血管平滑筋細胞（16ページ）がギュッと縮みます。その結果、動脈硬化巣に向かって生えた新生栄養血管の血流が遮断され、血液不足により動脈硬化巣が壊死してしまうのです。

壊死したところは血管がほころび、やがて破れて血栓ができます（17ページ）。心筋梗塞や脳梗塞、大動脈解離などの血管イベントは、こうして起こります。

活性酸素は体に必要なもの。
でも、増えすぎると大変なことに……

活性酸素の本来の仕事

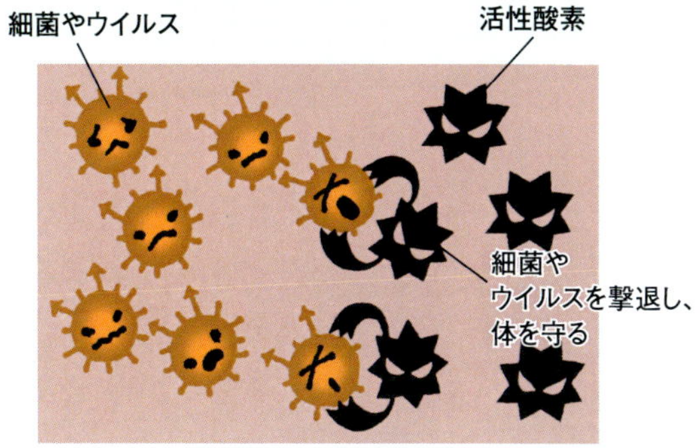

増えすぎた活性酸素の悪行

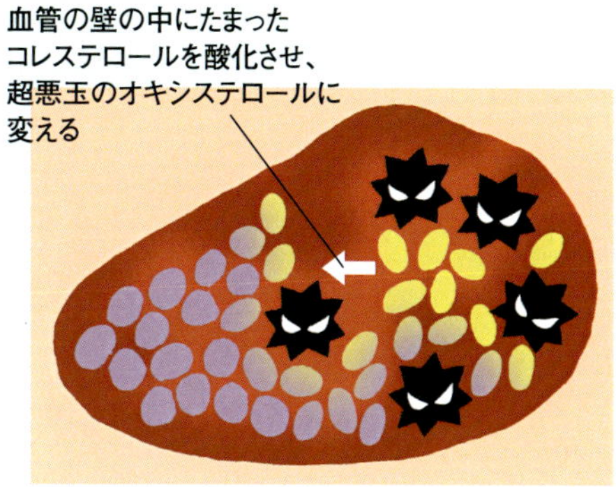

●ストレスで血管の壁が壊死するしくみ

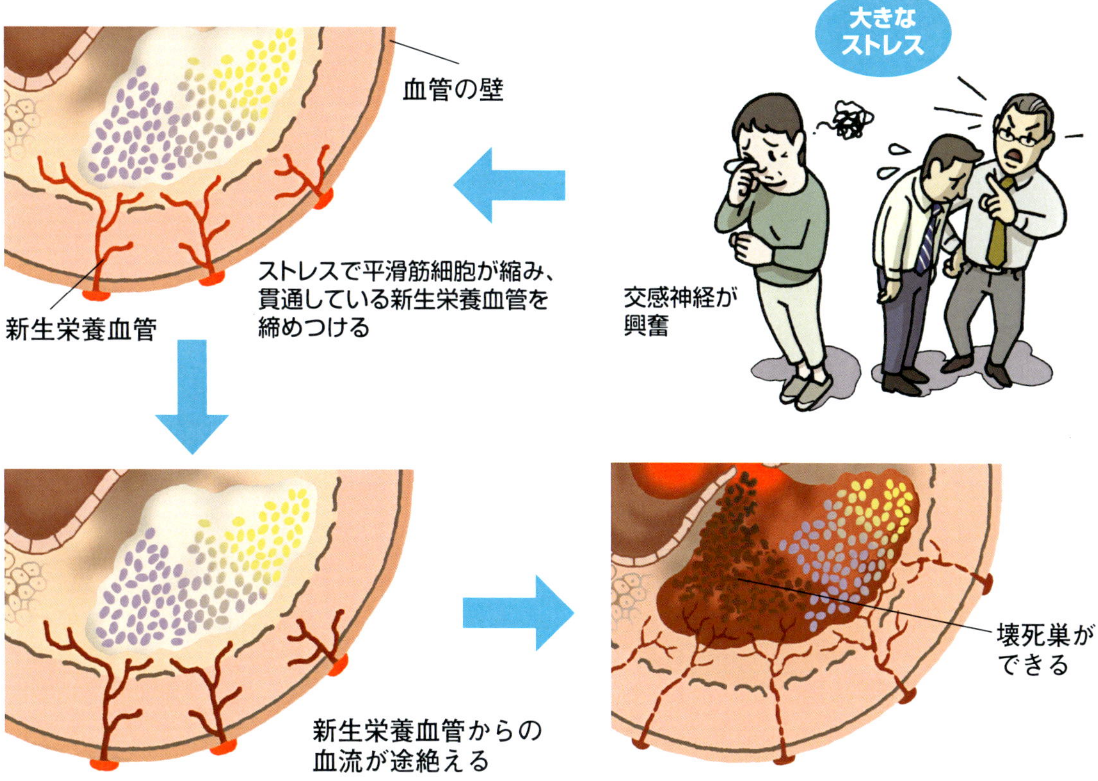

動脈硬化が血管イベントを招くしくみ

大きな血管が詰まったり破裂したりする「血管イベント」と、動脈硬化の関係とは？

直接のきっかけは壊死　そこから血管が壊れる

血管イベントとは、心筋梗塞、脳梗塞、大動脈瘤破裂、大動脈解離など、命にかかわる重大な血管疾患のことです。これらはどれも、動脈硬化が進んだために起こりますが、どのようなしくみで血管イベントが起こるのか、詳しいことがわかったのは比較的最近のことです。

直接のきっかけになるのは、血管の壊死です。壊死とは、組織が死んでしまった状態のこと。動脈硬化が進むと、3層構造になった壁のうち内膜が壊死し、さまざまな血管イベントが発症します。

動脈硬化が原因で起こる「動脈硬化性疾患」（22〜33ページ）の中でも、とくに怖いのが、これらの血管イベントです。

●心筋梗塞、脳梗塞

心臓に栄養を送る冠動脈、または脳の血管の内膜に壊死が起こる。すると、アテローム（14ページ）を包む皮膜が破れ、血栓ができる。血栓が大きくなり、血管をふさぐと、心筋梗塞（22ページ）、または脳梗塞（24ページ）が起こる。

●大動脈解離

大動脈の内膜に壊死が起こり、内膜が裂ける。その裂け目から勢いよく血液が流れ込むために、中膜と外膜がはがれ（解離）、その隙間に血液がたまる（32ページ）。

●大動脈瘤破裂

動脈硬化のためにできた血管のこぶ（大動脈瘤《だいどうみゃくりゅう》）が、破裂して大出血する（32ページ）。

●脳出血など

血管の壊死が、内膜だけでなく中膜や外膜にまで及び、血管が破れてしまう。脳や目の網膜などに起こりやすい。

壊死が起こるしくみとは

壊死とは、前述したように組織が死んでしまうことで、いったん壊死するともう元には戻りません。

血管の内膜に慢性炎症が起こると、その場所で酸素が必要になります。より多くの酸素を供給するために、血管に栄養や酸素を運ぶ「脈管への栄養血管」（13ページ）は、新しい血管（新生栄養血管）をつくりますが、もろいため（21ページ）、ストレスなどで血管の壁が縮むと、すぐに壊れて血流が途絶え、内膜は壊死してしまいます。

●血管の壁の壊死が「血管イベント」を招く

「新生栄養血管」ができる様子

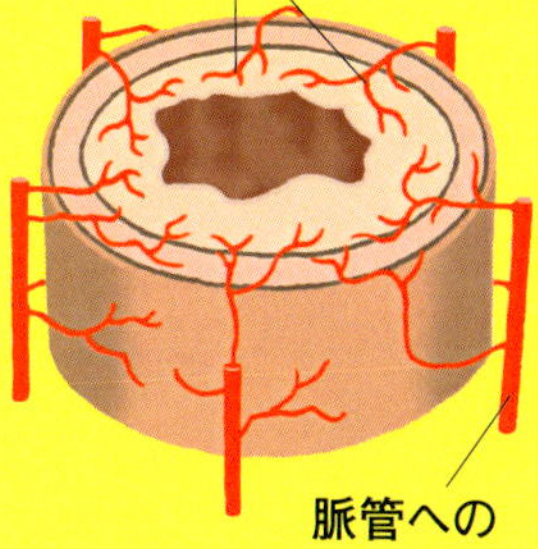

動脈硬化で内膜に炎症が起こると、血管の壁に栄養や酸素を届けて「脈管への栄養血管」から、「新生栄養血管」が伸びていく。新生栄養血管は、もろく壊れやすい。

動脈硬化の進行

血管の壁にコレステロールが入り込み、アテロームができる（動脈硬化の第1段階 ➡16ページ）

↓

アテロームの中のコレステロールが、超悪玉のオキシステロールに変化。炎症が起こり、内膜が肥厚。新生血管が伸びる（動脈硬化の第2段階 ➡17ページ）

↓

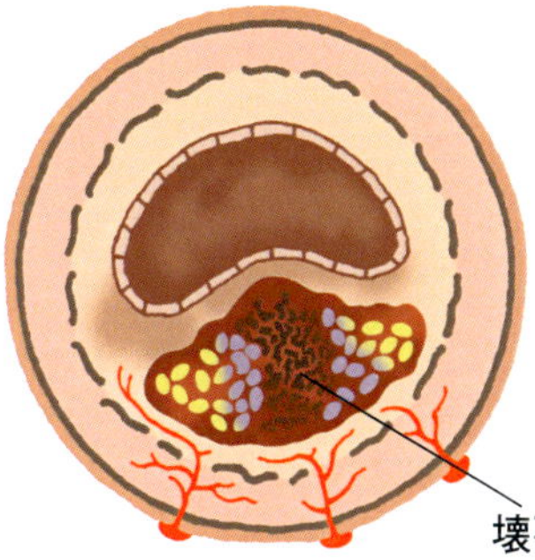

血管イベントが起こる一歩手前

大きなストレスなどのために、血管平滑筋細胞層の収縮が続くと、貫通している新生血管の血流が途絶え、内膜に壊死が起こる

↓

脳出血など

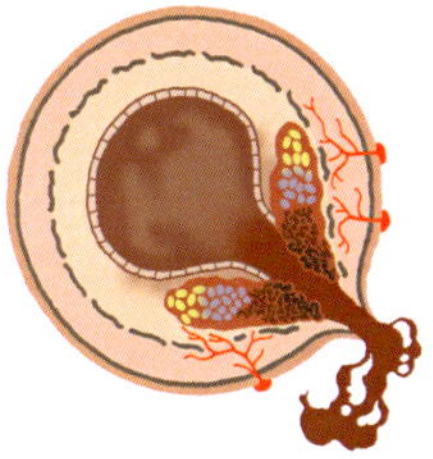

内膜、中膜、外膜が破れ、出血する。細い血管に起こりやすい

大動脈解離

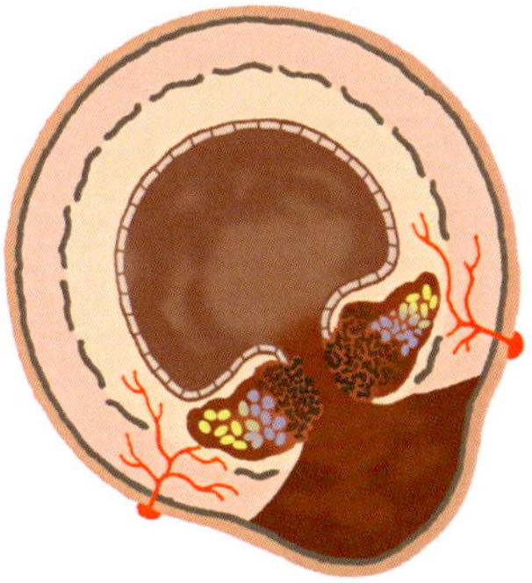

内膜が裂けて、血管の壁の中に血液が流れ込む。その勢いで中膜と外膜がはがれ（解離）、中膜と外膜の間に血液がたまる

心筋梗塞、脳梗塞

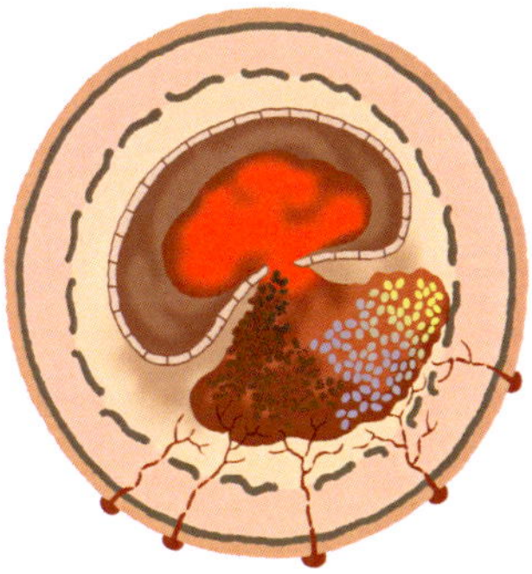

アテロームを包む被膜が破れ、そこに大きな血栓ができて血管の閉塞が起こる

動脈硬化が招く病気① 狭心症・心筋梗塞

心臓に血液を供給する冠動脈が動脈硬化になると、狭心症や心筋梗塞の原因になります。

狭心症と心筋梗塞では症状が異なる

心臓は、心筋という筋肉でできた強力なポンプです。心筋が収縮することによって、血液が全身に送り出されます。その心臓自体に、酸素や栄養を供給しているのが「冠動脈」という血管です。動脈硬化によって冠動脈が狭くなる（狭窄《きょうさく》する）と、「狭心症」や「心筋梗塞」が生じやすくなります。

狭心症の人が、階段を駆け上がったときなどに、急に胸が重苦しく、締めつけられるようになるのは、心臓が酸素欠乏に陥るからです。冠動脈の狭窄によって血流がわるくなり、心筋に十分な酸素が行き渡らなくなるのです。

狭心症に用いられる硝酸薬（ニトログリセリン、硝酸イソソルビド）は、冠動脈を一時的に広げて血流をよくする薬です。

一方、心筋梗塞は、狭くなった冠動脈に血栓（20ページ）が詰まって起こります。詰まったところから先には血液が流れなくなるため、酸素が届かず、心筋の組織は死んでしまいます（壊死《えし》→18ページ）。

心筋梗塞では胸に激痛が走り、時間とともに壊死が広がっていくので、すぐに病院に行き、専門的な治療を受ける必要があります。

人によっては、肩やみぞおち、歯の痛みを感じたり、なんとなく息苦しい、急に居ても立ってもいられない気分になるなど、症状は多様ですが、30分以上症状が続いたら救急車を呼びましょう。

コレステロールとの関係がもっとも深い「冠動脈疾患」

狭心症と心筋梗塞をまとめて、「冠動脈疾患」または「虚血性心疾患」といいます。動脈硬化性疾患のなかでも、コレステロールとの関係がもっとも深いとされています。

悪玉といわれるＬＤＬ-コレステロールの値が高いほど、冠動脈疾患のリスクは上昇します。なぜなら、高ＬＤＬ-コレステロール血症の人は、アテローム（14ページ）ができやすいからです。

喫煙、高血圧、糖尿病は動脈硬化の進行を強力に後押しするため、高ＬＤＬ-コレステロール血症の治療（67ページ～）と同時に、禁煙および高血圧や糖尿病の治療を行うことが重要です。

●心臓の血管「冠動脈」の動脈硬化で起こる

冠動脈が狭くなる

↓

狭心症

階段を駆け上がるなど、運動したときに起こるが、安静時に症状があらわれる狭心症もある。症状が続くのは5分程度。

↓

対処法

硝酸薬（ニトログリセリン、硝酸イソソルビド）を使用し、20分以上症状が治まらないときは病院へ。

冠動脈に血栓が詰まり、心筋が壊死する

↓

心筋梗塞

急に胸に激痛が走る。肩やみぞおち、歯の痛み、息苦しさ、落ち着かない気分などが症状としてあらわれることもある。30分以上症状が続く。

↓

対処法

救急車などですぐに病院に行き、専門的な治療を受ける。

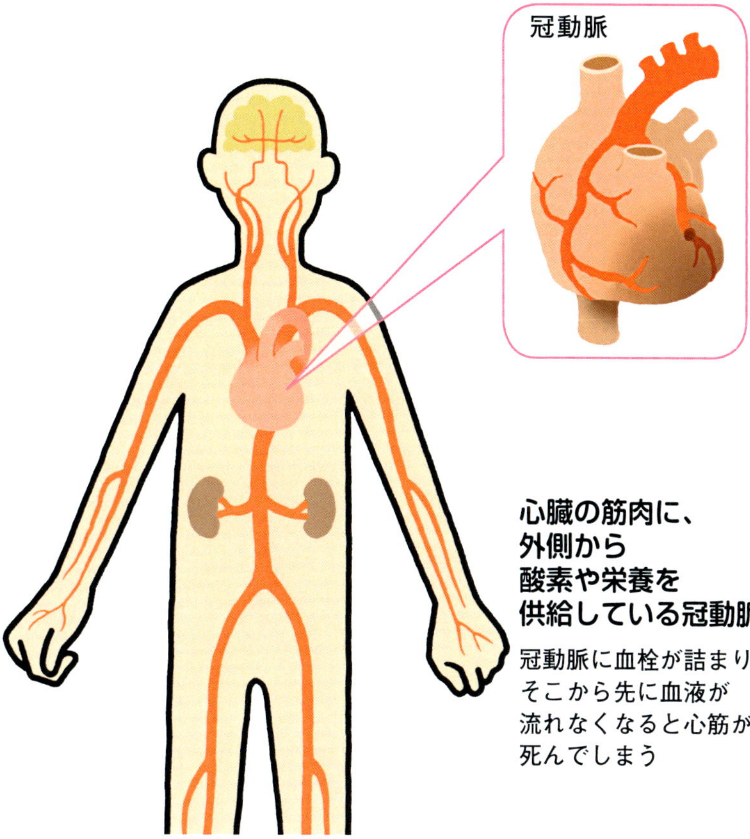

心臓の筋肉に、外側から酸素や栄養を供給している冠動脈

冠動脈に血栓が詰まり、そこから先に血液が流れなくなると心筋が死んでしまう

ここに注意!

心筋梗塞でも痛くないことがある

糖尿病の人や高齢者は、感覚が鈍っているために痛みを感じにくいことがあります。息苦しさや落ち着かない気分など、心筋梗塞には痛み以外の症状もあることを知っておきましょう。

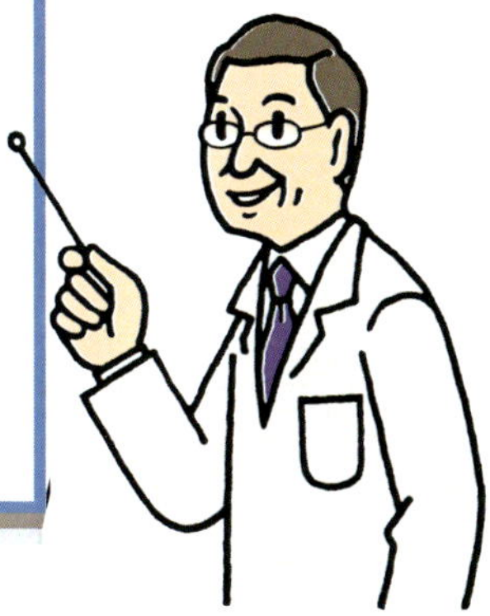

動脈硬化が招く病気② 脳梗塞

脳の血管が動脈硬化になると、動脈が血栓で詰まる脳梗塞が起こりやすくなります。

動脈硬化による脳梗塞が増えている

「脳梗塞」は脳卒中の1つで、脳の血管が詰まって脳細胞が壊死《えし》（18ページ）する病気です。脳卒中は、脳梗塞、脳出血、くも膜下出血に分けられ、かつては高血圧による脳出血が多くみられました。しかし、ＬＤＬ-コレステロール値の高い人が増えたいま、大半を占めるのは脳梗塞です。脳梗塞は、血管性認知症の原因ともなります。

脳梗塞には、「アテローム血栓性脳梗塞」「ラクナ梗塞」「心原性脳塞栓症」の3タイプがあります。動脈硬化との関係がはっきりしているのはアテローム血栓性脳梗塞ですが、ほかの2つも高ＬＤＬ-コレステロール血症がかかわっていると考えられています。

コレステロール値を下げると脳梗塞のリスクも下がる

アテローム血栓性脳梗塞は、脳の血管にコレステロールがたまってアテローム（14ページ）となり、その被膜が破れてできた血栓が血管に詰まって起こります。脳の太い血管に起こりやすい脳梗塞です。

ラクナ梗塞は脳の細い血管に起こるもので、主な原因は高血圧です。しかし、ラクナ梗塞が起こった血管の根元にはアテロームができていることもあり、コレステロールと無関係ではありません。

心原性脳塞栓症の原因は、約7割が心房細動という不整脈です。心房細動のために心臓内で血液がよどみ、血栓ができて脳の血管に詰まるわけですが、心房細動の発症に、コレステロールがかかわっていることがわかってきました。

ＬＤＬ-コレステロール値を下げ、適正に保つと、脳梗塞の発生率も低下します。

脳梗塞の特徴的な症状

脳梗塞の特徴は、症状が体の右側あるいは左側だけにあらわれることです。脳の右側の血管が詰まれば体の左側、脳の左側の血管が詰まれば体の右側に症状が出ます。

手足に力が入らない、手足がマヒして動かないなどの運動障害のほか、顔の左右どちらか半分がゆがむ、ろれつがまわらないといった症状もよくみられます。

●脳の血管の動脈硬化で起こる

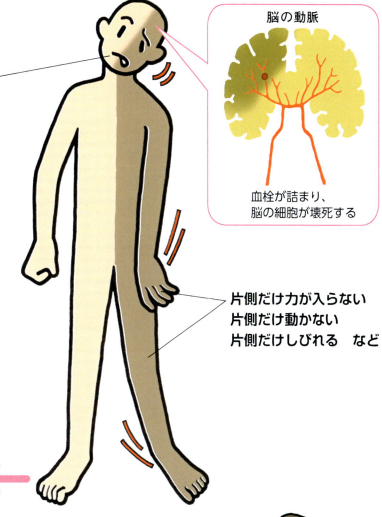

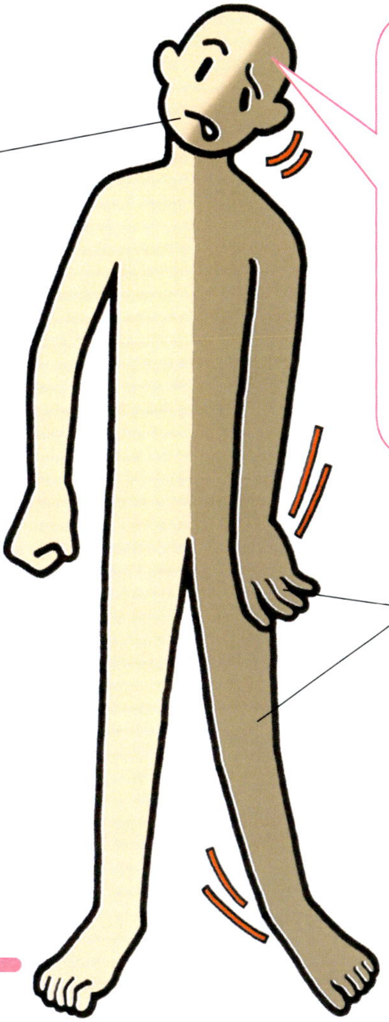

脳の動脈

血栓が詰まり、
脳の細胞が壊死する

脳梗塞のタイプ

アテローム血栓性脳梗塞
脳の比較的大きな血管が詰まる。

ラクナ梗塞
細い血管が詰まる。

心原性脳塞栓症
不整脈（心房細動）によって心房内にできた血栓が、脳の血管に飛んでゆき、詰まる。

対処法
すぐに病院へ！ 4時間半以内に、血栓を溶かす薬を点滴するのが有効

ここに注意！

脳梗塞の前触れ「TIA」とは

　脳梗塞の症状があらわれても、しばらくすると治まってしまうことがあります。「一過性脳虚血発作（TIA）」と呼ばれるもので、いわば脳梗塞の前触れです。
　TIAの多くは短時間のうち（ほとんどは10分以内）に治まりますが、約3割の人は1年以内に脳梗塞を発症。とくにTIAのあと1～2週間が危ないので、かならず病院に行きましょう。

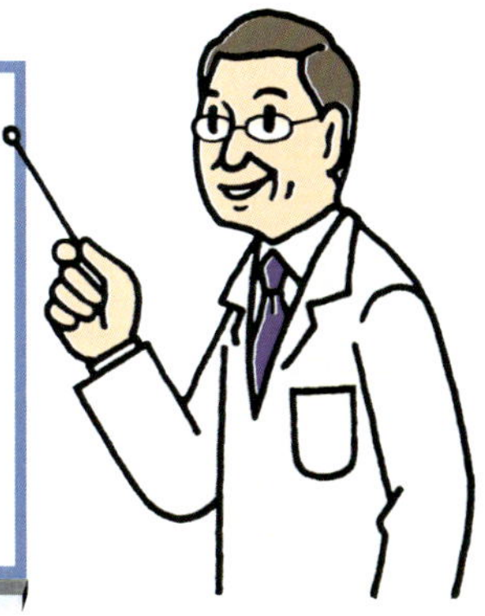

動脈硬化が招く病気③ 末梢動脈疾患

脚の血管に動脈硬化が起こり、歩くと脚が痛みます。進行すると壊死することも。

一定距離歩くと脚が痛くなる

動脈硬化が脚の血管に起こると、歩くときに痛んだり、皮膚に潰瘍ができたりします。これは「末梢動脈疾患（PAD）」という病気の1つです。脚の動脈が狭くなり、酸素や栄養が十分に行き渡らなくなったことによって起こるため、「閉塞性《へいそくせい》動脈硬化症（ASO）」ともいいます。悪化すると、血管が詰まり、足の先が壊死《えし》（※）することもあります。

もっとも特徴的な症状は、一定の距離を歩くと脚（主にふくらはぎ）が痛み、少し休むとまた歩けるようになる「間欠性跛行《かんけつせいはこう》」です。歩いているときの脚の筋肉は、安静時よりも10〜20倍もの血液を必要とします。しかし、動脈硬化で血管が狭くなっていると、筋肉に血液が不足し、酸欠になるため痛むのです。

脚が冷える、しびれる、白っぽくなるなどの症状があらわれることもあります。

脚の動脈に血栓が詰まって壊死することも

脚の動脈硬化も、進み方は冠動脈疾患（22ページ）や脳梗塞（24ページ）と同じです。脚の血管の壁にコレステロールなどがたまってアテローム（14ページ）ができ、その被膜が破れると血栓が生じます。血栓が急に詰まった場合を「急性閉塞」、時間をかけて徐々に詰まった場合を「慢性閉塞」といいます。

急性閉塞の症状は、脚の激痛、知覚がなくなる、血の気がなくなり白くなるなどです。壊死の広がりを最小限に食い止めるために、速やかな治療が必要になります。

慢性閉塞は、間欠性跛行、冷感（冷え）、しびれなどの症状がゆっくり進みますが、放置すると、小さな傷がもとで潰瘍ができたり、動脈が詰まって壊死することもあります。壊死が起こると、そこから先の脚を切断しなければならないこともあるので、早期発見と早期治療が大切です。

末梢動脈疾患は、60歳以上の男性に多い病気です。糖尿病、喫煙、高血圧、そして高LDL-コレステロール血症と密接にかかわり、冠動脈疾患や脳梗塞を合併することも少なくありません。

●脚の血管に動脈硬化が起こる

一定距離歩くと脚（主にふくらはぎ）が痛くなり、
少し休むとまた歩けるようになる「間欠性跛行《かんけつせいはこう》」が特徴的

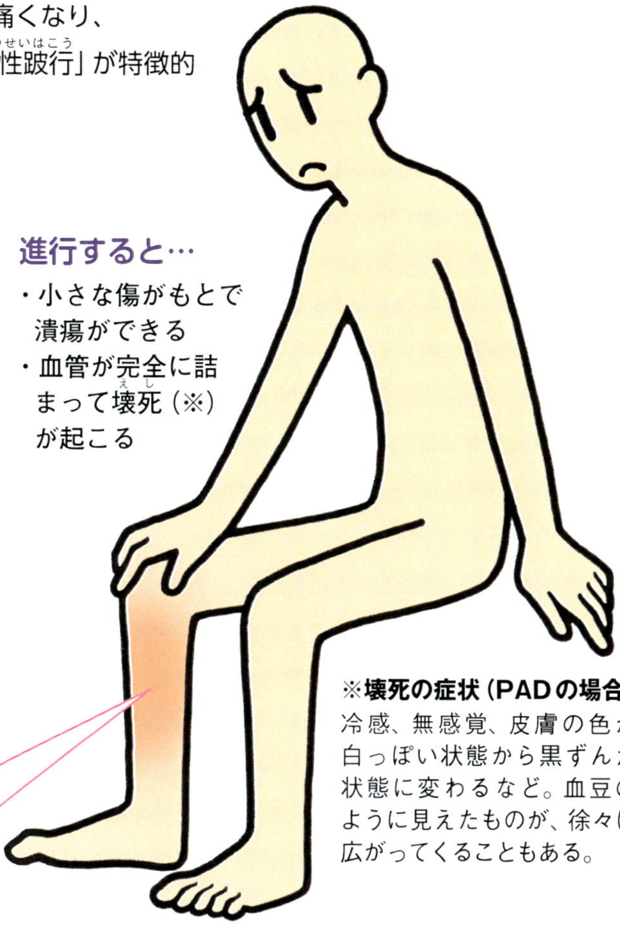

脚の末梢動脈疾患の進み方

Ⅰ度	冷感、しびれ
Ⅱ度	間欠性跛行
Ⅲ度	安静時も痛む
Ⅳ度	潰瘍、壊死

進行すると…

・小さな傷がもとで潰瘍ができる
・血管が完全に詰まって壊《え》死《し》（※）が起こる

末梢動脈疾患とは

心臓の冠動脈以外の末梢動脈（脚や腕の動脈、腹部の内臓の動脈、腎臓の動脈、頸動脈など）に生じる、さまざまな疾患を「末梢動脈疾患（PAD）」といいます。原因は動脈硬化とは限らず、喫煙と関係の深いバージャー病もこれに含まれます。

※壊死の症状（PADの場合）
冷感、無感覚、皮膚の色が白っぽい状態から黒ずんだ状態に変わるなど。血豆のように見えたものが、徐々に広がってくることもある。

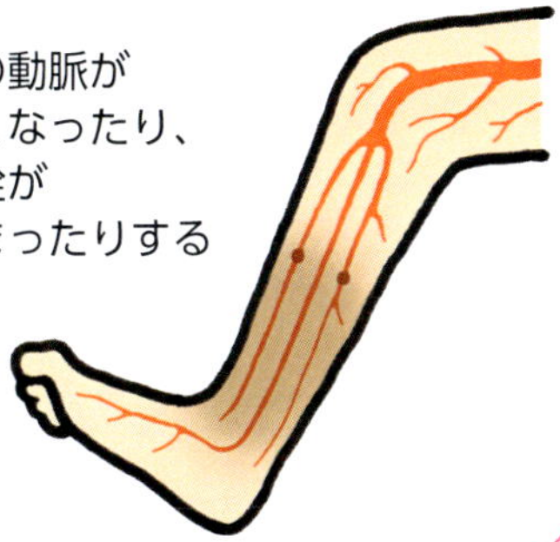
脚の動脈が
狭くなったり、
血栓が

ここに注意！

無症状のうちに進むこともある

ひざから下の動脈は左右に３本ずつあるため、１～２本詰まっても無症状のことがあります。また、初期の場合は、血管の迂回路ができて症状があらわれないことも。脚に異常を感じたら、血管外科で診てもらいましょう。

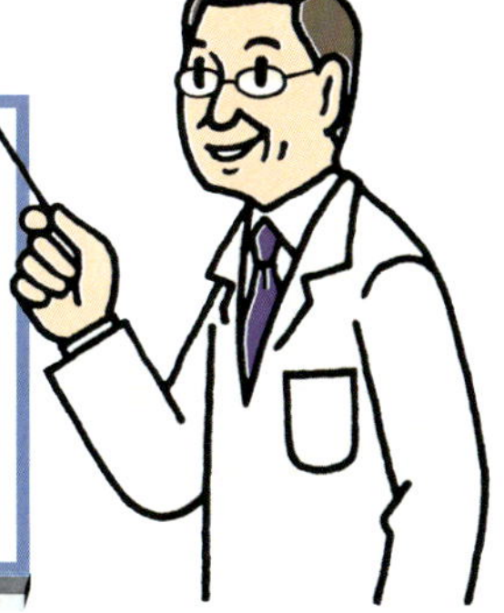

動脈硬化が招く病気④　頸動脈狭窄症

脳に血液を送る首の動脈が動脈硬化になると、めまいや脳梗塞を起こしやすくなります。

加齢とともに増え脳梗塞を起こす危険性が高い

頸動脈《けいどうみゃく》は、頭に血液を送っている血管です。首の右側と左側にあり、脳、目、顔、頭皮など、首から上の血流をまかなっています。

頸動脈が動脈硬化のために狭くなっている状態が、「頸動脈狭窄《きょうさく》症《しょう》」です。それによってもっとも危険にさらされるのは、やはり脳です。

脳に血液を送っている血管は、頸動脈2本と、脳底動脈1本の合計3本です。脳は大事な臓器なので、1本詰まっても大事にならないよう、こうして複数の動脈によって支えられているのです。

とはいえ、3本のうちどれかが狭くなっている場合は、動脈硬化が進んでいるということであり、脳梗塞の危険性が高くなるため、見過ごすことはできません。

超音波検査で狭さの程度がわかる

脳に血液を送る血管の動脈硬化の状態を知ることは、脳梗塞の危険性を予測するうえでとても有益です。脳底動脈の状態を知るためには、ＣＴやＭＲＩといった大がかりな検査をしなければなりませんが、頸動脈の状態は、超音波検査（頸動脈エコー）で比較的簡単にわかります。

頸動脈の血管壁に、コレステロールなどがたまってアテローム（14ページ）ができていると、左ページの左の写真のように盛り上がって見えます。これを「プラーク」といいます。

頸動脈の内腔が、プラークによって狭くなり、健康な状態に比べ25％以下になっている（内腔の75％以上をプラークが占めている）状態が、頸動脈狭窄症です。

早期発見・早期治療で脳梗塞を防ぐ

頸動脈狭窄症の主な症状はめまいですが、これは脳の血流が減るためです。頸動脈が左右とも狭窄している場合は、首を曲げたとき、ザーッという雑音が患者さん自身にも聞こえることがあります。

アテロームの被膜が破れて血栓が詰まり、脳梗塞の前触れであるＴＩＡ（25ページ）や脳梗塞を起こす前に見つけ、適切な治療（67ページ～）をする必要があります。

●脳に血液を送る頸動脈が狭くなる

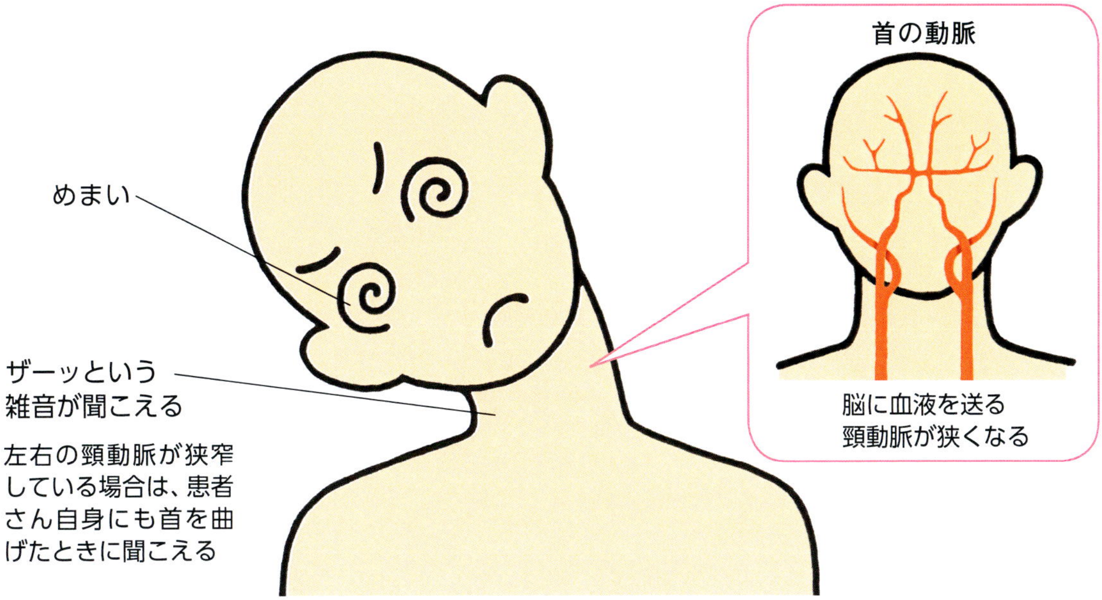

超音波検査でわかる頸動脈狭窄症

頸動脈狭窄症の頸動脈

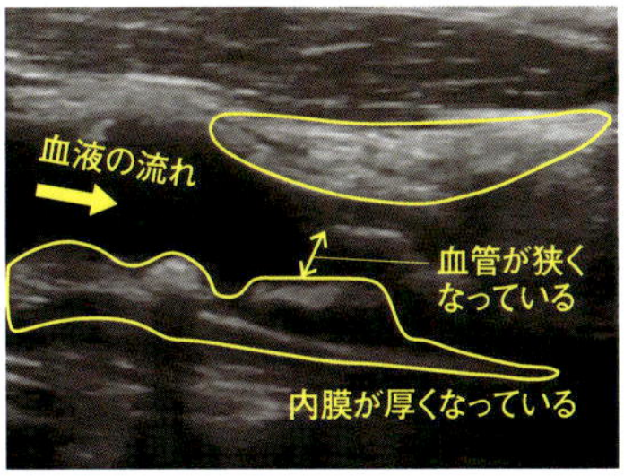

血管の壁の盛り上がりが「プラーク」

健康な頸動脈

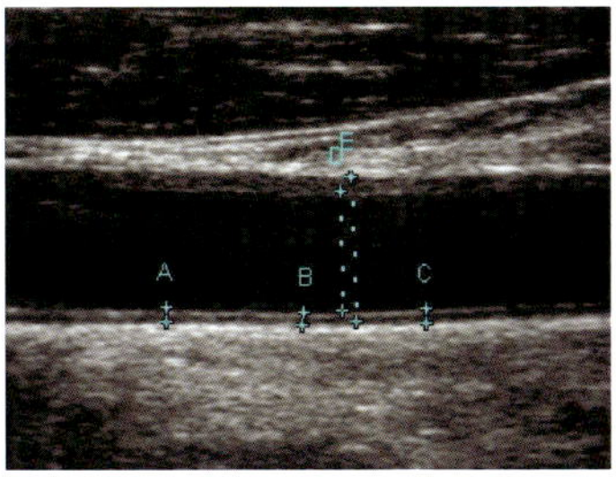

A～Cは血管の壁の厚さを示しており、健康な血管では均一

放置すると……

➡ **脳梗塞** （24ページ）

➡ **TIA** （25ページ）
（一過性脳虚血発作）

ここに注意！

冠動脈疾患の危険性も数倍に！

　頸動脈狭窄症があると、冠動脈疾患（22ページ）の危険性も高くなります。健康な状態に比べ、動脈の壁が厚くなっていると約２倍、プラークができていると約４倍、頸動脈狭窄症にまで進んでいると７倍近くも危険性が高まります。

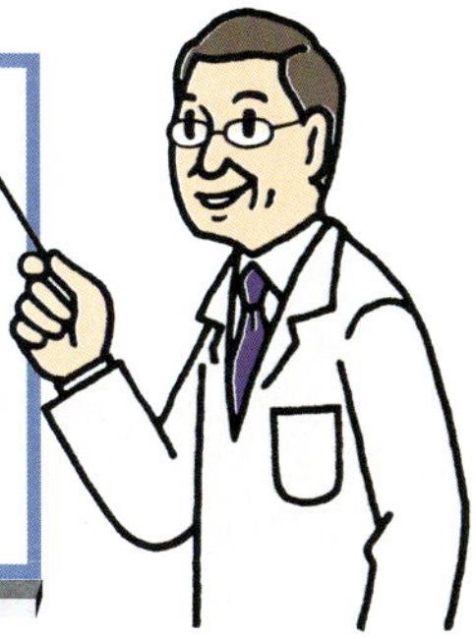

動脈硬化が招く病気⑤　腎硬化症・腎血管性高血圧・腎不全

腎臓の血管が動脈硬化になって起こり、腎不全になると人工透析が必要となります。

自覚症状が少なく静かに進行する

腎臓は、そら豆のような形をした臓器で、大きさは握りこぶしくらいです。腰のあたりに左右対称に2個あり、老廃物を体から排出させたり、血圧を調整するなど、多様なはたらきをしています。

「腎硬化症」は、腎臓の細かい血管がダメージを受け、腎臓の機能が低下する病気です。動脈硬化のなかでも、動脈の壁3層全体がもろくなる細動脈硬化（14ページ）によって起こります。

「腎血管性高血圧」は、腎臓の動脈が詰まりぎみになり、血圧が高くなる病気です。腎血管性高血圧の約3分の2は、動脈の壁にアテロームがたまるアテローム性動脈硬化（14ページ）が原因で、50歳以上の男性に多いことがわかっています。

腎臓には、血圧を調節するはたらきがあるため、腎臓の血管が動脈硬化になると血圧が上がります。高血圧によって腎臓に負担がかかり、ますます血圧が上がるという悪循環に陥ります。

腎臓の動脈硬化がこわいのは、自覚症状があまりないまま進むことです。腎臓の機能が徐々に低下していく「慢性腎臓病（ＣＫＤ）」は、新たな国民病として急激に患者数を増やしていますが、その背景には、糖尿病やメタボリックシンドロームの増加があります。

また最近、肥満そのものも、腎臓をわるくすることが指摘されています。

高血圧やメタボリックシンドローム、肥満の人は注意

腎臓は、一度機能が低下すると元には戻りません。しかも初期にはあまり自覚症状がないため、見逃されやすいのが問題です。尿量が減る（乏尿《ぼうにょう》）、むくみ、倦怠感《けんたいかん》や貧血、立ちくらみや息切れなどの自覚症状があらわれるころには、かなり進行していることが多いのです。

腎臓が正常にはたらかない「腎不全」になり、人工透析が必要になる人がいま非常に増えています。

早期発見の1つの目安が、腎臓の異常を示す尿たんぱくです。高血圧や糖尿病、メタボリックシンドローム、肥満のある人が、健康診断などで尿たんぱくを指摘されたら腎臓専門医の診察を受けましょう。

●腎臓の血管が動脈硬化になり、腎機能が低下する

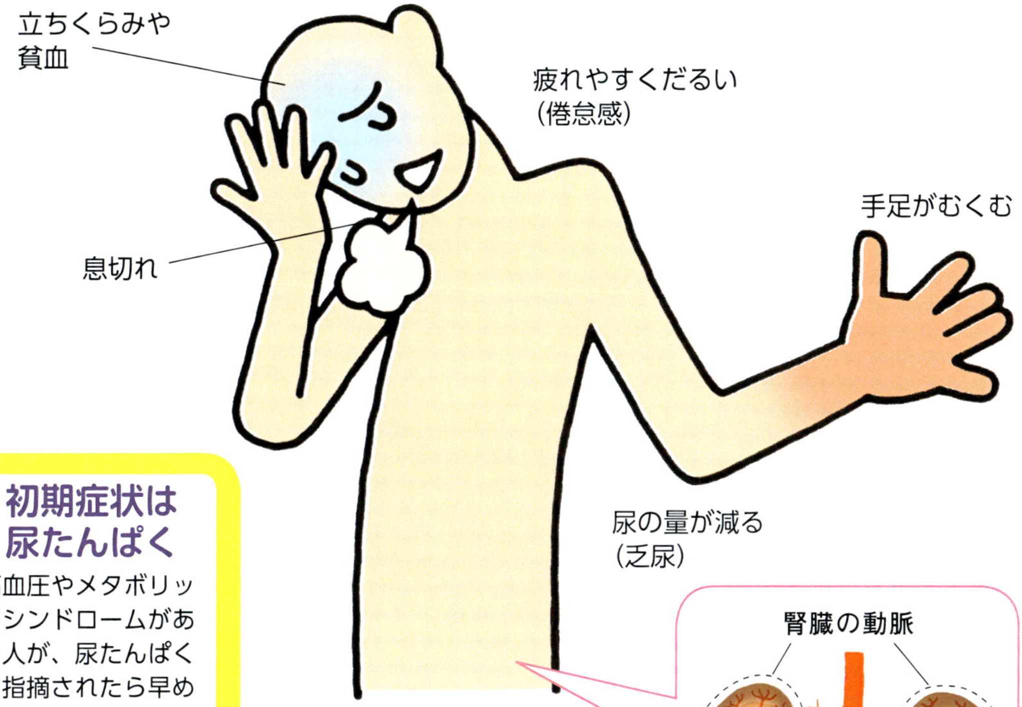

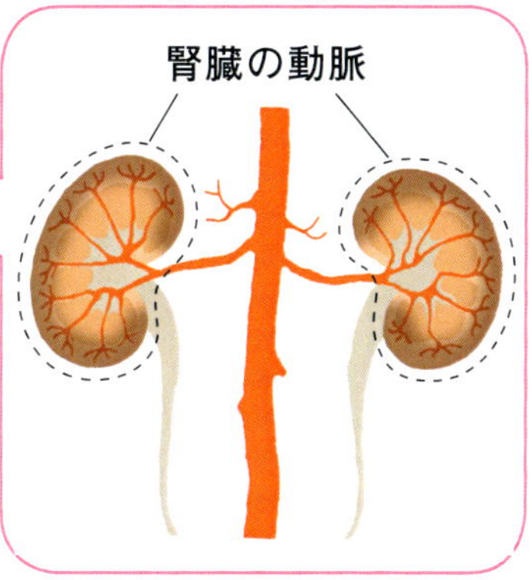

初期症状は尿たんぱく

高血圧やメタボリックシンドロームがある人が、尿たんぱくを指摘されたら早めに精密検査を！

↓

対処法

治療は、生活習慣の改善が第一！ 進行の度合いによって、血圧を下げる薬や、尿の出をよくする薬（利尿剤）、老廃物の排出を助ける薬などが処方される。

細かい動脈が破れやすくなる → **腎硬化症**

腎臓の動脈が詰まりぎみになったり、詰まったりする → **腎血管性高血圧**

ここに注意!

慢性腎臓病（CKD）とは

腎臓の機能が慢性的に低下していく病気で、日本には1330万人もの患者さんがいるといわれます。CKDから腎不全になり、透析が必要になるのを避けるには、生活習慣の改善と、高血圧、メタボリックシンドロームの治療が何よりも大切です。

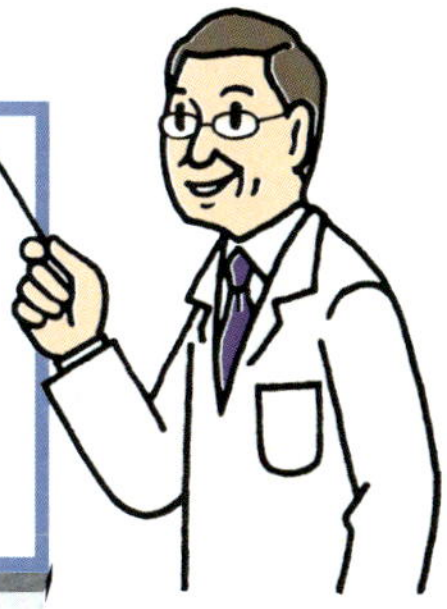

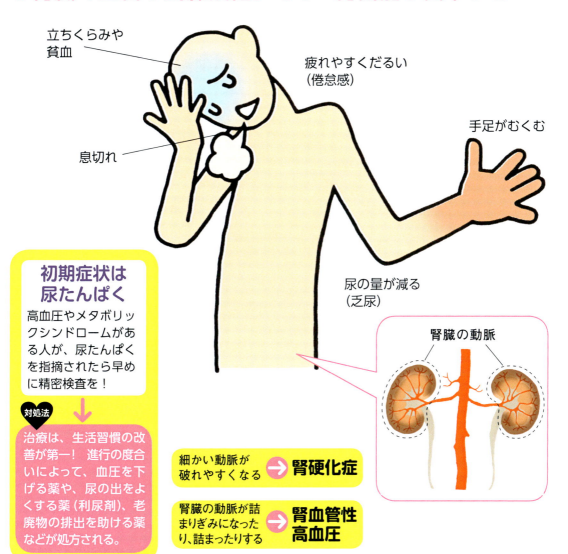

動脈硬化が招く病気⑥ 大動脈瘤・大動脈解離

心臓から全身へ血液を送る大動脈にこぶができたり、血管の内膜が裂けたりします。

血管がもろくなり こぶができる「大動脈瘤」

大動脈は、心臓と直接つながっている太い血管です。心臓の上のほうから出て、弓なりにカーブして胸の左後ろを通り、おへその少し上で左右に分かれます。

とても太い血管ですが、動脈硬化になると、のびたゴムのように弾力性が失われてしまいます。すると、心臓から送り出される血液の圧に耐えかね、一部がふくらんでこぶができるのです。これを「大動脈瘤《だいどうみゃくりゅう》」といいます。

こぶができやすいのは、心臓から出てすぐのところ（「胸部大動脈瘤」）と、おへその上で左右に分かれる手前のところ（「腹部大動脈瘤」）です。大動脈瘤の４分の３は腹部にできます。

大動脈瘤ができている部分の血管の壁は、もろく破れやすい状態です。ほうっておくと、こぶが大きくなって破裂し、大出血する危険があるため、早く見つけて定期的に大きさを測ったり、破裂する前に手術することが大切です。

ふつうは、大動脈瘤が５㎝以下なら様子観察、６㎝以上になると破裂しやすいため手術をすすめられますが、その人の体の状態によって治療方針は違ってきます。

動脈の内膜が裂ける「大動脈解離」

動脈硬化のために、大動脈の壁に壊死が起こると（21ページ）、突然内膜が裂けることがあります。それが大動脈解離《かいり》です。

内膜の裂け目から血管の壁の中に血液が流れ込み、その勢いで中膜と外膜がはがれ（解離）、はがれたところに血液がたまってしまうのです。

症状は引き裂かれるような痛みです。多くの場合は胸の痛みを感じますが、背中が痛むこともあります。中膜と外膜のはがれた部分が広がるにつれ、痛みも移動するのが特徴です。解離が大動脈の下のほうで起きたときは、おなかや脚に激痛を感じます。

治療は、裂けた血管を人工血管などと取り替える手術です。心臓の近くで起きた場合は緊急手術になりますが、心臓から離れた場所のときは、安静にして血圧を下げる薬と鎮痛薬で様子をみることもあります。

●大動脈の動脈硬化で起こる

大《だい》動《どう》脈《みゃく》解《かい》離《り》

大動脈解離が起こった血管

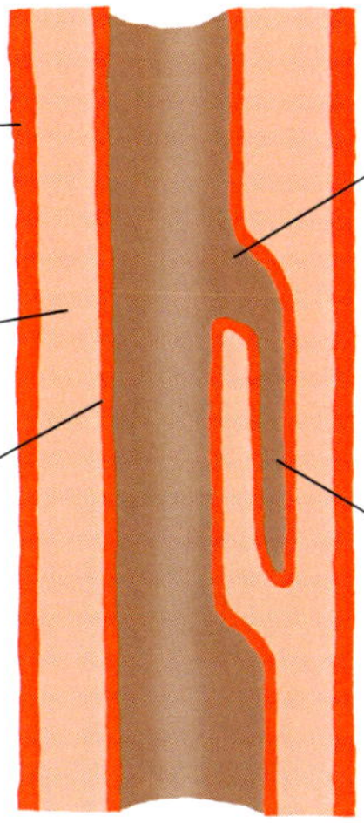

症状 胸や背中の引き裂かれるような痛み。大動脈の下のほうで解離が起こった場合は、おなかや脚に激痛がみられる。

対処法

救急車で病院に行く。解離した血管を、人工血管に取り替える手術を行うが、解離の場所や年齢などによっては、安静にして血圧を下げる薬、鎮痛薬で様子をみる。

大《だい》動《どう》脈《みゃく》瘤《りゅう》

大動脈瘤ができやすい場所

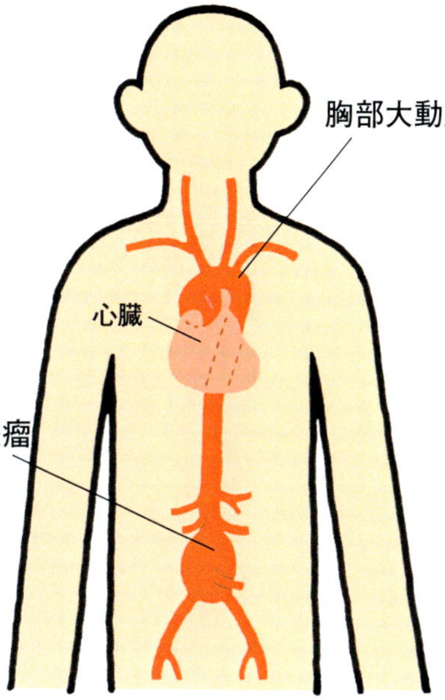

症状

腹部大動脈瘤のある人は、おなかにどきどきする拍動感を感じることがある。体の深いところや、背中の突き刺すような痛みを訴える人もいる。

ここに注意!

大動脈瘤は健康診断で発見されることも

大動脈瘤は、胸やおなかのX線検査で発見されることもよくあります。指摘された場合は、早めに詳しい検査を受けましょう。

正確な大きさを調べるために、CT検査やMRI検査、特殊な超音波検査を行います。

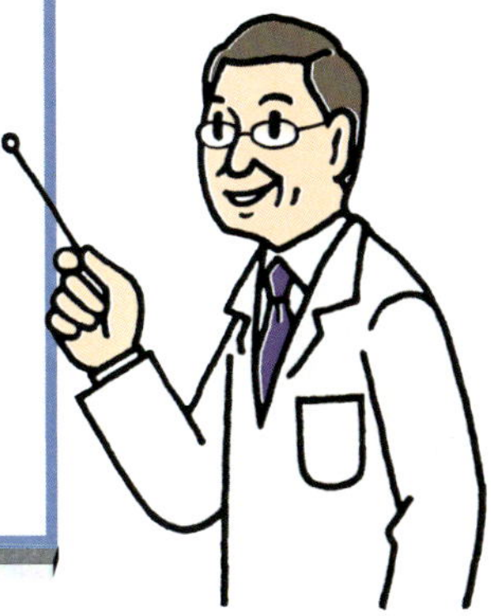

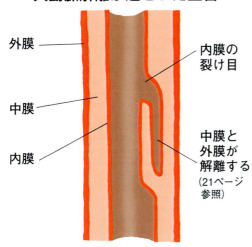

大動脈瘤破裂

大動脈瘤が破裂すると、背中やおなかに激痛が起こる。大量に出血して死にいたることもあるので、すぐに救急車を呼ぶ。

こんな人が動脈硬化になりやすい

高ＬＤＬーコレステロール血症、高血圧、高血糖、メタボ、喫煙などが危険因子です。

動脈硬化の人の多くは危険因子を複数持っている

　血液中のＬＤＬ－コレステロール値が高い「高ＬＤＬ－コレステロール血症」の状態が続くと、血管の壁の中にコレステロールが入り込み、動脈硬化が始まります（16ページ）。

　しかし、危険なのはＬＤＬ－コレステロールだけではありません。中性脂肪値や善玉のＨＤＬ－コレステロール値の異常、高血圧、高血糖が肥満に重なり、メタボリックシンドロームになると、血管の壁にたまったコレステロールが酸化し、炎症も起きて、動脈硬化が進んでいくのです（7ページ）。

　喫煙や長期にわたるストレスは、酸化を加速させる要因です。

　動脈硬化の危険因子には加齢、性別、遺伝もありますが、この３つ以外はすべて生活習慣病です。生活習慣病の人の多くは複数の生活習慣病を持ち、動脈硬化性疾患のリスクが高い状態にあります。

なかでもメタボリックシンドロームが超危険

　メタボリックシンドロームとは、ひとことで言うと「動脈硬化の危険因子が複数重なった状態」です。肥満に加え、中性脂肪が少し多い、善玉のＨＤＬ－コレステロールが少し少ない、血圧や血糖値が少し高い……など、１つ１つの異常はたいしたことがなくても、これらが集まると、動脈硬化の発症から悪化へと、一気に突き進むことがわかっています（37ページ）。

　前述のように、動脈硬化には、血管の壁にたまったコレステロールの酸化（18ページ）が深くかかわっていますが、体の酸化反応を強めるのがメタボリックシンドロームです。

　また、メタボリックシンドロームを放っておくと、高血糖が本物の糖尿病になってしまうことが多く、血管の慢性的な炎症（17ページ）が悪化していきます。

　動脈硬化が進むのを防ぎ、心筋梗塞などの動脈硬化性疾患を予防するためには、生活習慣病、なかでもメタボリックシンドロームを治療することが不可欠です。

　薬の力が必要なこともありますが、食べすぎや運動不足など、生活習慣病を生み出す生活を改善することが、何よりも大切です。

●動脈硬化の危険因子

動脈硬化

対策がとれるもの

- 高LDL-コレステロール血症
- メタボリックシンドローム（内臓脂肪）
- 高中性脂肪血症
- 糖尿病
- 高血圧
- 感染症（虫歯、歯周病のほか、肺炎の原因になるクラミジアという病原体など）
- 喫煙
- 運動不足
- ストレス

対策がとれないもの

- 加齢（中高年以上に多い）
- 性別（女性よりも男性に多い）
- 遺伝

対策がとれるものを改善して、危険因子をひとつでも多く減らしましょう

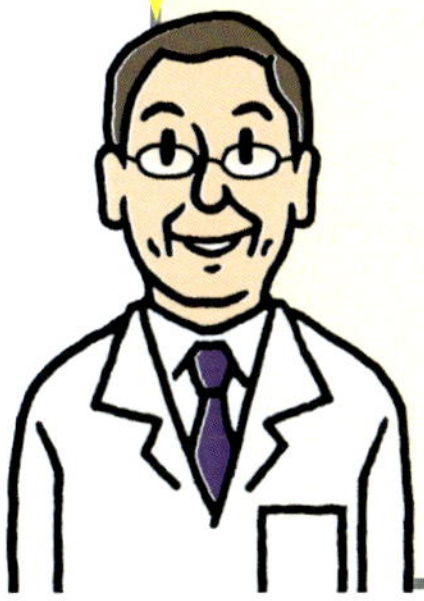

メタボリックシンドロームの真の怖さ

メタボリックシンドロームになると、肥大化した脂肪細胞から、さまざまな悪玉物質が出てきます。

肥大した脂肪細胞から出る悪玉物質とは

メタボリックシンドロームの基盤にあるのは、肥満、とくに内臓脂肪の蓄積です。内臓脂肪が増えると、肥大化した脂肪細胞から、体に悪影響を与える悪玉物質がいくつも出てきます。血圧を上げるアンジオテンシンⅡ、インスリンの効力を低下させるＴＮＦ－α、炎症を起こして動脈硬化を促進するＩＬ－６、血栓をつくりやすくするＰＡＩ－１がそうです。

その一方で、動脈硬化を抑制したり、インスリンが血糖値を下げるのを助ける作用のある、アディポネクチンという物質は減少します。アディポネクチンも脂肪細胞から出る物質で、食欲を抑えるはたらきがあることで一般にもよく知られていますが、脂肪細胞が肥大化すると出にくくなるのです。

アディポネクチンの減少は、臓器がインスリンをうまく取り込めなくなる「インスリン抵抗性」を招きます。そうなると、インスリンが膵臓からきちんと分泌されていても、血糖は下がらず、高血糖になってしまうというわけです。

負のスパイラルから抜け出す最善策は肥満の改善

体がインスリンを利用できなくなるインスリン抵抗性は、メタボリックシンドロームを加速させるアクセルです。インスリン抵抗性の状態になっていると、血液中の中性脂肪を分解する「リポたんぱくリパーゼ」という酵素の発現を抑制し、中性脂肪を増やす一方、善玉のＨＤＬ－コレステロールを減らし、さらなる高血糖、そして高血圧をも呼び寄せます。

こうした負のスパイラルから抜け出すには、肥満を改善することがもっとも重要です。体重が減ると、肥大化した脂肪細胞が徐々に正常化し、悪玉物質も減っていきます。その結果、ほとんどの人は、体重の減少とともにＬＤＬ－コレステロール値、中性脂肪、過去１～２カ月の血糖値の平均をあらわすＨｂＡ１ｃ（ヘモグロビンエーワンシー）などの値が改善します（71ページ）。

メタボリックシンドロームが改善すると、体の過剰な酸化反応もおさまり、動脈硬化の進行をくい止めることができます。

●メタボリックシンドロームと動脈硬化

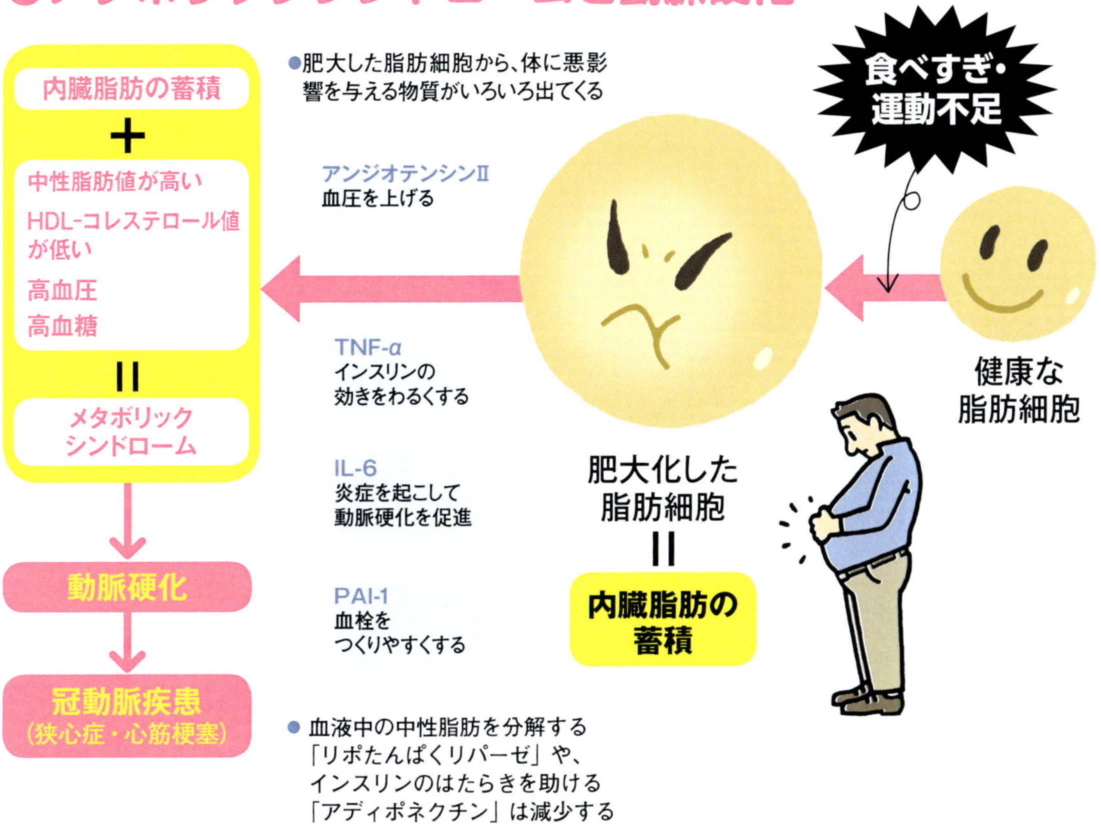

メタボリックシンドロームの診断基準

1 腹囲（おへその位置）

男性　85cm 以上
女性　90cm 以上

＋

2

- **脂質**　中性脂肪値 150mg/dℓ以上
  HDL-コレステロール値 40mg/dℓ未満
  ➡少なくとも一方にあてはまる
- **血圧**　収縮期血圧　130mmHg 以上
  拡張期血圧　85mmHg 以上
  ➡少なくとも一方にあてはまる
- **血糖**　空腹時血糖値 110mg/dℓ以上

1 かつ 2 のうち ✓ 2つ以上 ＝メタボリックシンドローム

コラム

動脈硬化の影の悪役「慢性炎症」とは

海で肌を焼きすぎると、赤く腫れてヒリヒリします。それは、紫外線の刺激で肌に炎症が起きたためです。かぜをひいてのどが腫れ、痛くなるのも、花粉症などのアレルギーで目が赤くなったり、かゆくなったりするのも、「炎症反応」です。

肌や粘膜など、局所に炎症の原因（細菌やウイルスなどの感染、熱や紫外線などの物理的因子、アレルギー反応、強い酸性物質などの化学的因子）が加わると、その部分の血流が増加し、白血球が集まってきます。炎症の部分が赤く腫れて熱を持ち、痛みが生じたりするのは、白血球が体を守るために戦っている、いわば戦いの炎。炎症は、有害な刺激から体を守る防御反応です。

炎症には、「急性」のものと「慢性」のものがあります。右に説明した炎症反応は急性炎症にみられるもので、白血球が勝てば徐々に治まります。一方、慢性炎症は、赤みや腫れ、痛みといった急性炎症の特徴はほとんどなく、くすぶるような弱い炎症がつづきます。いったん起きるとその火を消すのはむずかしく、また治りにくいためやっかいなのです。

最近、慢性炎症は、肥満やメタボリックシンドロームを基盤とする生活習慣病（糖尿病、慢性腎臓病、肝硬変など）、動脈硬化性疾患、さらにはがんやアルツハイマー病などにも、深くかかわっていることがわかってきました。

脂肪細胞の肥大化、つまり肥満は体の酸化を亢進させ、慢性炎症を引き起こす原因と考えられています。酸化によって血管の壁にたまったコレステロールは毒性の強い「オキシステロール」になり、炎症を招きます（16ページ、46ページ）。動脈硬化とは、まさに血管の慢性炎症と考えられているのです。

正しい食事と適度な運動による肥満の改善や禁煙、抗酸化食品の摂取など、体の酸化を抑える生活習慣は、慢性炎症の抑制に役立ちます。

Part 2 コレステロールと動脈硬化

コレステロールは
悪者なのでしょうか？

増えすぎると動脈硬化の原因になるコレステロールですが、健康な体を維持するためには不可欠なものです。私たちの体は、体内のコレステロール量を一定に保つはたらきを備えています。そのバランスがくずれたとき、動脈硬化などの病気が忍び寄ってきます。パート２では、コレステロールのはたらきと、悪玉に変わっていく理由を解説します。

コレステロールの真実

細胞膜やホルモンなど、生体を維持するものの材料となるのがコレステロールです。

コレステロールはヒトの体に不可欠なもの

コレステロールは、中性脂肪などと同じ「脂質」です。脂《あぶら》というと悪者のように感じますが、脂質なしで人の体は成り立ちません。

私たちの体をつくる約60兆個の細胞の1つ1つを覆う、「細胞膜」の材料がコレステロールです。コレステロールが不足すると、細胞の新陳代謝がにぶり、血管が破れやすくなったりします。

神経細胞や脳も、材料の約6割はコレステロールです。さらに、副腎皮質ホルモンや性ホルモンなど各種ホルモンの材料、胆汁酸という消化液の材料にもなっています。

体を維持するために、なくてはならないコレステロールですが、増えすぎると、動脈硬化を促進したり、動脈硬化性疾患（22～33ページ）の危険因子になったりして、厄介者扱いされるのです。

コレステロールの8割は肝臓で合成される

体が1日に必要とするコレステロールの量は、1～2gだといわれています。そのうち食事から摂取されるのは約2割、あとの約8割は主に肝臓で合成されます。

肝臓で合成されるコレステロールの材料となるのは、「アセチルＣｏＡ《コエンザイムエー》」という物質です。アセチルＣｏＡは、主に食事として摂取した糖質、脂質、一部のたんぱく質が、分解・代謝される過程でできます。そのアセチルＣｏＡが、代謝によってかたちを変え、コレステロールになります。

一方、食物の一部として摂取されたコレステロールは、胃で食物が消化されたあと、十二指腸から出る胆汁や膵液によって吸収されやすいかたちになり、小腸の壁から吸収されます。さらに、小腸の壁で「カイロミクロン」という粒子に組み込まれ、いったん血液中にあらわれてから、肝臓に取り込まれていきます。カイロミクロンは、コレステロールや中性脂肪といった脂質を運ぶ「リポたんぱく粒子」（42ページ）の一種です。

体に必要でありながら、増えすぎると困るコレステロール。増えすぎたり減りすぎたりしないよう、一定量に保つしくみを体は備えています（44ページ）。

●コレステロールの合成・吸収とはたらき

8割は肝臓などで
＜合成＞

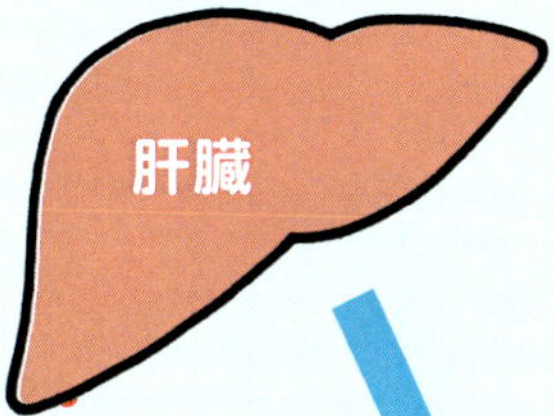

糖質　脂質　たんぱく質
↓
アセチルCoA
↓
アセトアセチル CoA
↓
HMG-CoA
↓ ← **HMG-CoA 還元酵素**
メバロン酸
↓
イソペンテニルピロリン酸
↓
ファルネシルピロリン酸
↓
スクワレン
↓
コレステロール

2割は食事から
＜吸収＞

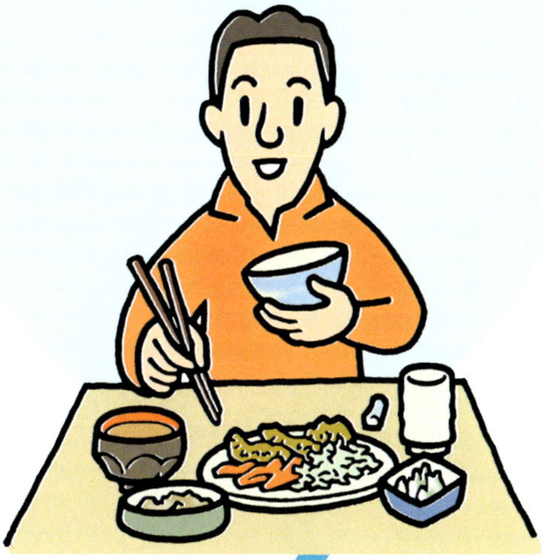

コレステロールは体をつくる材料になる

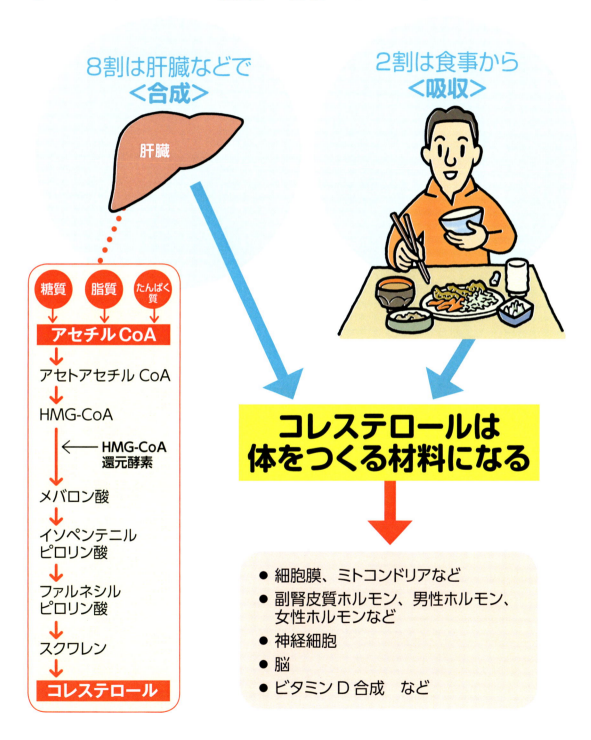

- 細胞膜、ミトコンドリアなど
- 副腎皮質ホルモン、男性ホルモン、女性ホルモンなど
- 神経細胞
- 脳
- ビタミンＤ合成　など

LDL-コレステロールとHDL-コレステロール

コレステロールを運ぶ船、「リポたんぱく」の種類により悪玉にも善玉にも変わります。。

LDLはコレステロールを配送し、HDLは回収する

ＬＤＬ-コレステロールと、ＨＤＬ-コレステロールの違いは何でしょう。実は、血液中を流れるときに乗せられる船が違うのです。乗せられた船がＬＤＬならＬＤＬ-コレステロール、ＨＤＬならＨＤＬ-コレステロールと呼ばれるというわけです。

ＬＤＬは、コレステロールを各種臓器の細胞に配送する船です。血管壁にも、一部配送されます。ＬＤＬ-コレステロールが多すぎるということは、それだけ過剰なコレステロールが出回っているということ。そのため「悪玉」とされます。

かたやＨＤＬは、コレステロールを回収する船です。ＨＤＬ-コレステロールが多い状態は、過剰なコレステロールが、きちんと回収されていることを意味するため、ＨＤＬ-コレステロールは「善玉」と呼ばれます。

コレステロールを運ぶ船が「リポたんぱく」

コレステロールは脂質、つまり脂《あぶら》なので、そのままでは血液に溶けません。血液中では、「リポたんぱく」という粒子に組み込まれます。このリポたんぱくが、コレステロールを積んで血液中を運ぶ船に相当します。

リポたんぱくには、「ＬＤＬ」「ＨＤＬ」「ＶＬＤＬ」「カイロミクロン」の４種類があります。このうち、１粒の中にもっとも多くコレステロールを含んでいるのが、ＬＤＬです。

配送と回収の拠点は肝臓

コレステロールの合成工場である肝臓には、食事で摂取されたコレステロールも集まってきます。ＬＤＬは、これら新品のコレステロールを積んで肝臓から出航。血液の流れに乗って、体中にコレステロールを配送します。

ＨＤＬは、古くなったりあまったりしたコレステロールを集めて回ります。動脈の壁にたまったコレステロールを見つけると、それも引っ張り出して船に積み、再び肝臓に戻します。肝臓という港に戻ったコレステロールは、ＨＤＬから降ろされ、再利用されたり、分解・排泄されたりします。

●コレステロールの配送と回収

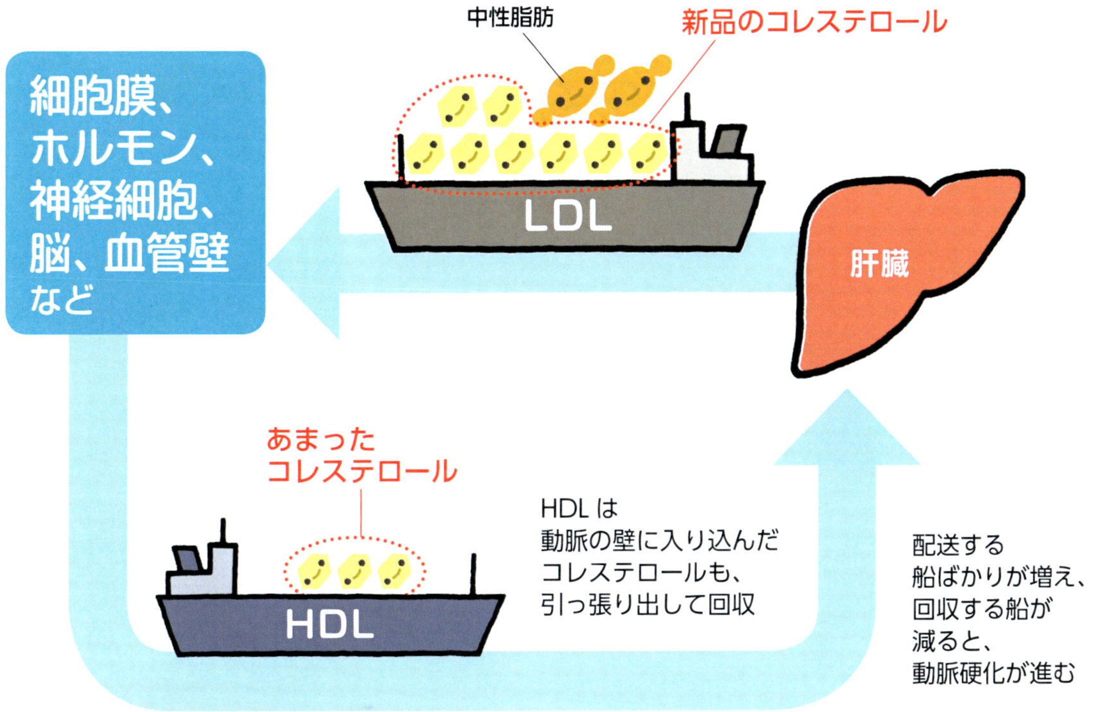

リポたんぱくの種類

VLDL

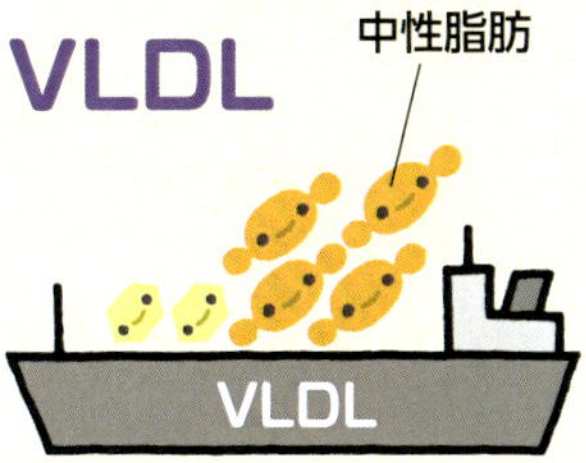

中性脂肪を
多く積んでいる。
中性脂肪を脂肪組
織や筋肉などで
下ろしたあとは、
LDL に変わる

HDL

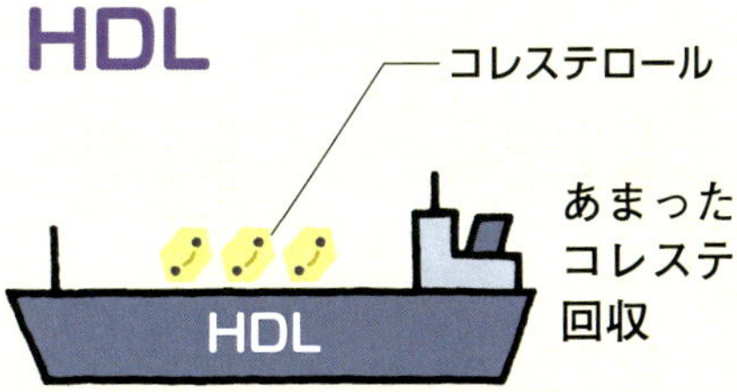

あまった
コレステロールを
回収

LDL

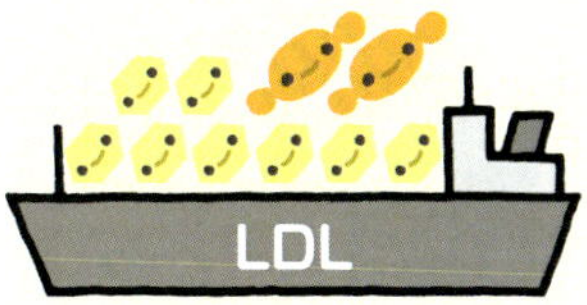

コレステロールを
たくさん積んで、
必要なところに
配送

カイロミクロン

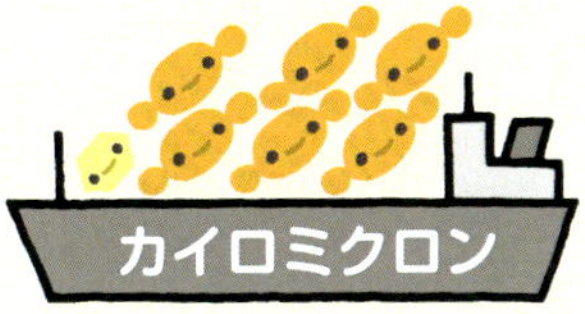

小腸から肝臓に、
中性脂肪やコレス
テロールを運ぶ。
積み荷の約８割は
中性脂肪

コレステロールはこうして増える

食べすぎや運動不足による内臓脂肪型肥満が、コレステロール増加の元凶です。

体にはコレステロールを一定に保つしくみがある

　コレステロールは、肉や卵、乳製品に多く含まれています。しかし、牛のサーロインや鶏の手羽肉など、コレステロールの多い食品をたくさん食べたからといって、すぐに体内のコレステロールが増えるわけではありません。体には、コレステロールを一定に保つしくみがあるのです。

　コレステロールをたくさん摂取すれば、肝臓で合成される分が減り、逆に摂取量が少ないときは、肝臓で多めに合成されます。もしコレステロールがあまった場合は、不要な分が体外に排泄されます。

　こうして、コレステロールの量は日々調整されています。しかし、過剰なエネルギー摂取や運動不足が続くと、調整能力が追いつかず、コレステロールがだぶついてしまうのです。

ＬＤＬ-コレステロール増加 最大の原因は肥満

　肝臓で合成されるコレステロールの原料は、「アセチルＣｏＡ《コエンザイムエー》」という物質です（40ページ）。

　コレステロール合成の過程を、少し詳しく説明しましょう。脂肪細胞に取り込まれた中性脂肪は脂肪酸になり、ベータ酸化と呼ばれる分解系で処理されます。最後にできるのがアセチルＣｏＡで、これを原料にコレステロールが合成されます。

　中性脂肪をとりすぎると、アセチルＣｏＡが増えるため、コレステロールも増加し、血液中のＬＤＬ-コレステロール値が上昇するというわけです。

　さらに、肥満がある人は、肥大した脂肪細胞から脂肪酸が放出されます。この脂肪酸も分解されてアセチルＣｏＡになり、やはりコレステロールの合成に回されます。脂肪細胞からの脂肪酸放出は、肥大した脂肪細胞からの〝垂れ流し〟によるものです。内臓脂肪のうちでも、肥大した脂肪細胞から、脂肪酸が多く出ることがわかっています。

　メタボリックシンドロームの人の肝臓では、次から次へとコレステロールが合成されています。

　肥満が、高ＬＤＬ-コレステロール血症を強力に亢進させるのは、そのためです。

●肥満がコレステロールを増やし、動脈硬化を招く

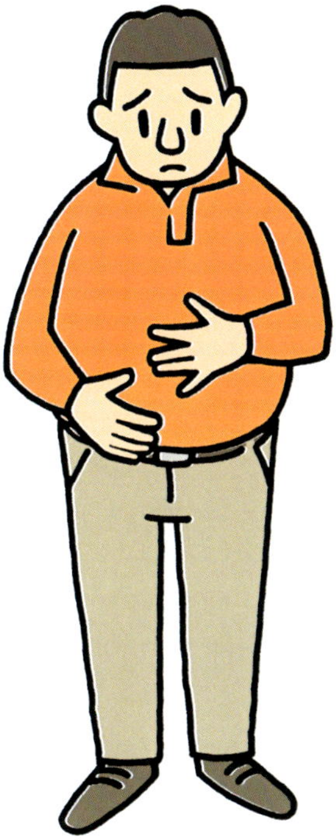

内臓脂肪型肥満

あまった
エネルギーが
中性脂肪になり、
内臓脂肪の中に
蓄積

食べすぎ

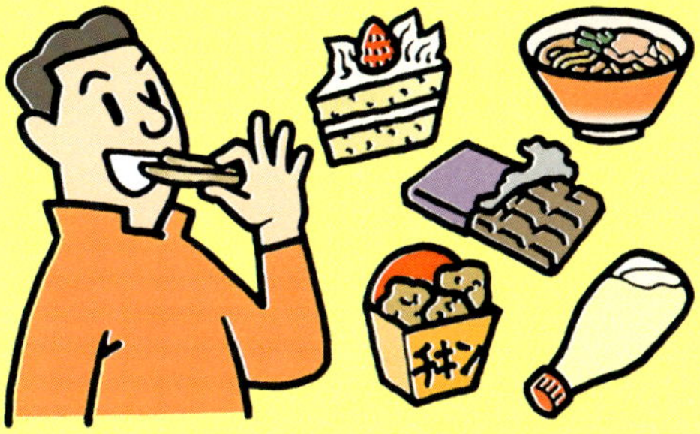

運動不足

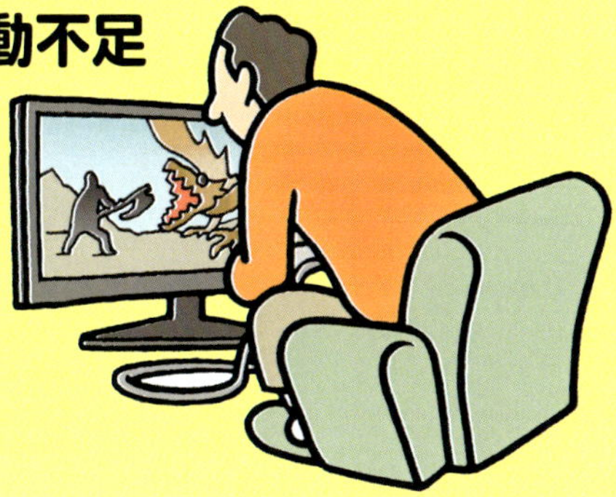

肥大した脂肪細胞から
脂肪酸が放出され、
コレステロールの合成が
亢進する

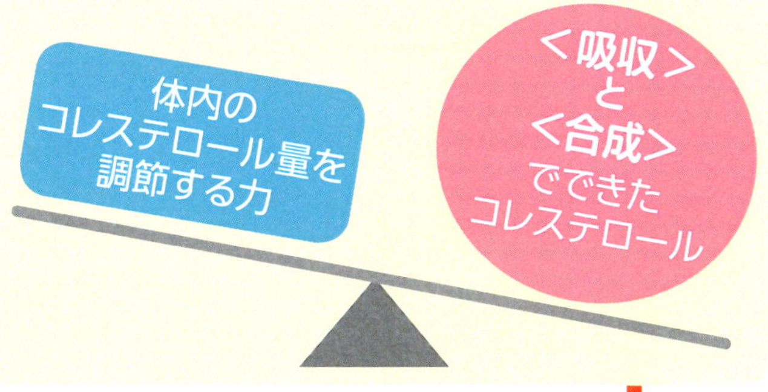
体内の
コレステロール量を
調節する力
＜吸収＞
と
＜合成＞
でできた
コレステロール

高LDL-コレステロール血症

超悪玉の「オキシステロール」とは

動脈の壁にたまったコレステロールが、酸化して超悪玉の「オキシステロール」に変化します。

オキシステロールが炎症を起こし、動脈の細胞をこわす

血液の中にコレステロールが増えると、動脈の内皮細胞が傷つき、そこからＬＤＬが入り込んで、動脈の壁にコレステロールがたまっていきます。たまったコレステロールは、時間がたつと活性酸素などによって酸化し、「オキシステロール」に変化。このオキシステロールこそ、動脈硬化を悪化させる超悪玉です（17ページ）。

オキシステロールは、「起炎物質」といって、炎症を起こす性質を持っています。血管の細胞を刺激して炎症を起こさせ、細胞をこわすなどして動脈硬化を促進するのです。

動脈硬化の予防や進行の抑制は、血液中にＬＤＬ‐コレステロールを増やさないと同時に、体の酸化反応を抑えることが重要です。

酸化を促す活性酸素は喫煙やストレスで増加

体を老化させる（錆びさせる）物質として知られる活性酸素ですが、体を守る免疫システムでは、異物を攻撃する強力な武器として使われます（18ページ）。活性酸素には、悪者と正義の味方という2つの顔があり、動脈硬化では悪者です。

活性酸素は、オキシステロールをつくるだけでなく、コレステロールを運ぶ船であるＬＤＬ（42ページ）を「酸化ＬＤＬ」（94ページ）に変えてしまいます。酸化ＬＤＬも炎症を起こす性質があり、血液中に増えると、動脈の内皮細胞を傷つけます。

動脈硬化の始まりから密接にかかわり、動脈硬化を強力に進める活性酸素は、喫煙やストレス過多、不規則な生活などで増加します。

そこに高血糖が加わると、事態はさらに深刻さをきわめます。高血糖は酸化を亢進させ、オキシステロールの産生を促すのです。また、余分なブドウ糖がＬＤＬと結合して、「糖化ＬＤＬ」（94ページ）に変化させます。糖化ＬＤＬも、酸化ＬＤＬと同じように、動脈の内皮細胞を傷つけます。

過剰な活性酸素を減らし、高血糖を改善するためには、生活習慣の改善が必須です。

●オキシステロールが動脈硬化を促進

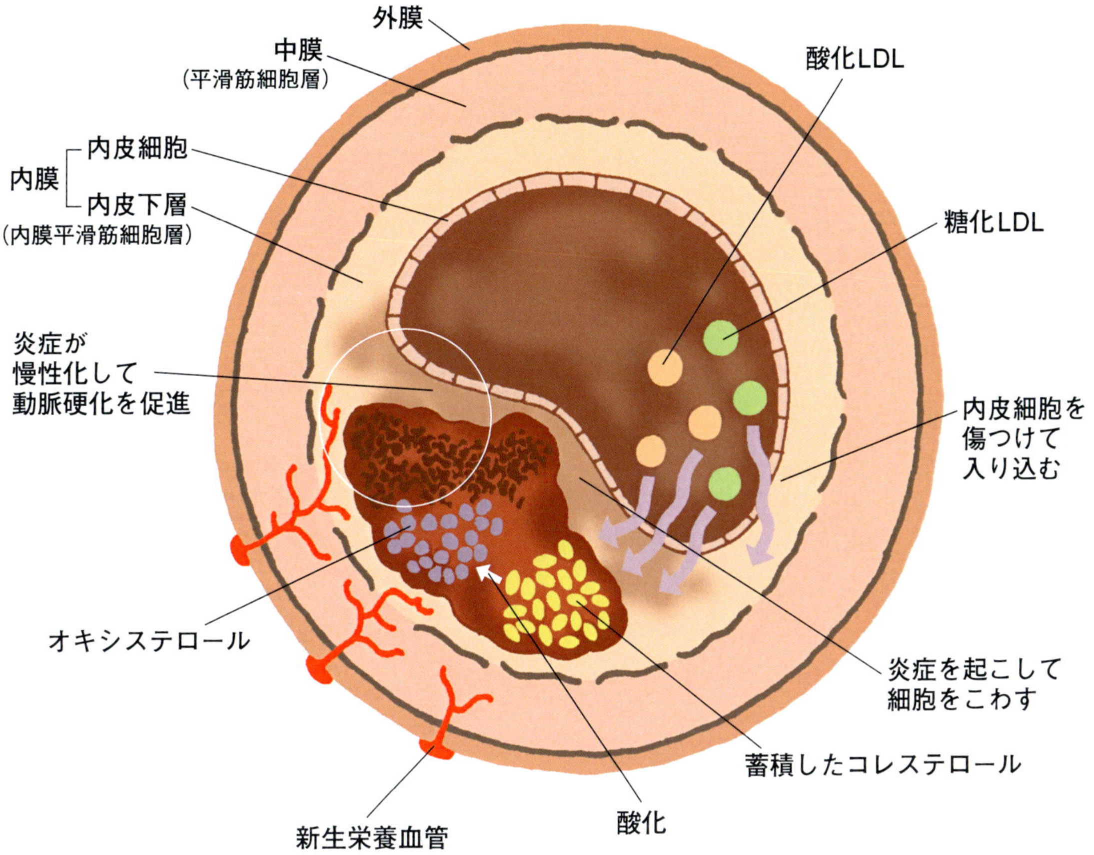

活性酸素が増える要因

- 感染症
（細菌やウイルスなど異物の侵入）
- 化学物質
（食品添加物、排気ガスなど）
- 喫煙
- ストレス
- 激しい運動
- 紫外線　など

活性酸素を必要以上に増やさないための対策

- 規則正しい生活
- 食べすぎない
- 酸化した食品（とくに酸化した油）をとらない
- 禁煙
- ストレス発散
- 適度な運動をする
- 紫外線を浴びすぎない　など

中性脂肪はコレステロールとどう違う？

同じ脂質の仲間ですが、中性脂肪はエネルギーを一時的にためておく倉庫です。

中性脂肪は エネルギーの貯蔵物

コレステロールと中性脂肪は、同じ脂質でも、役割はまったく違います。コレステロールが体をつくる材料であるのに対し、中性脂肪は、体を動かすために必要なエネルギーの貯蔵物です。中性脂肪は、脂質からだけではなく、実はごはんやパン、麺類などの炭水化物、お菓子や果物などに含まれる糖質からもつくられます。

食事として摂取した糖質は、小腸から吸収されたあと、大半がブドウ糖に分解されます。ブドウ糖はすぐに使えるエネルギー源ですので、全身に供給されて消費されます。

しかし、食べた糖質をすぐに全部使いきってしまったのでは、体を動かし続けることはできません。そこで、糖質の一部は貯蔵分として脂肪細胞の中に運ばれます。そこで、糖質は中性脂肪の一部となって、体脂肪（内臓脂肪と皮下脂肪）として蓄えられるのです。そして、エネルギーが必要になったとき、随時使われます。

貯蔵分を使わないうちに、さらに糖質や脂質をとりすぎる生活が続くと、体脂肪は増える一方です。

中性脂肪を貯蔵した 脂肪細胞の役割とは

体脂肪として蓄えられた中性脂肪は、エネルギーの貯蔵庫というだけでなく、生命維持のために重要な役割を果たしています。

そのうちの1つが、体温を保つはたらきです。恒温動物である私たちの体は、体温が下がりすぎると、体の機能が低下して命さえ危険になります。皮下脂肪は、断熱材のように、体から熱が逃げるのを防ぎ、体温を保ってくれています。

もう1つは、臓器を外部の刺激から守るはたらきです。皮下脂肪や内臓脂肪が、クッションとなって臓器を保護しています。

コレステロールと同様、中性脂肪も体に不可欠のものです。食べた分、体を動かしていれば、摂取エネルギーと消費エネルギーのバランスがとれ、肥満を防ぐことができます。また、適度な筋肉をつけることによって、基礎代謝量が増え、エネルギー消費の増加につなげられます。

●中性脂肪はエネルギーの貯蔵物

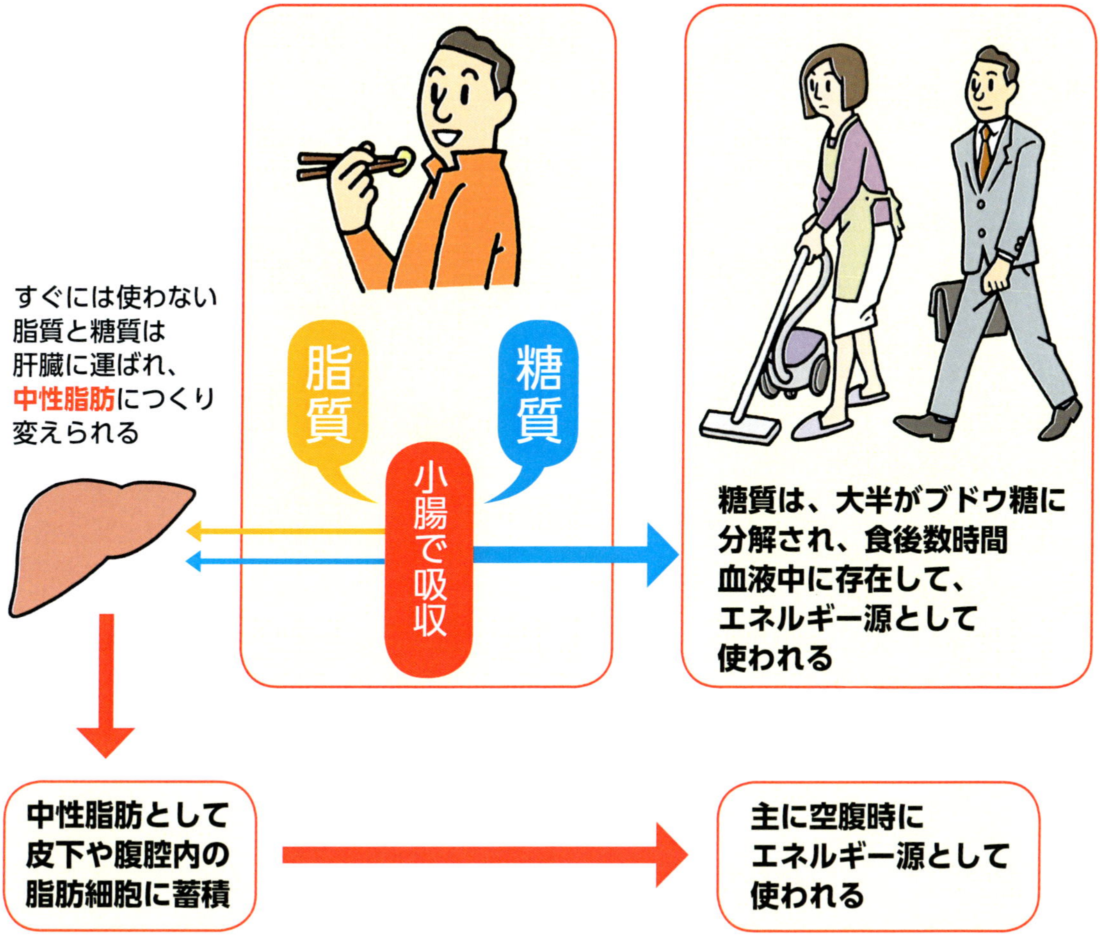

脂肪細胞の役割

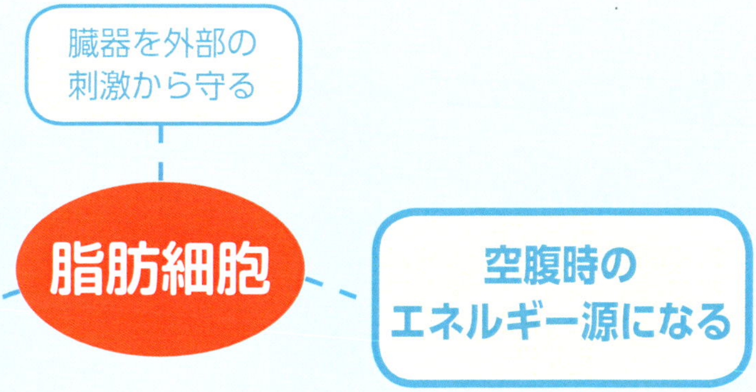

中性脂肪が増えるとどうなる？

エネルギー源として蓄えられる中性脂肪は、増えすぎると肥満を招きます。

肥満、そしてメタボリックシンドロームに

中性脂肪を蓄える脂肪細胞は、主に皮下と、腹腔内にあります。皮下の脂肪を「皮下脂肪」、腹腔内のものを「内臓脂肪」といいます。

皮下脂肪は、ほかにエネルギー源がなくなったときのための長期備蓄分で、すぐにはつきにくいものの、いったんつくと減りにくいという特徴があります。

一方、内臓脂肪は、すぐにつく反面、比較的早く使われるため、つきやすく減りやすい脂肪です。ただし、つきすぎた内臓脂肪は危険です。血圧を上げる物質や、血液中の中性脂肪の分解を抑えて増加させる物質、あるいは膵臓から分泌されるインスリンの効きをわるくする物質を放出し、メタボリックシンドローム（36ページ）を招きます。

メタボリックシンドロームは、冠動脈疾患（狭心症・心筋梗塞）や脳梗塞などの動脈硬化性疾患を促進する危険因子ですが、その源にあるのが、中性脂肪の蓄積、すなわち「肥満」です。とくに、内臓脂肪の多い「内臓脂肪型肥満」が、メタボリックシンドロームの基盤となります。

中性脂肪が増えすぎると HDL-コレステロールが減る

余分なコレステロールを回収するＨＤＬ（42ページ）は、動脈硬化に抑制的にはたらきますが、中性脂肪が必要以上に増えてしまうと、ＨＤＬ-コレステロールは減少します。ＨＤＬ-コレステロールと中性脂肪は、反比例の関係にあるのです。

ＨＤＬ-コレステロールが減ると、コレステロールの回収率も低下します。そのため、動脈硬化が進むことはいうまでもありません。

中性脂肪は、糖質の過剰摂取やお酒の飲みすぎで増え、「脂《し》肪《ぼう》肝《かん》」という、肝臓に中性脂肪が過剰にたまった状態も招きます。脂肪肝から肝炎、さらに肝硬変や肝がんへと進むこともあるので、中性脂肪の増加には、十分注意する必要があります。

減量して、体内の余分な中性脂肪を減らすと、脂質異常症や高血糖が改善するなど、薬物療法と同等の効果が得られることも少なくありません。

中性脂肪の増えすぎは、メタボリックシンドロームを招く

エネルギーのとりすぎ
運動不足
お酒の飲みすぎ

→

肥満
脂肪細胞に中性脂肪が過剰に蓄積
とくに内臓脂肪型肥満が問題

↓HDL-コレステロール減少
↓LDL-コレステロール増加

→

血圧が上がる
中性脂肪の分解が低下
高血糖になる

→

メタボリックシンドローム

メタボリックシンドロームは、「過食症候群」といえる

●内臓脂肪型肥満と皮下脂肪型肥満

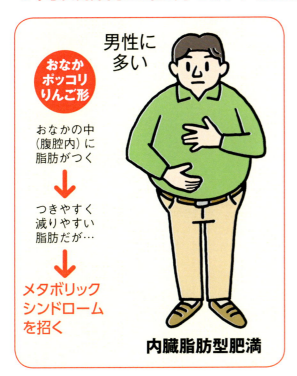

男性に多い

おなかポッコリりんご形

おなかの中（腹腔内）に脂肪がつく
↓
つきやすく減りやすい脂肪だが…
↓
メタボリックシンドロームを招く

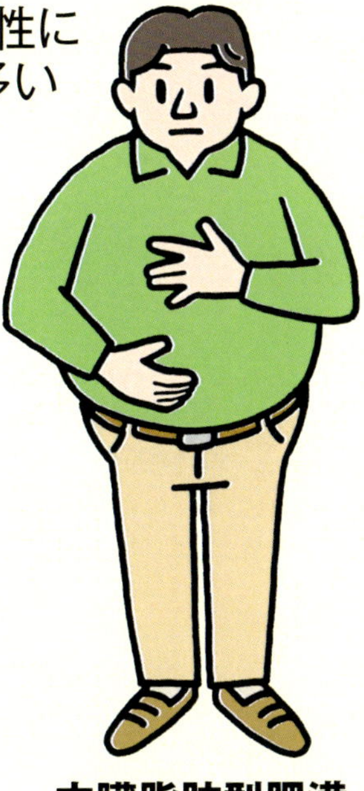

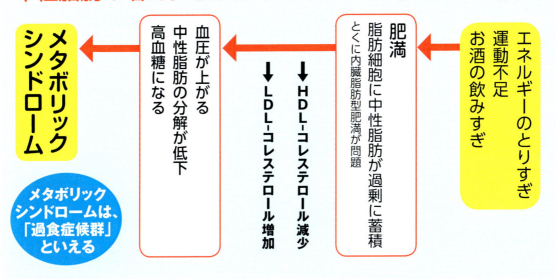

内臓脂肪型肥満

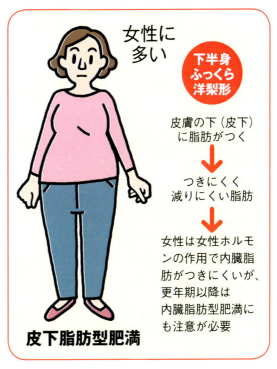

女性に多い

下半身ふっくら洋梨形

皮膚の下（皮下）に脂肪がつく
↓
つきにくく減りにくい脂肪
↓
女性は女性ホルモンの作用で内臓脂肪がつきにくいが、更年期以降は内臓脂肪型肥満にも注意が必要

皮下脂肪型肥満

脂質異常症って何？

「高ＬＤＬ－コレステロール血症」「低ＨＤＬ－コレステロール血症」「高中性脂肪血症」のことです。

血液中の脂質のバランスがくずれている状態

脂質には、「コレステロール」、「中性脂肪」、「遊離脂肪酸」、「リン脂質」の４種類があります。コレステロールは体をつくる材料（40ページ）、中性脂肪はエネルギー源の貯蔵物（48ページ）、遊離脂肪酸は、中性脂肪が分解されたものです。リン脂質は、コレステロールと同じように細胞膜の材料になるほか、細胞間の情報伝達にもかかわっています。

脂質のなかで、ＬＤＬ－コレステロール、ＨＤＬ－コレステロール、中性脂肪が、多すぎたり、少なすぎたりする状態を「脂質異常症」といいます。「高ＬＤＬ－コレステロール血症」「低ＨＤＬ－コレステロール血症」「高中性脂肪血症」のうち、１つでもあれば脂質異常症です。

脂質異常症の診断基準とは

脂質異常症かどうかは、血液検査（60ページ）でわかります。

脂質異常症と診断する基準値は、ＬＤＬ－コレステロール値が１４０㎎／㎗以上（高ＬＤＬ－コレステロール血症）、ＨＤＬ－コレステロール値が40㎎／㎗未満（低ＨＤＬ－コレステロール血症）、中性脂肪値が１５０㎎／㎗以上（高中性脂肪血症）です。

しかし、脂質異常症がわかったら、すぐに薬物療法（82ページ）が始まるとは限りません。まずは、食事療法（72ページ）と運動療法（78ページ）で、ＬＤＬ－コレステロール値と中性脂肪値を下げる治療を行います。中性脂肪値を下げれば、ＨＤＬ－コレステロール値の上昇が期待できます。

治療の目安となるのは、「脂質の管理目標値」（66ページ）です。動脈硬化の進行の度合いや冠動脈疾患（狭心症・心筋梗塞）の有無、危険因子の数に応じて、脂質の管理目標値が決められます。

日本動脈硬化学会の『動脈硬化性疾患予防ガイドライン２０１２年版』で、新しく導入された「ｎｏｎ《ノン》ＨＤＬ－コレステロール」は、ＨＤＬ－コレステロール以外のすべてのコレステロールを指します。つまり、善玉以外の、動脈硬化を引き起こす性質のあるコレステロールが、血液中にどれくらいあるかを示す値です。

●脂質異常症の診断基準値

高LDL-コレステロール血症	低HDL-コレステロール血症	高中性脂肪血症（※）
140mg /dℓ以上	40mg /dℓ未満	150mg/dℓ以上

LDL-コレステロール値120～139mg/dℓは「境界域高コレステロール血症」とされ、高リスク病態がないか検討し、治療の必要性を考慮します。

※中性脂肪は、「トリグリセライド（TG）」ともいわれ、高中性脂肪血症も「高トリグリセライド（TG）血症」ということがあります。

3つのうち1つでもあてはまれば、
脂質異常症と診断されます。
（日本動脈硬化学会）

注意！ 診断基準値は、薬物療法（82ページ）を開始する基準値ではありません。

non《ノン》 HDL-コレステロール値の計算方法

non HDL-コレステロール値＝
総コレステロール(TC)値 ― HDL-コレステロール値

non HDL-コレステロールの目標値

脂質系の血液検査値に
- 異常のない人（リスクのない人）：90～149mg /dℓ
- 異常のある人（リスクのある人）：LDL-コレステロールの管理目標値（66ページ）に30mg/dℓを加えた数値

肥満から脂質異常症、そして動脈硬化へ

脂質異常症やメタボリックシンドロームだけでなく、動脈硬化も肥満によって促進されます。

諸悪の根源は肥満

高LDL－コレステロール血症は、コレステロールを含む食品の食べすぎと無縁ではありませんが、最初に目を向けるべきは肥満です。肥満の原因は、食べすぎ、とりわけ、中性脂肪を増やす高エネルギーの糖質や脂質のとりすぎと運動不足です。

糖質は、すぐに使える効率のいいエネルギー源として消費されますが、一部は中性脂肪として蓄積されます。蓄積された分も、日ごろよく体を動かしていればいずれ消費されますが、食べすぎと運動不足が重なると、中性脂肪は蓄積されたまま。それどころか、むしろ増えていくばかりです。

すると、脂肪細胞が増えて肥大化し、やがてそれにも限界が来ます。もうこれ以上は中性脂肪を取り込めない、とストップの信号を出すのです。行き場をなくした中性脂肪が血液中に増え、高中性脂肪血症になるというわけです。

中性脂肪値が上がると、HDL－コレステロール値が下がり（50ページ）、LDL－コレステロール値は上昇。こうして脂質異常症が加速していきます。

脂肪細胞の肥大化は、高血圧やインスリン抵抗性を促す物質の増加にもつながります（36ページ）。

加齢と性別が脂質異常症に影響

脂質異常症になりやすいかどうかは、年齢や性別とも密接に関係します。まず、LDL－コレステロール値や中性脂肪値は、加齢に伴って上昇する傾向があります。次に、性別では、女性よりも男性に多くみられます。

男性は内臓脂肪型肥満が多く、仕事でストレスを抱え込みやすいことが影響しています。肥満でメタボリックシンドロームがあり、動脈硬化もある男性は、仕事などで大きなストレスが加わったとき、心筋梗塞などの動脈硬化性疾患に襲われやすいのです。男性の動脈硬化性疾患発症率は、女性の2～3倍も高いといわれます。

女性の場合は、女性ホルモンの作用で内臓脂肪がたまりにくいものの、更年期以降は要注意です。

男性は45歳、女性は55歳を過ぎたら、脂質異常症や動脈硬化の予防を心がけましょう。

●肥満が脂質異常症を招き、動脈硬化を促進させる

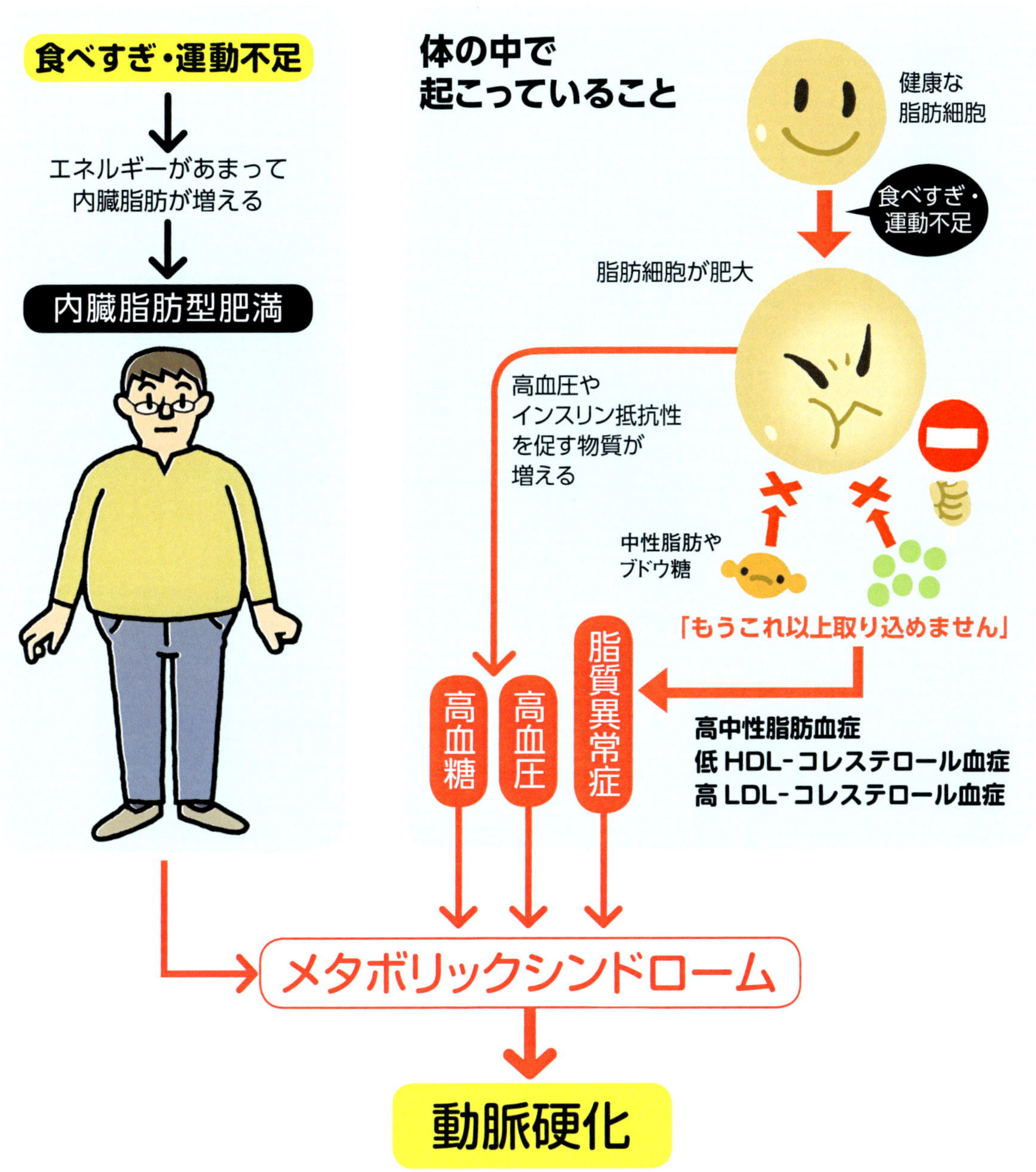

男性は45歳、女性は55歳を過ぎたら要注意!!

コラム

生まれつきコレステロール値が高い人とは

コレステロールは、細胞膜など体をつくる材料になりますが、細胞がコレステロールを取り込むためには「ＬＤＬ受容体」という装置が必要です。血液中のＬＤＬ-コレステロールは、細胞表面にあるＬＤＬ受容体にくっついて細胞に取り込まれるからです。

しかし、遺伝的にＬＤＬ受容体が少ない、あるいははたらきが弱い人がときどきいます。その場合、ＬＤＬ-コレステロールをうまく細胞に取り込めず、血液中にＬＤＬ-コレステロールが増えてしまいます。このような遺伝的要因でＬＤＬ-コレステロール値が高くなる病気を、「家族性高コレステロール血症」といいます。

家族性高コレステロール血症の人には、ＬＤＬ受容体にかかわる遺伝子に変異がみられます。変異のある遺伝子を、両親のうちどちらか一方から受け継いだ場合を「ヘテロ型」、父と母の両方から受け継いだ場合を「ホモ型」といいます。ヘテロ型の人では、総コレステロール値が２５０mg／dℓ以上、ホモ型の人では５００mg／dℓ以上にもなります。

ホモ型はおおよそ１００万人に１人とまれですが、若いころから動脈硬化になり、10～20歳代で心筋梗塞や脳梗塞などの動脈硬化性疾患を起こすこともあります。ヘテロ型の人はおおよそ５００人に１人と、めずらしくありませんが、この病気があまりよく知られていないため、放置している人が少なくないのが問題です。

できるだけ早く発見してきちんと治療を受ければ、強力な薬物治療でかなり改善できます。肝臓でのコレステロール合成を抑える「スタチン」や、小腸からコレステロール吸収を妨げる「エゼチミブ」で十分な効果が得られない場合は、注射薬の「ＰＣＳＫ９阻害薬」（商品名・レパーサ®）を用います。ＬＤＬ-コレステロールを増やさない生活習慣も重要です。

どんな検査で病気を
調べるのでしょうか？

Part 3

動脈硬化と脂質異常症の検査と診断

脂質異常症とは、「LDL-コレステロール値が高い」「HDL-コレステロール値が低い」「中性脂肪値が高い」の、いずれかにあてはまる状態です。血液中の脂質のバランスがくずれた脂質異常症は、動脈硬化を招く大きな要因です。パート３では、動脈硬化の有無と進行度を調べる検査、脂質異常症の検査と診断について解説します。

動脈硬化の検査と診断・治療の流れ

異常あり

異常なし

よい生活習慣を守り、
定期的に健診を
受けましょう。

一般検査

血液検査（採血）（60ページ）

脂質異常症の検査

総コレステロール
LDL-コレステロール
HDL-コレステロール
中性脂肪
non HDL-コレステロール

糖尿病の検査

HbA1c

炎症の有無を調べる検査

CRP（炎症反応）
基準値 0.5mg /dℓ以下
0.5 ～ 1.0 mg /dℓ ➡ 軽度の炎症の可能性
1.0mg /dℓ以上 ➡ 急性炎症反応あり

血管の検査（62ページ）

血管の形態（動脈壁の厚み、血管内腔の狭さ など）を調べる検査

頸動脈エコー、大腿動脈エコー

血管の硬さを調べる検査

心臓足首血管指数（CAVI《キャビィ》）、
脈波伝播速度（PWV）、
血管内皮機能検査（FMD）など

症状（身体所見）

脳： TIA（一過性脳虚血発作）（25ページ）
心臓・大血管：狭心痛、胸苦しさ など
下肢： 間欠性跛行（26ページ）

精密検査
（64ページ）

調べる血管	MRI※	造影CT	血管造影
脳血管	○	○	○
頸動脈	—	○	○
冠動脈	—	○	○
大動脈	○	○	○
大腿動脈	○	○	○

※ MRI：核磁気共鳴画像法（一部造影剤を使用）

診断

各動脈の狭窄部位・閉塞部位を特定

治療
（68ページ）

外科的治療
血管手術
血管内カテーテル治療

薬物療法

減量と生活習慣の改善

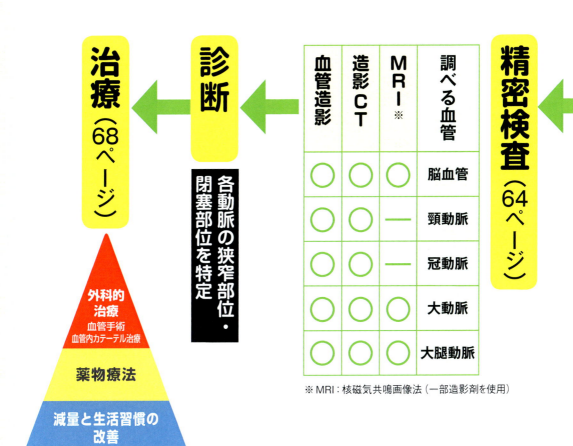

動脈硬化の検査①　血液検査

脂質異常症、糖尿病（高血糖）、炎症の有無などがわかります。

脂質異常症と糖尿病の検査は診断の第一歩

　動脈硬化を治療するためには、まず、脂質異常症（52ページ）を正しく診断することが必要です。ＬＤＬ-コレステロール値、ＨＤＬ-コレステロール値、中性脂肪値に加え、最近は、善玉であるＨＤＬ-コレステロール以外のコレステロールを示すｎｏｎ ＨＤＬ-コレステロール値（52ページ）が、新たな指標として用いられています。

　動脈硬化には、糖尿病（高血糖）も深くかかわっています。メタボリックシンドロームの診断のためにも、過去2～3カ月の血糖の平均を示すＨｂＡ１ｃ（ヘモグロビンエーワンシー）は必ず調べます。

体内の炎症を調べるＣＲＰ

　影の悪役である血管の慢性炎症（38ページ）も、血液検査でわかります。ＣＲＰは、体内に炎症があると増えるたんぱく質で、炎症の重症度に応じて上昇。基準値は０・５～１・０㎎／dℓですが、１・０㎎／dℓを越えると、肺炎などの急性炎症があると考えられます。

　しかし、慢性炎症の場合は、そこまで上がらないことも多く、高感度ＣＲＰ（ｈｓＣＲＰ）を測定することがあります。高感度ＣＲＰは、肥満、脂質異常症、糖尿病（高血糖）、高血圧、メタボリックシンドロームなどの人で高く、動脈硬化性疾患の危険も高いと判断されます。

　減量して脂肪細胞が小さくなると、高感度ＣＲＰも改善します。

原発性高脂血症と続発性高脂血症とは？

　高脂血症とは、ＬＤＬ-コレステロールもしくは中性脂肪のいずれか、または両方が、基準値を大きく超えた状態です（高ＬＤＬ-コレステロール血症は１４０㎎／dℓ以上、高中性脂肪血症は１５０㎎／dℓ以上→52ページ）。体質や遺伝子異常で起こる「原発性（一次性）高脂血症」と、ほかの病気が原因で起こる「続発性（二次性）高脂血症」に分けられます。

　続発性高脂血症の原因は、数種類の病気が知られていますが、薬の影響で起こることもあります。食べすぎや肥満などによるものも、続発性に分類されます。

●動脈硬化の血液検査

項目	基準値
総コレステロール	140 ～ 199mg /dℓ
LDL- コレステロール	60 ～ 119mg /dℓ
HDL- コレステロール	40 ～ 119mg /dℓ
中性脂肪	30 ～ 149mg /dℓ未満
HbA1c	4.4 ～ 5.8%
CRP	1.0mg /dℓ以下

※これらは一般的な血液検査の基準値であり、脂質異常症の診断基準ではありません。脂質異常症の診断基準は52ページです。

●「高脂血症」とは

高脂血症

体質や遺伝子異常が原因の「原発性（一次性）高脂血症」

原発性高カイロミクロン血症、原発性高コレステロール血症（家族性高コレステロール血症＝LDLレセプター異常、PCSK 9異常）、内因性高中性脂肪（トリグリセライド）血症、家族性Ⅲ型高脂血症、原発性高HDL-コレステロール血症の５つに分類される。

ほかの病気や生活習慣などが原因の「続発性（二次性）高脂血症」

・病気によるもの

甲状腺機能低下症、ネフローゼ症候群、クッシング症候群、糖尿病、肝臓病（原発性胆汁性肝硬変）、膠原病（全身性エリテマトーデス）、骨髄腫などの病気により、高脂血症になる。

・薬の影響によるもの

降圧薬、内分泌療法薬（ホルモン剤）、免疫抑制薬、角化症治療薬、向精神薬などの作用で、高脂血症になることがある。

動脈硬化の検査② 血管の形態や硬さを調べる検査

動脈硬化がどのくらい進んでいるかや、動脈硬化性疾患の可能性を調べることができます。

血管の形態がわかる 超音波（エコー）検査

超音波検査は、超高周波の音波を臓器に当て、跳ね返ってきた音を画像化する検査です。

頸動脈や大腿動脈に行うことで、動脈壁の厚みや、内腔の広さなどがわかります。動脈硬化があると、血管壁にコレステロールがたまって分厚くなり、内腔が狭まって血液が通りにくくなっている様子などが見えます（29ページ）。

検査は、皮膚の上からプローブと呼ばれる器具を当てるだけなので、患者さん側に苦痛はほとんどありません。簡便なうえに、血管の状態を目で確かめることができるので、クリニックなどでも広く行われています。

血管の硬さを調べる検査には さまざまなものがある

血管（動脈）には本来、すぐれた弾力性が備わっていますが、動脈硬化が進むにつれ、弾力性が低下して血管は硬くなっていきます。それを測定する検査として、心臓足首血管指数（CAVI《キャビィ》）や脈波伝播速度（PWV）、血管内皮機能検査、足関節上腕血圧比（ABI）があり、これらをまとめて「動脈弾性能検査」と呼びます。

●CAVI《キャビィ》

大動脈の出発点（心臓）から大腿動脈を経て足首までの血管が、どれくらい硬くなっているかを調べる検査。高血圧、糖尿病、脂質異常症、メタボリックシンドロームの人、喫煙者は高値を示し、これらが改善すれば値も改善する。測定時の血圧の影響を受けず、安定した測定値を出せることが利点。

●PWV

心臓の拍動（脈拍）が、ある長さの動脈を伝わっていく速度を測定する。血管がやわらかいと速度は遅く、硬いと早くなる。測定時の血圧の影響を受けるのが欠点。

●血管内皮機能検査

腕の血流を5分くらい遮断し、解放したときの血管の広がり具合を超音波で調べる。動脈硬化が進むと、血管の広がりが小さくなる。

●ABI

足首と上腕の血圧を測定し、その比率（足首収縮期血圧÷上腕収縮期血圧）を計算する。数値が高いほど、脚に動脈硬化があり、狭窄や閉塞が起きていることを示す。

●動脈硬化の有無と進行度がわかる検査

血管壁の厚みや内腔の狭さを調べる超音波検査

・頸動脈エコー（首の動脈を検査）
・大腿動脈エコー（太ももの動脈を検査）

血管壁の硬さを調べる動脈弾性能検査

・心臓足首血管指数（CAVI《キャビィ》）
・脈波伝播速度（PWV）
・血管内皮機能検査：血流依存性血管拡張反応検査（FMD）
・足関節上腕血圧比（ABI）

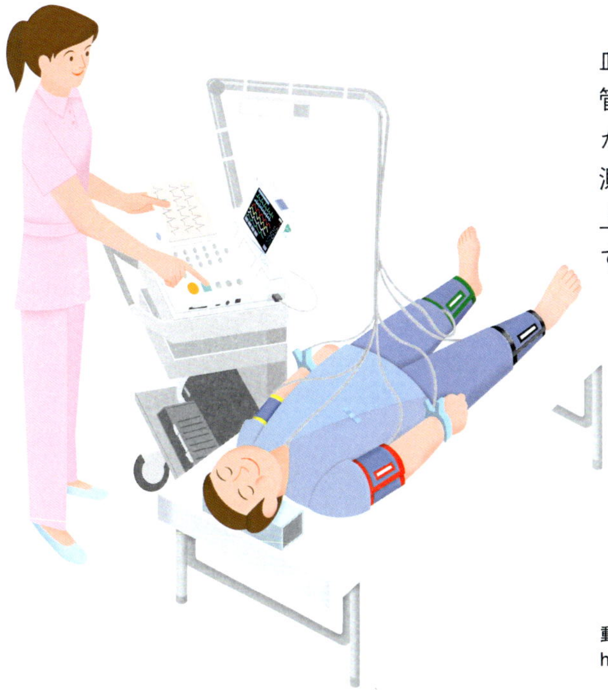

血管壁の硬さを調べる「心臓足首血管指数（CAVI）」の検査は、心臓から足首までの動脈全体の硬さを計測します。ベッドに仰向けに寝て、上腕と足首の血圧や心音などを測定するだけで、体に負担をかけません。

動脈硬化 net より引用
https://www.domyaku.net/arteriosc04-01.html

動脈硬化の検査③ さらに詳しい精密検査

血液検査や動脈弾性能検査の結果によっては、さらに詳しい画像検査を行います。

精密検査で行われる造影ＣＴやＭＲＩ

　動脈硬化が進行して動脈硬化性疾患の危険性が高くなったときや、実際に動脈硬化性疾患や血管イベントを起こしたときには、血管の状態をより詳しく調べるために、造影ＣＴやＭＲＩ、血管造影といった画像検査を行います。

●ＣＴ（コンピュータ断層撮影法）検査

　体の周囲を３６０度回転してＸ線写真を撮影。体を輪切りにした断面画像で、血管の状態を知ることができる。Ｘ線の吸収率が高いヨード造影剤を血管内に注射することで、動脈のどこに、どのくらいの狭窄があるかがわかる。

●ＭＲＩ（核磁気共鳴画像法）検査

　強い磁力を持つ筒状の機械の中に入り、体の断面画像を撮影する。Ｘ線は使わないので放射線被曝はない一方、血管核磁気共鳴という現象を利用しているため、体に金属が入っている人や、ペースメーカーを使用している人には行えない。

●血管造影検査

　血管内に造影剤を注射し、血液の流れをＣＴで撮影することにより、動脈が狭くなっていないか、詰まっていないか、損傷していないかを調べる。高性能のマルチスキャンＣＴの登場によって、可能となった。

血管を内腔側から直接観察する検査

　血管に内視鏡や細い管（カテーテル）を挿入し、内腔側から血管の状態を直接観察することで、内膜がどのくらい傷ついているか、血管壁がくずれかかっていないかなど、動脈硬化の状態が具体的にわかります。

●血管内視鏡検査

　冠動脈に細い内視鏡を送り込み、血管の内腔の映像を映し出す。血管壁の劣化具合を、直接見ることができる。

●血管内超音波検査（ＩＶＵＳ）

　血管内視鏡検査と超音波検査が同時に行える。内膜の表面の状態だけでなく、血管壁内の様子が超音波でわかるため、アテローム（14ページ）の大きさなども調べることができる。

●最新の画像検査 マルチスキャンCT（MSCT）とは

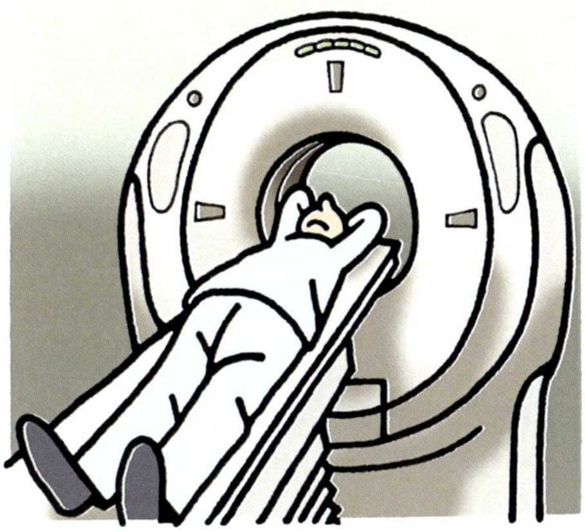

メリット

造影剤を使用した造影ＣＴ検査で、冠動脈疾患の有無を、体に侵襲を加えることなく調べることができる。

デメリット

通常のＣＴ検査やＸ線検査などに比べて、被曝量が大きい。今後は機器の高速化などによって被曝量が低減されることが期待されている。

CTはコンピュータ断層撮影法の略で、体の周りを360度回転して体の断面をX線撮影する検査装置です。普通のCTは1回転で断面を1枚しか撮影できませんが、マルチスキャンCTは、X線を感知する装置が複数列ついているので、1回転で複数の断面を撮影できます。

●その他の検査

血管シンチグラフィー

人体に影響が出ない程度の弱い放射線を出す薬品（放射性同位元素）を注射し、心臓や脳など臓器の血流の状態を見る検査です。

心電図

心臓の収縮・拡張期に発生する電気を調べる検査です。冠動脈の動脈硬化によって、心臓の筋肉に送られる血液が不足すると、心臓が発する電気信号に異常が生じるため、それを感知します。

眼底検査

眼底検査は眼底鏡などで、唯一外から直接血管を見ることのできる検査で、網膜の血管の動脈硬化度を調べることができます。網膜の血管だけに動脈硬化が起こることはないので、全身の動脈硬化の進行状態を把握できます。

コラム

脂質の管理目標値の決め方

動脈硬化の治療は、LDL-コレステロール、HDL-コレステロール、中性脂肪の値をいくつまで下げるか、具体的な目標値を決めるところから始まります。その目標値を、「管理目標値」といいます。

管理目標値は、冠動脈疾患（心筋梗塞・狭心症）の有無を土台に、年齢や生活習慣、既往歴など、危険因子の有無や数で決まります。

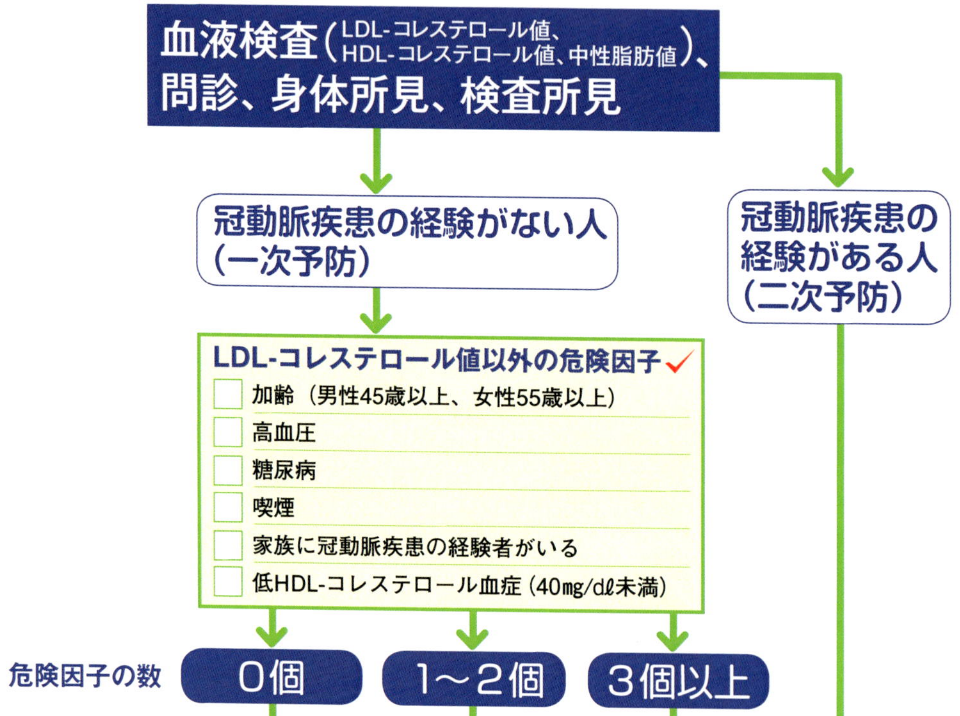

管理目標値

	低リスク	中リスク	高リスク	
LDL-コレステロール	160mg/dℓ未満	140mg/dℓ未満	120mg/dℓ未満	100mg/dℓ未満
HDL-コレステロール	40mg/dℓ以上			
中性脂肪	150mg/dℓ未満			

（日本動脈硬化学会『動脈硬化性疾患予防ガイドライン 2007年版』）

2017年版のガイドラインが最新ですが、ここでは一般の人にもわかりやすい2007年度版を紹介します。

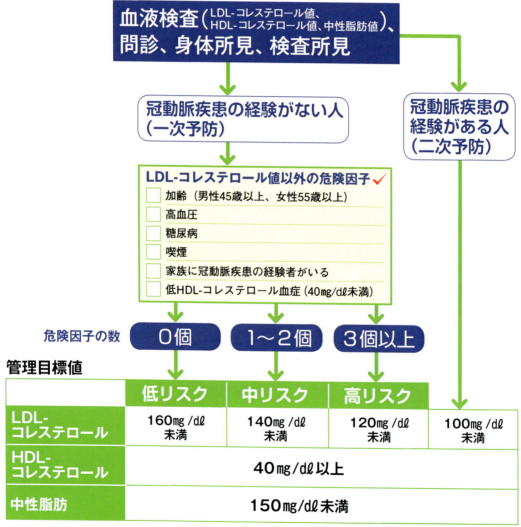

Part 4
動脈硬化と脂質異常症の最新治療

効果があるのはどんな治療法なのでしょうか？

動脈硬化治療の基礎となるのは、脂質異常症の治療です。くずれた脂質バランスを整えることで、動脈硬化の進行は抑えられ、心筋梗塞などの動脈硬化性疾患を予防することができます。動脈硬化が進んで、血管が狭くなったり詰まりぎみになっているときは、血管を広げたり、別の通り道をつくったりする外科的治療も行われます。

動脈硬化の治療の進め方

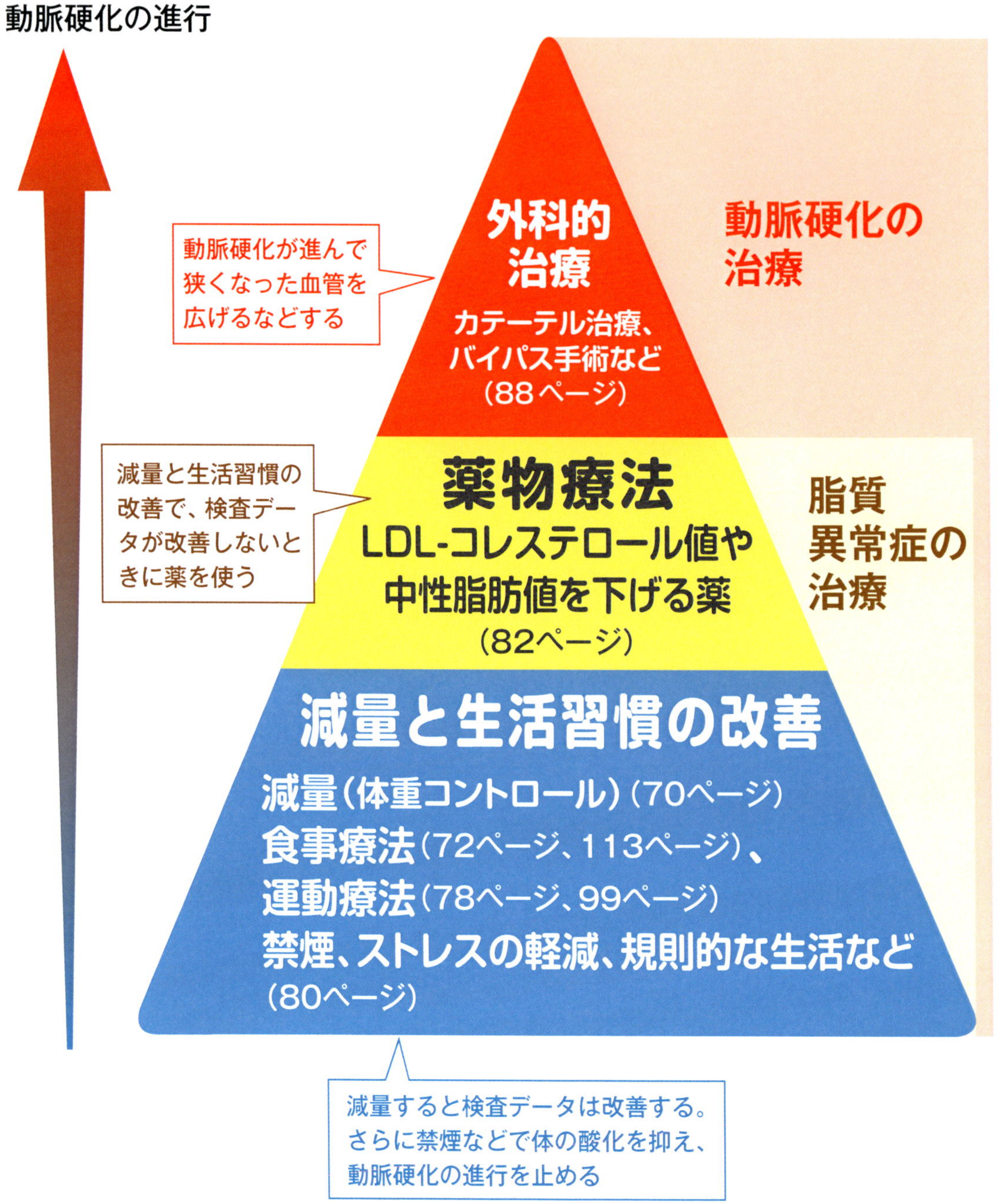

動脈硬化の進行
外科的治療
カテーテル治療、バイパス手術など（88ページ）
動脈硬化が進んで狭くなった血管を広げるなどする
動脈硬化の治療
薬物療法
LDL-コレステロール値や中性脂肪値を下げる薬
（82ページ）
減量と生活習慣の改善で、検査データが改善しないときに薬を使う
脂質異常症の治療
減量と生活習慣の改善
減量（体重コントロール）（70ページ）
食事療法（72ページ、113ページ）、
運動療法（78ページ、99ページ）
禁煙、ストレスの軽減、規則的な生活など
（80ページ）
減量すると検査データは改善する。さらに禁煙などで体の酸化を抑え、動脈硬化の進行を止める

生活習慣を改善し、動脈硬化をくい止めるチャンスはある！

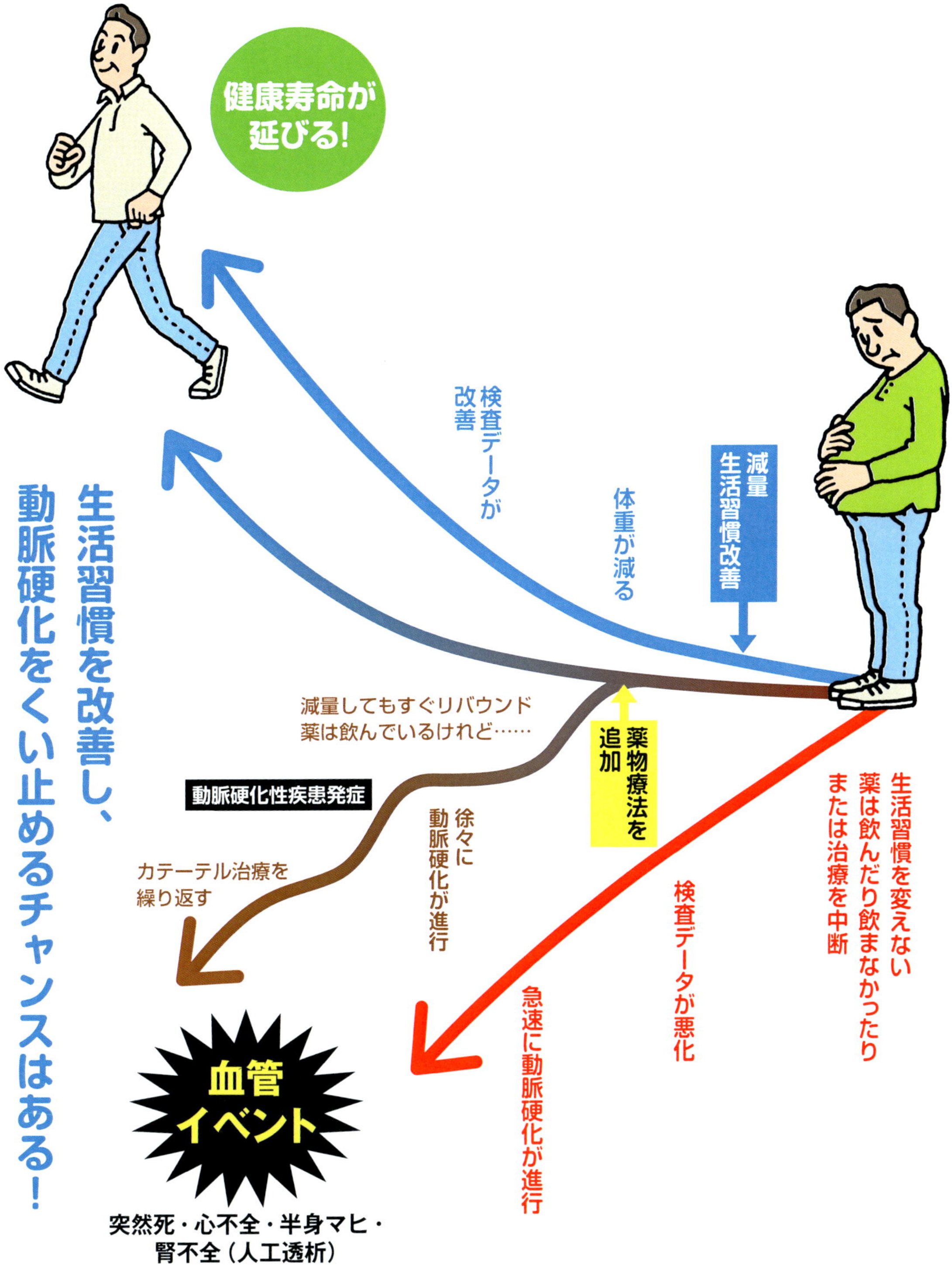

減量で検査値が改善する！

肥満を解消すると脂質異常症や高血糖が改善し、動脈硬化をくい止められます。

内臓脂肪が減るとLDL－コレステロールが減る

LDL－コレステロール値が高い、中性脂肪が高いなど、脂質異常症と診断されたとき、医師からはまず肥満の改善をすすめられます。実際に体重が減り、内臓脂肪が少なくなると、左のグラフのように検査値も改善していきます。

最初に改善するのは中性脂肪値です。脂肪細胞が小さくなり、血液中でだぶついていた中性脂肪を取り込めるようになるからです。

その次に改善するのが、LDL－コレステロール値。HDL－コレステロール値は、中性脂肪がある程度減ると徐々に増えてきます。

減量は、過去1～2カ月間の血糖値の平均を反映するHbA1c《ヘモグロビンエーワンシー》の改善にも効果的です。

まず、自分の肥満の程度を知ろう

肥満の程度は、体重と身長からBMI（ボディ・マス・インデックス）を求めて判断します。

BMIは、［体重（kg）÷｛身長（m）×身長（m）｝］で計算できます。自分のBMIがわかったら、左上の表に当てはめてみましょう。

BMI25以上の人は肥満なので、25未満を目指しますが、もし現在22～25未満でも、脂質異常症、高血糖（糖尿病）、高血圧がある場合は22を目標に減量しましょう。BMI18・5以上25未満の「普通」の人は、体重の維持を心がけましょう。BMI22の人が、もっとも病気になりにくいとされています。

食事と運動で内臓脂肪は必ず減る！

動脈硬化性疾患を予防するには、第一に食事、第二に運動、第三に禁煙とストレスの軽減です。なかでも、食事療法による減量はもっとも有効な対策です。

単に摂取エネルギー（カロリー）量を制限するのではなく、たんぱく質、脂質、糖質（炭水化物）のバランスを示すPFCバランス（114ページ）を整えることで、効率よく健康的に内臓脂肪を減らすことができます。さらに運動療法を行うことで、エネルギー消費量が増え、減量効果が高まります。

内臓脂肪が減ればメタボリックシンドロームは改善し、動脈硬化の進行もくい止められます。

●肥満度をあらわすBMIの計算式

BMI＝体重(kg)÷身長(m)²

例）身長160cm、体重68kgの人の場合

68(kg)÷(1.6(m)×1.6(m))＝26.56

↓

肥満

肥満の判定基準

BMI	判定
18.5未満	やせている
18.5以上25未満	普通
25以上30未満	肥満
30以上	重度肥満

BMI 22が、男女ともっとも病気の発生率が低く、長生きだとされる
（日本肥満学会による肥満判定基準より）

減量すると、脂質異常症や高血糖が改善する！

（68歳男性の例）

血圧（mmHg）（減量開始時）143/79

（1カ月後）148/87	（4カ月後）135/80	（7カ月後）127/72
（2カ月後）140/89	（5カ月後）136/82	（8カ月後）123/67
（3カ月後はデータ無し）	（6カ月後）135/78	（9カ月後はデータ無し）

体重の減少にともなって、LDL-コレステロール値と中性脂肪値が下がり、HDL-コレステロール値が上がる。血糖の状態をみるHbA1c（※）の値や血圧も下がる。

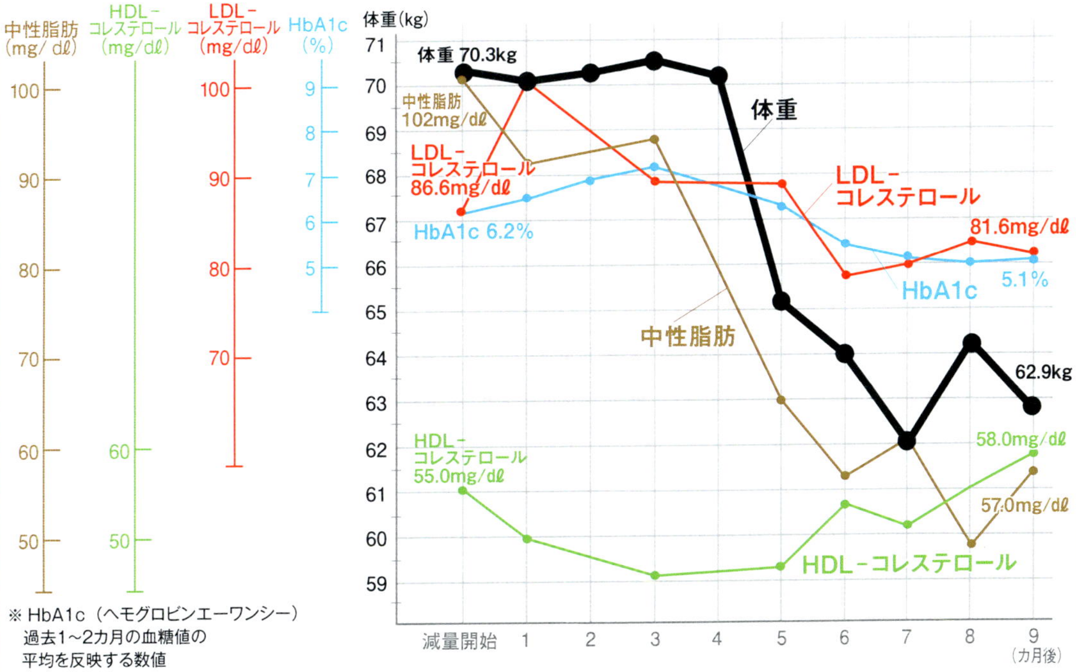

※HbA1c（ヘモグロビンエーワンシー）
過去1～2カ月の血糖値の平均を反映する数値

LDL-コレステロール値を下げる食事

たんぱく質と野菜をしっかりとり、ごはんやパンなどの主食で摂取エネルギー量を調整。

1日 60ｇのたんぱく質をとることが基本

たんぱく質は、体を構成する細胞の主成分。必要不可欠な栄養素です。ダイエットというと、とかく摂取エネルギー量を減らすことを考えがちですが、たんぱく質の摂取まで減らしてしまうと、運動しても筋肉がつきにくくなるばかりか、血管が栄養不足になって脳出血の危険が増すなど、健康をそこねることになりかねません。

たんぱく質の摂取目標量は、1日60ｇです。食事の主菜を魚か肉にすると、1食で約20ｇのたんぱく質をとることができます。肉は、牛、豚、鶏のいずれも100ｇ中に20～30ｇ、魚は、まぐろやかつお100ｇ中に約20ｇのたんぱく質が含まれています。卵1個に約6ｇ、とうふ2分の1丁に約10ｇなど、だいたいの目安を知っておくと、献立を考えたり、外食をするときに役立ちます。

高齢者ほど肉・魚を！どんな脂《あぶら》をとるかも大切

最近は、高齢者ほど肉を食べるべきという考え方が広がっています。高齢になると、栄養を吸収する力が弱くなり、若いころと同じだけたんぱく質をとっても不足することがあるからです。

高齢者のたんぱく質不足は低栄養につながり、筋肉量が低下する「サルコペニア」、さらには要介護予備軍ともいえる「フレイル（虚弱）」の状態へと進んでいきます。

そうなるのを防ぐには、まずたんぱく質をしっかりとること。そして、栄養素を体に取り込み利用するのに不可欠なビタミンやミネラル、食物繊維を多く含む野菜を、1日350ｇを目標に食べることが大切です。

たんぱく質と野菜を目標量摂取したうえで、不足するエネルギー量を糖質（炭水化物）で補います。脂質は、肉や魚、卵などに含まれている分で十分です。

LDL-コレステロール値が高い人は、脂質も控えめに。とくに、肉の脂身や乳・乳製品に多く含まれる「飽和脂肪酸」という脂《あぶら》の摂取を減らすのが効果的です（118ページ）。青背の魚や植物油に含まれる「不飽和脂肪酸」は、LDL－コレステロール値を下げる方向にはたらきます。

●たんぱく質20gの目安

［肉類］

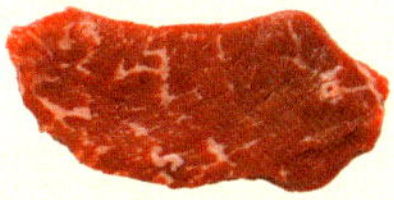
21.9g
牛肉（もも・赤身）100g

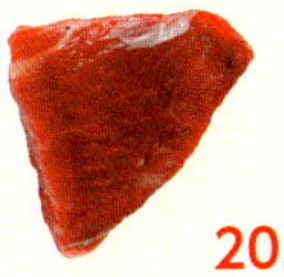
20.8g
牛肉（ヒレ・赤身）100g

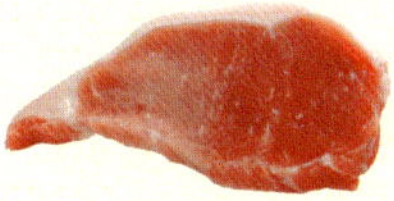
22.1g
豚肉（もも・赤身）100g

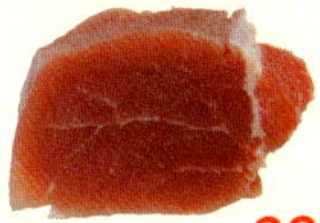
22.2g
豚肉（ヒレ・赤身）100g

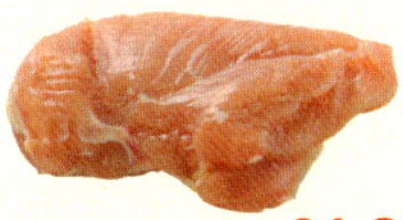
21.3g
鶏肉（胸・皮つき）100g

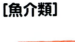

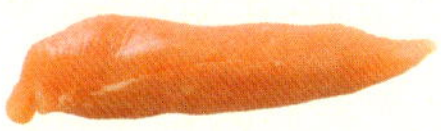
23.0g
鶏肉（ささ身）100g

［魚介類］

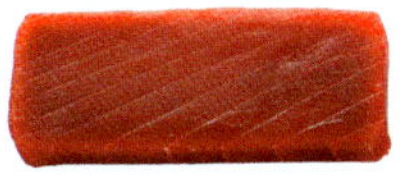
24.3g
まぐろ（赤身）100g

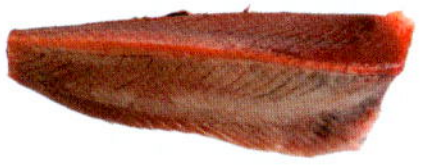
25.0g
かつお100g

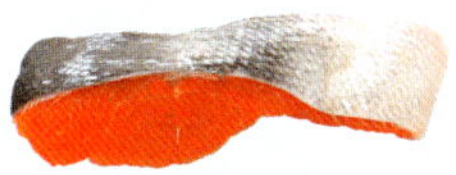
22.3g
鮭100g

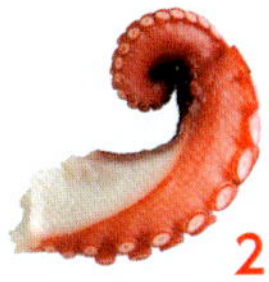
21.7g
たこ（ゆで）100g

＊あじ１尾（正味68g）は13.4g、いわし１尾（正味40g）は7.7g、たら100gは17.6g、いか100gは17.9g、えび100gは18.4gのたんぱく質を含みます。

これでたんぱく質60g！

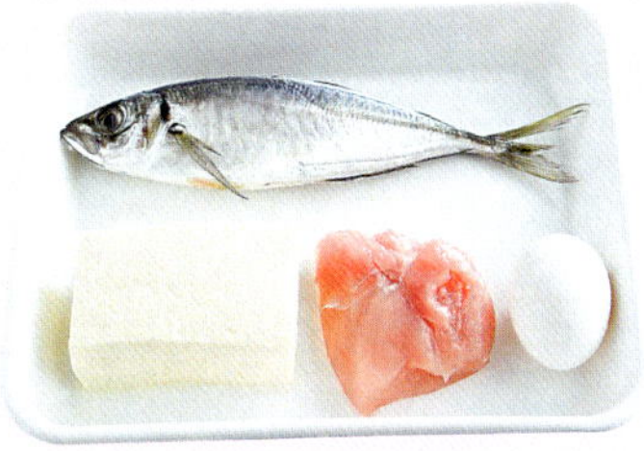

あじ１尾、
鶏胸肉（皮なし）150g、
卵１個、木綿どうふ1/2丁

＊主菜で動物性たんぱく質をとりながら、副菜でとうふや納豆といった植物性たんぱく質をとるのがおすすめ！

卵や乳・乳製品、大豆・大豆製品もたんぱく質が豊富

［卵・乳製品］

卵１個（正味51g）
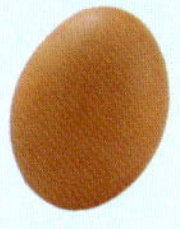
6.3g

牛乳200mℓ（210g）
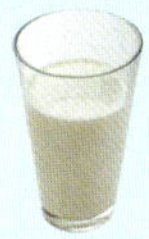
6.9g

プレーンヨーグルト100g
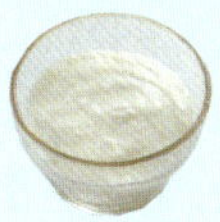
3.6g

プロセスチーズ１個（20g）

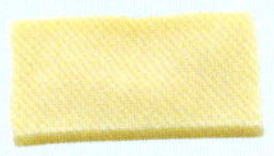

4.5g

［大豆・大豆製品］

木綿どうふ1/2丁（150g）
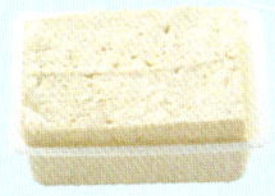
9.9g

納豆１パック（50g）
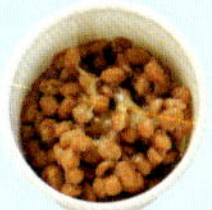
8.3g

豆乳200mℓ（210g）
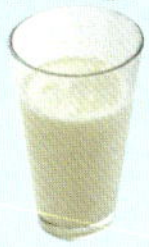
7.6g

自分の標準体重を知って減量開始！

減量（体重コントロール）は、標準体重と1日の必要エネルギー量を知ることから。

左の式で、標準体重と適正エネルギー量を計算

標準体重とは、ＢＭＩ（70ページ）が22になる体重のことです。ＢＭＩ22の人は、統計的にもっとも病気になりにくいことがわかっているので、それを目指します。

左の❶で標準体重を求めたら、次に、❷で1日に必要な適正エネルギー量を計算しましょう。適正エネルギー量は、同じ身長、体重でも活動量（軽い労作・普通の労作・重い労作）により変わります。

目指す標準体重、1日の適正エネルギー量がわかったら、それを目安に減量を始めましょう。ただし、無理な減量は禁物です。たんぱく質（平均で1日60ｇ）と野菜類はしっかり食べ、調節するのは糖質（炭水化物）。たんぱく質不足、ビタミン・ミネラル・食物繊維不足にならずに減量することが、健康寿命を延ばす秘訣です。

まずは現在の体重からマイナス5％を目指す

減量を成功させ、リバウンドを防ぐには、一気にやせようとしないことがとても大切です。まず目指すのは、1～2カ月で現在の体重のマイナス5％。80㎏の人なら4㎏です。

太っている人のほとんどは糖質（炭水化物）を食べすぎています。ごはんやパン、麺類、お菓子など、糖質を多く含む食品の摂取を減らせば、たんぱく質や野菜をしっかり食べても体重は減っていきます。糖質制限ダイエットが流行していますが、糖質をまったくとらないなど極端な制限は避けましょう。

適切な体重に落とし、それを保つために重要なのは、過不足なく栄養をとることです。いずれかの栄養素を極端に減らすと、それを補おうとしてほかの栄養素の負担が大きくなり、全体的なはたらきが低下してしまいます。

肥満やメタボリックシンドロームの人は、塩分のとりすぎにも気をつけましょう。

食事療法は減量するのに効果的ですが、筋肉量を減らさないために、運動を組み合わせましょう。運動することにより消費エネルギー量が増え、筋肉量も増加して太りにくくなり、さらに足腰が弱るのを防げます。

Check!

標準体重と１日に必要なエネルギー量を計算してみよう！

1 あなたの標準体重は？

身長 [　　] m × 身長 [　　] m × 22* ＝ [　　] kg

＊統計上、ＢＭＩが22のときが病気になりにくく理想的な体重とされています。

---

2 あなたが必要とするエネルギー量は？

標準体重 [　　] kg × 身体活動量 [　　] kcal/kg ＝ 適正エネルギー量 [　　] kcal

判定［身体活動量（kcal/体重）］

低い	普通	高い
25〜30kcal/kg	30〜35kcal/kg	35〜 kcal/kg
軽い労作	普通の労作	重い労作
歩行は1時間程度。デスクワークなど軽作業が多い職業	歩行は１日２時間程度。立ち仕事が多い職業	１日に１時間は力仕事に従事している職業など

＊身体活動量レベルは、体重１kgあたりに必要なエネルギーです。日常生活の活動量によって違うのです。自分にあてはまる数値を選びますが、肥満の人は低いほうをとります。

例　身長170㎝、会社員（男性）の場合

1.7 × 1.7 × 22 ＝約64kg　➡　標準体重

64kg × 30kcal/kg＝ 1920kcal　➡　適正エネルギー

肥満の人は　64kg × 25kcal/kg＝ 1600kcal　➡　適正エネルギー

分類表

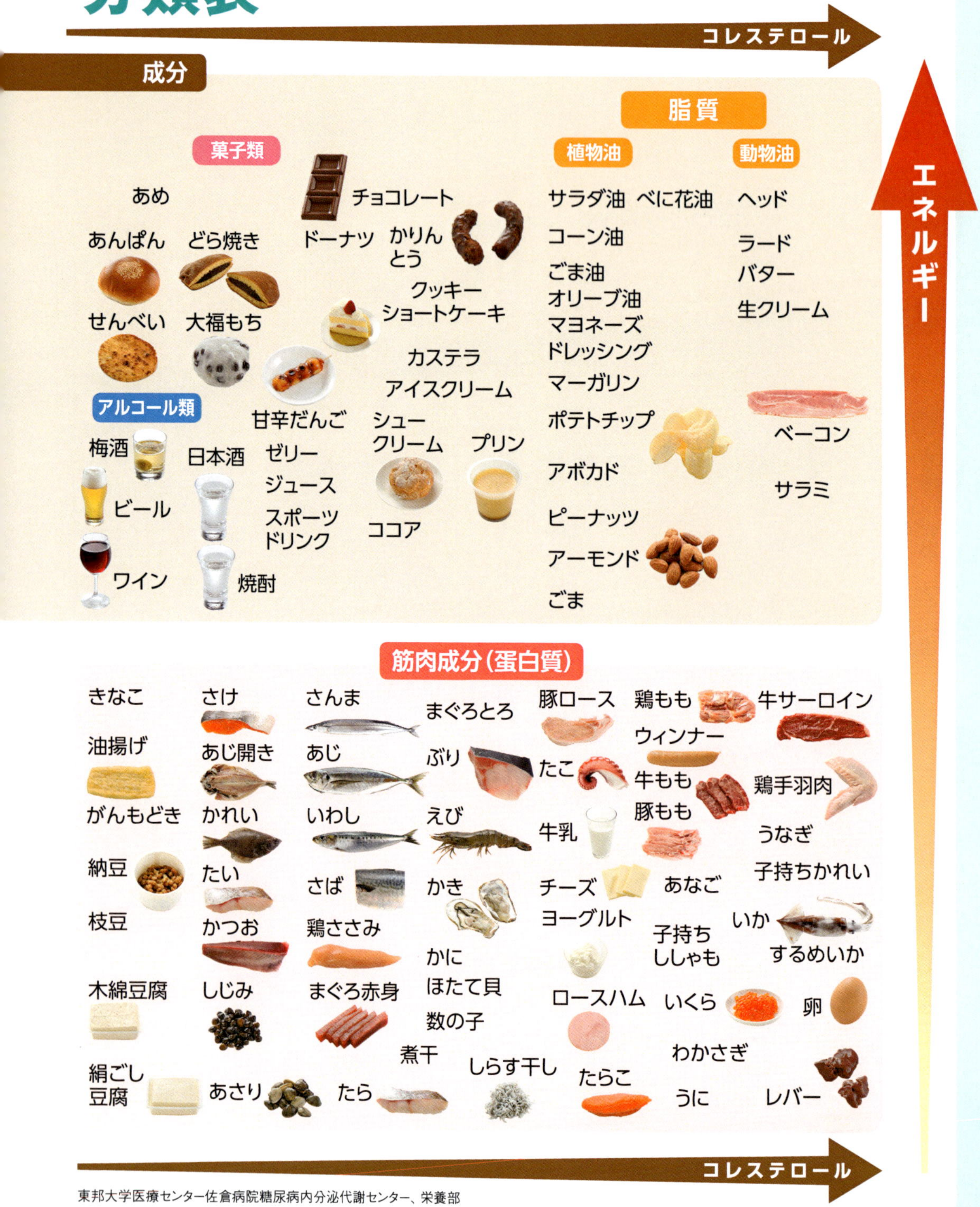

コレステロール
成分
エネルギー
脂質
植物油
サラダ油
べに花油
コーン油
ごま油
オリーブ油
マヨネーズ
ドレッシング
マーガリン
ポテトチップ
アボカド
ピーナッツ
アーモンド
ごま
動物油
ヘッド
ラード
バター
生クリーム
ベーコン
サラミ
菓子類
あめ
チョコレート
あんぱん
どら焼き
ドーナツ
かりんとう
クッキー
ショートケーキ
せんべい
大福もち
カステラ
アイスクリーム
甘辛だんご
シュークリーム
プリン
ゼリー
ジュース
スポーツドリンク
ココア
アルコール類
梅酒
日本酒
ビール
ワイン
焼酎
筋肉成分（蛋白質）
きなこ
油揚げ
がんもどき
納豆
枝豆
木綿豆腐
絹ごし豆腐
さけ
あじ開き
かれい
たい
かつお
しじみ
あさり
さんま
あじ
いわし
さば
鶏ささみ
まぐろ赤身
たら
まぐろとろ
ぶり
えび
かき
かに
ほたて貝
数の子
煮干
しらす干し
豚ロース
たこ
牛乳
チーズ
ヨーグルト
ロースハム
たらこ
鶏もも
ウィンナー
牛もも
豚もも
あなご
子持ちししゃも
いくら
わかさぎ
うに
牛サーロイン
鶏手羽肉
うなぎ
子持ちかれい
いか
するめいか
卵
レバー
コレステロール

東邦大学医療センター佐倉病院糖尿病内分泌代謝センター、栄養部

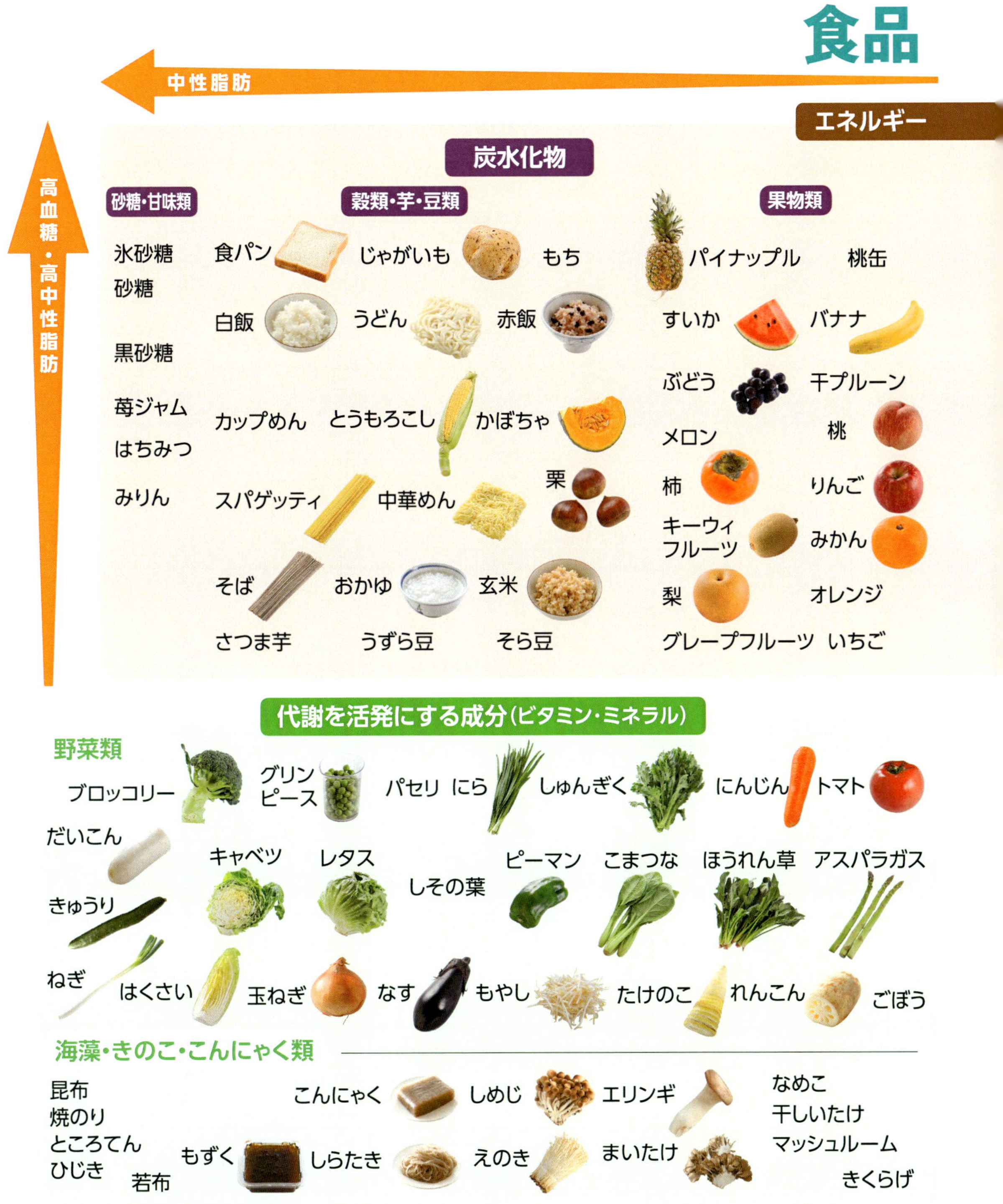
食品
中性脂肪
エネルギー
高血糖・高中性脂肪
炭水化物
砂糖・甘味類
氷砂糖
砂糖
黒砂糖
苺ジャム
はちみつ
みりん
穀類・芋・豆類
食パン
じゃがいも
もち
白飯
うどん
赤飯
カップめん
とうもろこし
かぼちゃ
スパゲッティ
中華めん
栗
そば
おかゆ
玄米
さつま芋
うずら豆
そら豆
果物類
パイナップル
桃缶
すいか
バナナ
ぶどう
干プルーン
メロン
桃
柿
りんご
キーウィフルーツ
みかん
梨
オレンジ
グレープフルーツ
いちご
代謝を活発にする成分(ビタミン・ミネラル)
野菜類
ブロッコリー
グリンピース
パセリ
にら
しゅんぎく
にんじん
トマト
だいこん
キャベツ
レタス
しその葉
ピーマン
こまつな
ほうれん草
アスパラガス
きゅうり
ねぎ
はくさい
玉ねぎ
なす
もやし
たけのこ
れんこん
ごぼう
海藻・きのこ・こんにゃく類
昆布
焼のり
ところてん
ひじき
若布
もずく
こんにゃく
しらたき
しめじ
えのき
エリンギ
まいたけ
なめこ
干しいたけ
マッシュルーム
きくらげ

ビタミンA・Cを多く含む野菜と食物繊維を多く含む海藻・きのこ・こんにゃく類。

100kcal当たりの重量で算出しています。写真と重量は関連していません。

運動療法にはさまざまな効果がある！

運動療法は、減量だけでなくメタボリックシンドロームの改善にも有効です。

中性脂肪を減らし インスリン抵抗性も改善

脂質異常症の温床となる肥満の原因は、ほとんどの場合、食べすぎと運動不足です。運動には中性脂肪値を下げ、ＨＤＬ－コレステロール値を上げる効果があり、脂質異常症の治療に欠かせません。

食事療法だけでも体重を減らすことはできますが、運動しないと、体脂肪とともに筋肉の量も減ってしまいます。運動で筋肉を維持、増強することにより、基礎代謝量が増え、太りにくくやせやすい体がつくられます。

運動には、血圧を低下させる、インスリン抵抗性や高血糖を改善させる、血管の内皮細胞を丈夫にして、血栓をできにくくするなど、たくさんの効果があります。

有酸素運動を中心に 筋肉トレーニングも

脂質異常症や動脈硬化の人の運動療法は、有酸素運動を中心に行うのが基本です。有酸素運動は、体脂肪を主なエネルギー源とする運動で、内臓脂肪や皮下脂肪を減らす効果があります。とくに、つきやすくとれやすい内臓脂肪は、有酸素運動によって着実に落ちていきます。

有酸素運動の代表格は、ウォーキング、ジョギング、水泳、サイクリングなど。やや汗ばむ程度の強さで、毎日30分、または週3回、合計１８０分以上を目標に行いましょう。あるいは、毎日８０００歩から1万歩を目指します。

筋肉トレーニングも加えると、筋力増強効果がアップします。

ストレッチングで 運動効果を上げる

運動や日常生活で使った筋肉を、ゆっくりのばすことで、筋肉にたまった疲れをとることができます。普通に生活しているだけでも、筋肉には疲労物質がたまります。ストレッチングで疲労物質の排出を促すと、筋肉の中のエネルギー消費が活発になり、質のよい筋肉が増えていきます。

運動は、「気持ちがいい」「気分がよくなる」という程度のところでやめておくのが、継続する秘訣です。そして、筋肉に疲れを残さないように、ストレッチングを、寝る前などに行いましょう。

●運動の効果

1 中性脂肪を減らし、
ＨＤＬ-コレステロールを増やす

2 筋肉量を増やし、
基礎代謝量の多い体をつくる

3 血圧を下げる

4 インスリン抵抗性が改善し、
ブドウ糖が筋肉に
取り込まれやすくなる

5 ブドウ糖と脂肪の消費量が増え、
血糖値が下がる

6 血管の内皮細胞を丈夫にして、
血栓をできにくくする

7 エネルギーの摂取量と消費量の
バランスがよくなる

8 運動機能や心肺機能が向上する

9 気分転換になる。また、体が変わる
ことにより、毎日を気持ちよく過ご
すことができる

運動量の目標

有酸素運動
（101、106ページ）

毎日30分、または週３回合計180分以上。あるいは毎日8000歩から1万歩を目指す

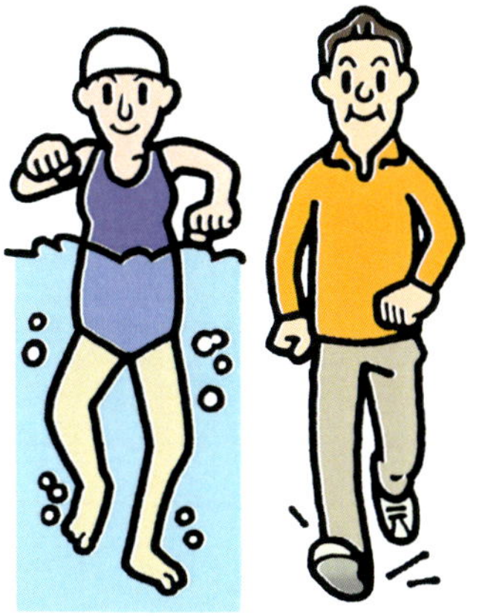

ストレッチング
（101、108～109ページ）

運動後や寝る前に行う

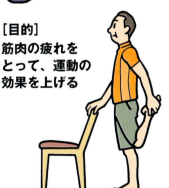

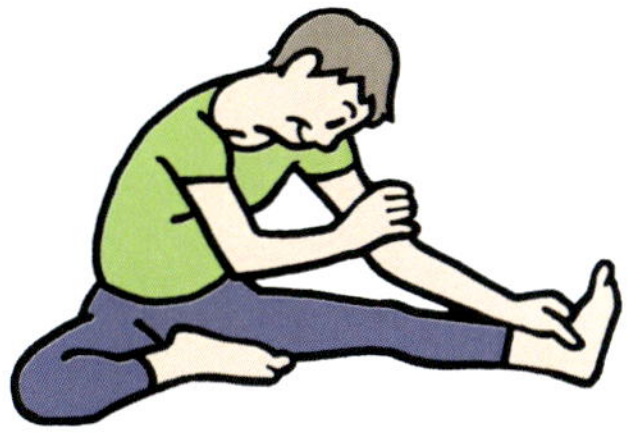

［目的］
筋肉の疲れを
とって、運動の
効果を上げる

筋肉トレーニング
（101、102、104ページ）

１日に１～２種類、
１日おきに行う

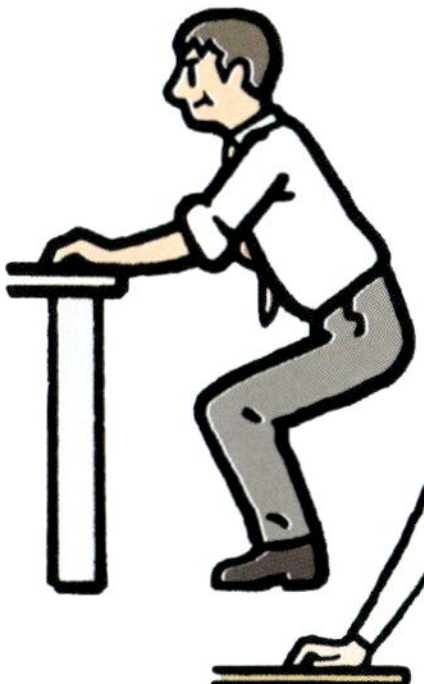

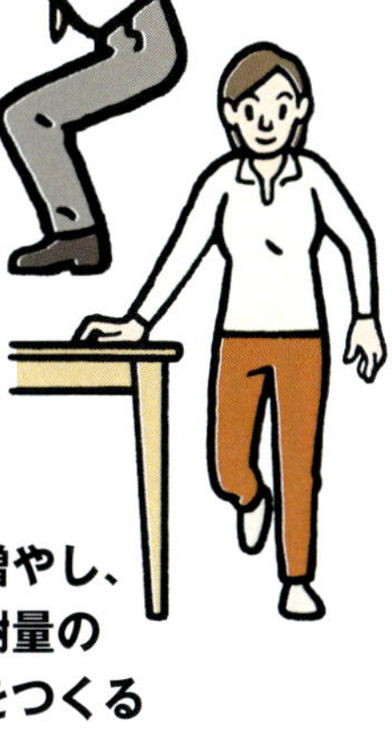

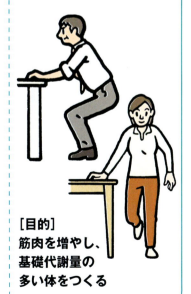

［目的］
筋肉を増やし、
基礎代謝量の
多い体をつくる

生活習慣を改善して酸化から血管を守る！

血管を錆びさせない抗酸化生活を送ることが、動脈硬化予防の基本です。

活性酸素を減らす生活とは

体を酸化させる活性酸素は、酸素から発生します。私たちは呼吸によって、酸素を体内に取り入れていますが、そのうちの約２％が活性酸素になるといわれています。

活性酸素は、体に入り込んだ細菌やウイルスを退治するなど、ヒトの健康を守っている面もありますが、増えすぎると動脈硬化を悪化させます（18ページ）。

活性酸素を増やすものとして、よく知られているのは喫煙、お酒の飲みすぎ、紫外線、不規則な生活やストレスなどです。これらを避けるだけで、動脈硬化の進展にブレーキをかけることができます。

とくに気をつけたいのは、ストレスです。ある程度動脈硬化の進んだ血管はストレスに弱く、大きなストレスがかかると、血管の壁に栄養や酸素が届かなくなり、壊死が起こって、心筋梗塞などの血管イベント（20ページ）を招きやすくなります。

動脈硬化があると診断された人は、禁煙などに加え、できるだけストレスの少ない「抗酸化生活」を心がけましょう。適度な運動は、体の抗酸化力を高め、ストレス解消にも役立つうえ、ＨＤＬ-コレステロール値を上げる効果もあります。

抗酸化食品を食べて酸化に打ち勝つ！

より積極的な抗酸化生活を目指すなら、活性酸素のはたらきを抑える成分を含む食品を、毎日食べることをおすすめします。

とくにビタミンＡ、Ｃ、Ｅは、細胞の酸化を防ぐはたらきの強いビタミンです。ポリフェノールも注目したい成分です。ポリフェノールは、植物に特有の成分で、大豆に含まれるイソフラボン、緑茶に含まれるカテキン、赤ワインなどに含まれるアントシアニジンなどが知られています。

油脂は酸化されやすいため、注意が必要です。青背の魚に含まれ、体によいとされるＤＨＡ（ドコサヘキサエン酸）やＥＰＡ（エイコサペンタエン酸）、オリーブ油なども、古くなると有害です。とくに、加熱を繰り返した油は要注意です。

抗酸化成分を意識しながら毎日の食事をとることで、抗酸化生活は強化されます。

●今日から始める抗酸化生活

禁煙

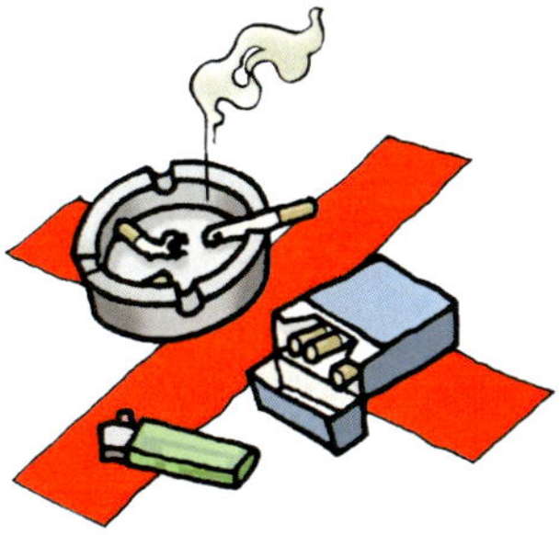

お酒は適量

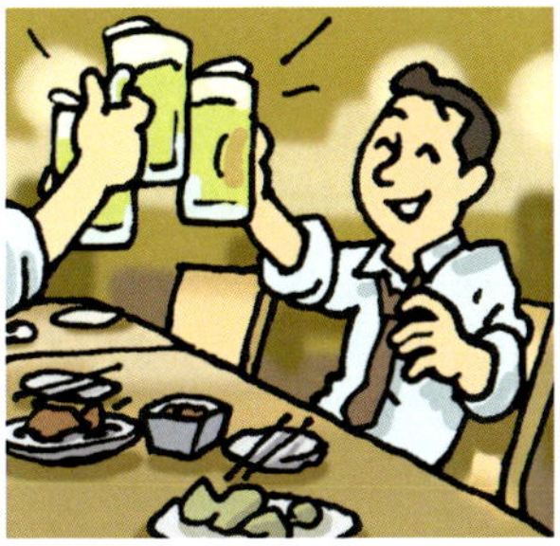

適度な運動

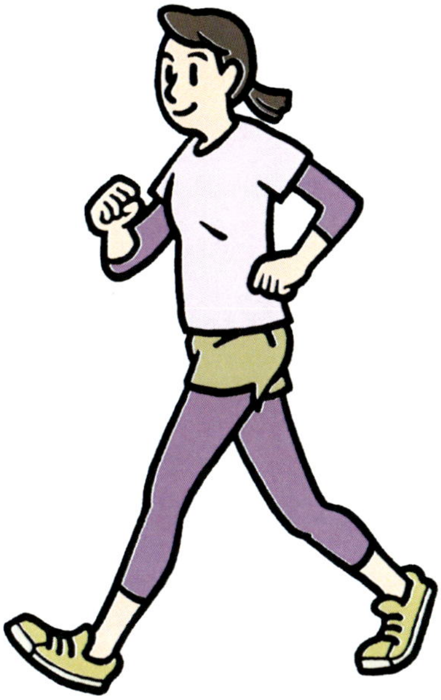

しっかり歩き（106ページ）、
軽いジョギング、水泳、
スロースクワット（102ページ）など

規則的な生活を送る

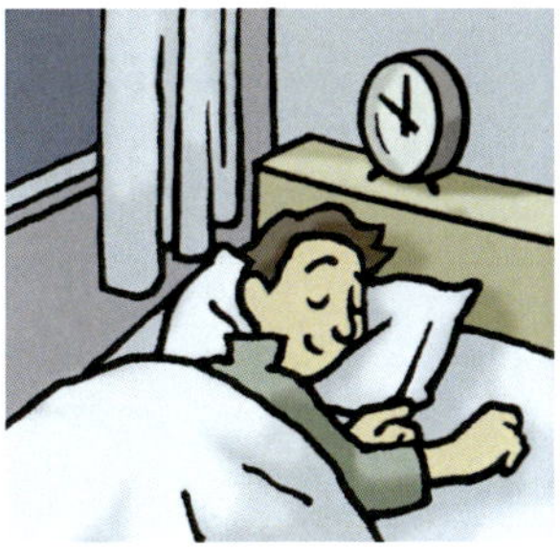

ストレスをため込まない

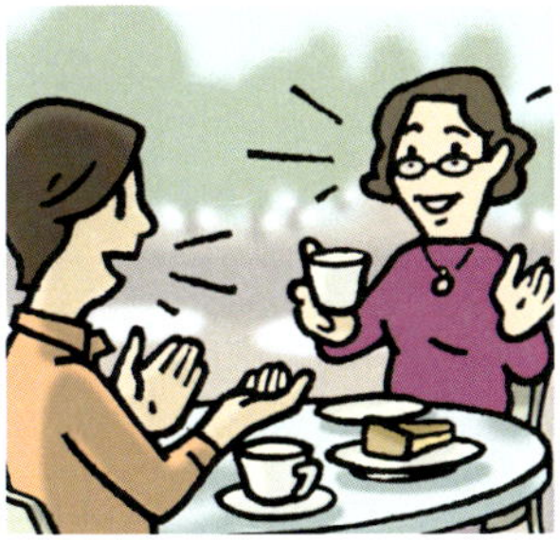

●抗酸化力の強い成分を食卓に

ビタミンA

レバー（鶏、豚、牛）、
うなぎ、ほたるいか、あなご、
にんじん、モロヘイヤ、
ほうれんそうなど

ビタミンC

赤ピーマン、芽キャベツ、
ブロッコリー、パセリ、
菜の花、にがうり、
ゆず（果皮）、柿など

ビタミンE

アーモンド、ヘーゼルナッツ、
モロヘイヤ、かぼちゃ、
いくら、うなぎなど

ポリフェノール

大豆、セロリ、パセリ、
ピーマン、玉ねぎ、ごま、
緑茶、ココア、赤ワイン、
ぶどう、ブルーベリーなど

植物に抗酸化成分が含まれるわけ

植物は、光合成によって二酸化炭素から酸素をつくりますが、このとき活性酸素が生まれます。しかし、活性酸素は葉を枯らしてしまうので、それを防ぐために抗酸化物質を産生しているという説が有力です。強い太陽の光のもとで育つ野菜に、とくに抗酸化物質が多いのはそのためだと考えられます。

脂質異常症の薬物療法

食事と運動で生活習慣の改善を行い、それでもよくならないときなどに薬を使います。

薬物療法を行うタイミングとは

薬物療法は、動脈硬化によって起こる心筋梗塞（冠動脈疾患）や脳梗塞などの病気を予防するために、血液中の脂質を下げる脂質低下薬を用いた治療法です。

それまで冠動脈疾患などの動脈硬化性疾患になったことのないリスクの低い人は、食事や運動などの生活習慣を改めることで、脂質異常症の改善を試みます。食事や運動に気をつけても、検査データの改善がみられない場合には、薬物療法を考えます。

動脈硬化性疾患を起こしたことのある人は、リスクが高いため、食事や運動の生活習慣改善を行うと同時に、薬物療法を行います。

脂質異常症の薬の種類

脂質異常症の治療に使われる薬には、ＬＤＬ-コレステロール値を下げる薬、中性脂肪値を下げる薬など、作用の異なるいくつかの種類があります。

ＬＤＬ-コレステロール値を下げる薬には、スタチン（ＨＭＧ-ＣｏＡ《コエンザイムエー》還元酵素阻害薬）、レジン（陰イオン交換樹脂）、小腸コレステロールトランスポーター阻害薬、プロブコールがあります。ほかに、ＰＣＳＫ９阻害薬という新しい薬が使われることもあります。

中性脂肪値を下げる薬には、フィブラート系薬、ニコチン酸誘導体、多価不飽和脂肪酸があります。多価不飽和脂肪酸は、青魚等に含まれるエイコサペンタエン酸（ＥＰＡ）、ドコサヘキサエン酸（ＤＨＡ）に代表されるオメガ３脂肪酸が薬となったオメガ-３脂肪酸エチルと、ＥＰＡが薬となったイコサペント酸エチル（ＥＰＡ製剤）があります。

動脈硬化性疾患の発症を防ぐ要となる薬物療法ですが、スタチンやフィブラート系薬では肝障害や横紋筋融解症などの副作用が起こることもあります。とくに、腎臓の機能が低下している人には、フィブラート系薬は禁忌です。また、妊娠中の人は、スタチン、フィブラート系薬は使用することはできません。

初めて薬物療法を受ける際には、病歴、妊娠していないかなどを、きちんと伝えましょう。

●薬物療法までの流れ

リスクが低い人 冠動脈疾患やほかのリスクがない人 → 生活習慣の改善 → 脂質異常症改善せず → 薬物療法

リスクが高い人 冠動脈疾患などの経験のある人 → 生活習慣の改善と同時に → 薬物療法

脂質異常症の治療で使われる主な薬

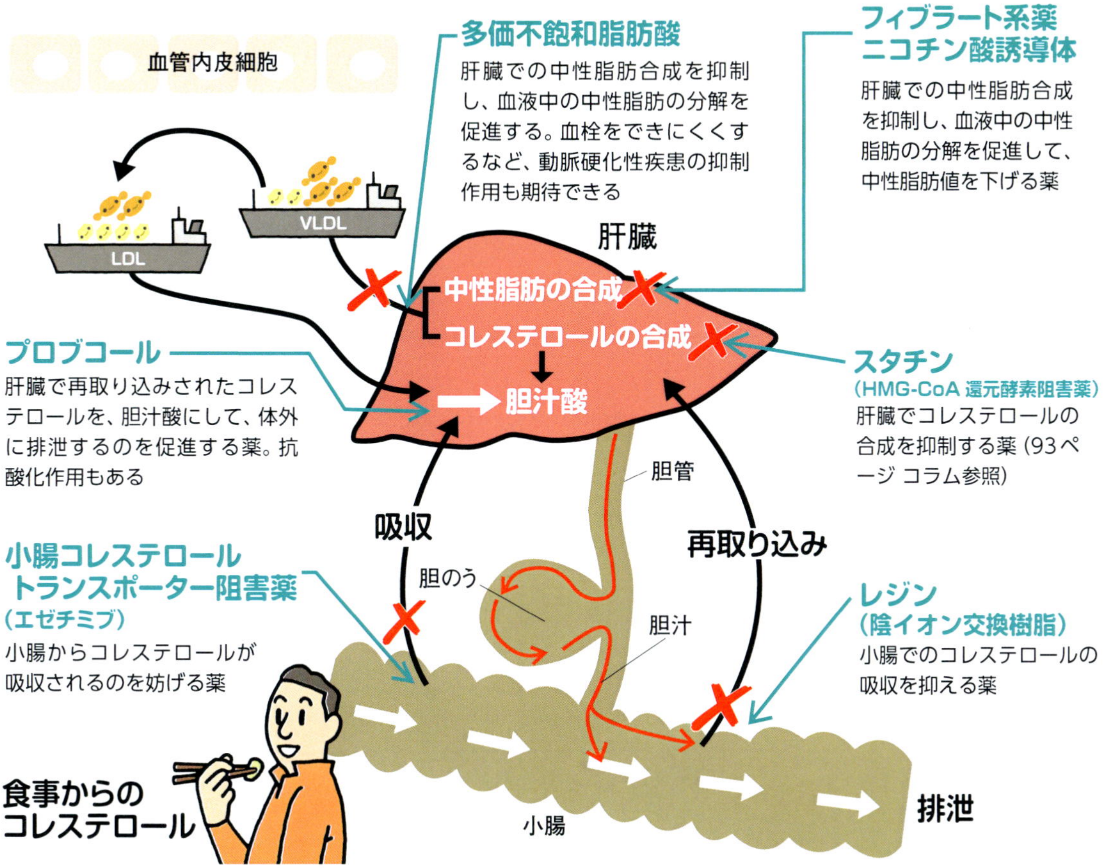

血管内皮細胞
VLDL
LDL
多価不飽和脂肪酸
肝臓での中性脂肪合成を抑制し、血液中の中性脂肪の分解を促進する。血栓をできにくくするなど、動脈硬化性疾患の抑制作用も期待できる
フィブラート系薬
ニコチン酸誘導体
肝臓での中性脂肪合成を抑制し、血液中の中性脂肪の分解を促進して、中性脂肪値を下げる薬
肝臓
中性脂肪の合成
コレステロールの合成
胆汁酸
プロブコール
肝臓で再取り込みされたコレステロールを、胆汁酸にして、体外に排泄するのを促進する薬。抗酸化作用もある
スタチン
(HMG-CoA 還元酵素阻害薬)
肝臓でコレステロールの合成を抑制する薬(93ページ コラム参照)
胆管
吸収
再取り込み
小腸コレステロール
トランスポーター阻害薬
(エゼチミブ)
小腸からコレステロールが吸収されるのを妨げる薬
胆のう
胆汁
レジン
(陰イオン交換樹脂)
小腸でのコレステロールの吸収を抑える薬
食事からのコレステロール
小腸
排泄

新しい薬「PCSK 9阻害薬」

PCSK9阻害薬は、血液中のLDL-コレステロール値を下げる薬で、エボロクマブ(商品名・レパーサ®)とアリロクマブ(商品名・プラルエント®)の2種類があります。

肝臓には、LDLを取り込む装置があり、それを「LDL受容体(レセプター)」といいます。PCSK9阻害薬は、LDLー受容体を分解するたんぱく質の働きを抑えて、肝臓にあるLDL受容体が減らないようにする薬です。その結果、LDLが肝臓によく取り込まれるようになり、血液中のLDLーコレステロール値が下がります。

PCSK9阻害薬は、家族性高コレステロール血症、冠動脈疾患のリスクが高い患者さんでスタチンだけではLDLーコレステロール値が十分に下がらない場合などに使用されています。

脂質異常症のタイプで薬も違う

脂質異常症には3タイプ。それぞれ治療は若干異なります。

タイプ別によく使われる薬

82ページで説明しましたが、脂質異常症の薬物療法は、ＬＤＬ－コレステロール値が高いのか、中性脂肪値が高いのか、両方とも高いのかで薬が選択されます。なかでも動脈硬化性疾患の危険性が高いのは高ＬＤＬ－コレステロール血症です。

高ＬＤＬ－コレステロール血症には、スタチン（ＨＭＧ－ＣｏＡ《コエンザイムエー》還元酵素阻害薬）、レジン（陰イオン交換樹脂）、小腸コレステロールトランスポーター阻害薬（エゼチミブ）、プロブコールがよく使われます。このなかでもっともよく使われている薬はスタチンです。スタチンは20年以上前から使われてきた薬で、これまで、さまざまな研究報告により、動脈硬化が招く病気の発症や再発予防に効果があることがわかっています。

高中性脂肪血症には、フィブラート系薬とニコチン酸誘導体がよく使われます。ほかに、イコサペント酸エチル（ＥＰＡ製剤）も使われます。

混合型では、スタチンを中心に、フィブラート系薬、ＥＰＡなどが追加されることもあります。

ＨＤＬ－コレステロール値が低い、低ＨＤＬ－コレステロール血症には、確立した治療法はまだありません。しかし、高中性脂肪血症の治療をすると、ＨＤＬ－コレステロール値も高くなる、つまり正常になることがわかっているので、高中性脂肪血症と同じ治療が行われます。

個々に適した薬物療法がある

薬への反応は個人差があり、高ＬＤＬ－コレステロール血症でも、重症度により複数の薬を用いることがあります。また、高中性脂肪血症でも、スタチンやエゼチミブが有効なこともあります。

脂質異常症治療の目標は、冠動脈疾患や脳梗塞の発症を抑えることです。高ＬＤＬ－コレステロール血症を中心に治療することで、それらを予防できることは、海外の報告だけでなく、日本人においても認められています。高齢者でも同じように効果があるので、どの年齢においても、適切な治療が大切です。

●脂質異常症の診断から薬を選択

脂質異常症
- 高LDL-コレステロール血症 → ①
- 高中性脂肪血症 → ②
- 低HDL-コレステロール血症 → ③

脂質異常症の種類と主な薬

→① LDL-コレステロール値が高い場合

スタチン、レジン、エゼチミブ、ニコチン酸誘導体、プロブコールのいずれかの薬を1種類使って治療を行い、効果が十分出ない場合には、薬の量を増やすか、ほかの薬を一緒に使うなどして調整します。

→② 中性脂肪値が高い場合

フィブラート系薬、ニコチン酸誘導体、イコサペント酸エチルのいずれかの薬を1種類使って治療をします。主に使われるのはフィブラート系薬です。

→③ LDL-コレステロール値と中性脂肪値が高い場合

スタチン、エゼチミブ、フィブラート系薬のいずれかの薬を1種類使うか、スタチンとフィブラート系薬を一緒に使ったり、スタチンとニコチン酸誘導体を一緒に使ったりして治療を行います。

HDL-コレステロール値が低い場合

多くの場合は中性脂肪値が高いと、HDL-コレステロール値が低く、中性脂肪値が低下するとHDL-コレステロール値が上昇するので、②の中性脂肪値を下げる治療をします。HDL-コレステロール値のみ低い場合の治療方法は確立されていません。

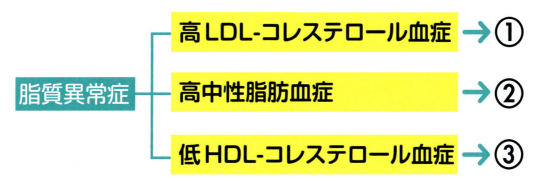

コレステロールの合成と吸収を抑える薬

脂質異常症の治療でよく使われるのはコレステロールの合成を妨げる薬と、吸収を抑える薬。

コレステロールの合成を抑える薬「スタチン」

脂質異常症の治療でもっともよく使われている薬はスタチン（ＨＭＧ－ＣｏＡ《コエンザイムエー》還元酵素阻害薬）です。スタチンは、コレステロールが肝臓で合成されるのを抑える薬です。

コレステロールを合成する際、その過程でメバロン酸という物質がつくられますが、ＨＭＧ－ＣｏＡ還元酵素のはたらきを抑えることによって、メバロン酸産生を阻害し、コレステロールの合成を抑制します（83ページ）。一方、コレステロールの合成が抑制されることによって、肝細胞にコレステロールが不足すると、肝臓は血液中のＬＤＬを積極的に取り込むようになるため、血中コレステロール値が下がります。

小腸からの吸収を抑える薬

コレステロール値を下げる薬には、もう1種類、コレステロールの吸収を抑える薬があります。「小腸コレステロールトランスポーター阻害薬（エゼチミブ）」や、「レジン（陰イオン交換樹脂）」という薬がそれです。

エゼチミブは、小腸の粘膜にあるコレステロール吸収装置「ＮＰＣ１Ｌ１」のはたらきを妨げることで、コレステロールの吸収を約50％妨げる薬です。レジンは、小腸でコレステロールを吸着し、便として排泄させる薬です。レジンという薬は体内に吸収されないので、比較的安全な薬ですが、1回に飲む量が多いので、飲みにくいことが欠点です。

コレステロールの合成を妨げる薬と、吸収を抑える薬を一緒に飲むことで、コレステロール値を下げる効果は、それぞれの薬を単独で飲むときよりも、高くなります。

このほかに、プロブコール（商品名・シンレスタール、ロレルコ）というコレステロール低下薬があります。作用のしくみはまだ不明ですが、ＬＤＬ－コレステロール値とともに、ＨＤＬ－コレステロール値も低下させます。また、コレステロールがたまってできる、眼瞼黄色腫《がんけんおうしょくしゅ》という皮疹を退縮させる作用もあります。プロブコールは抗酸化作用が強く、慢性腎臓病（ＣＫＤ）（30ページ）の進行を抑える効果も報告されています。

スタチン（HMG-CoA 還元酵素阻害薬）

コレステロールの**合成**を妨げる薬

こんな薬 肝臓でコレステロールがつくられる過程で、HMG-CoA からメバロン酸がつくられるときにはたらく HMG-CoA 還元酵素の作用を妨げて、コレステロールが合成されないようにする薬です。

こんな人に LDL- コレステロール値が高い人。HDL- コレステロール値が低い人。血管壁にできたアテロームを破れにくくするはたらきもあるので、アテロームができている人にも適しています。

副作用 筋肉の細胞がこわれる横紋筋融解症、肝障害、白血球の減少など。

主な薬は? ● プラバスタチンナトリウム（商品名・メバロチン）、● シンバスタチン（商品名・リポバス）、● フルバスタチンナトリウム（商品名・ローコール）、● アトルバスタチンカルシウム水和物（商品名・リピトール）、● ピタバスタチンカルシウム（商品名・リバロ）、● ロスバスタチンカルシウム（商品名・クレストール）

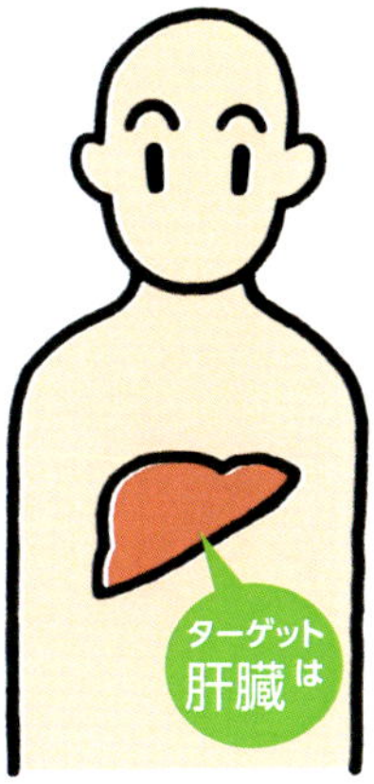

小腸コレステロールトランスポーター阻害薬（エゼチミブ）

コレステロールの**吸収**を妨げる薬

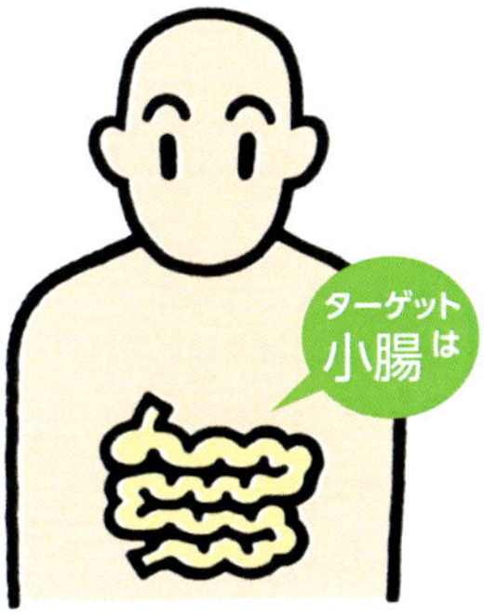

こんな薬 食べ物などに含まれるコレステロールが小腸から吸収されるのを妨げる薬です。

こんな人に LDL- コレステロール値が高い人。スタチンでは効果がみられない人。

副作用 副作用はほとんどなく、まれに便秘、下痢などの消化器症状を起こすことがあります。非常にまれに肝障害を起こすこともあります。

主な薬は? ● エゼチミブ（商品名・ゼチーア）

レジン（陰イオン交換樹脂）

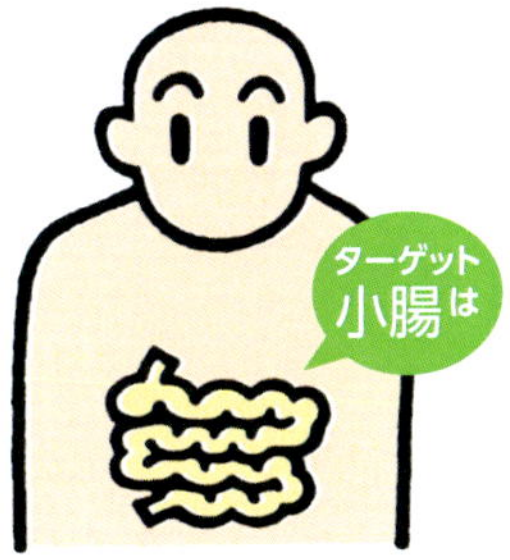

こんな薬 コレステロールを含む胆汁酸は小腸に排泄されたあと、ある程度再吸収されて、肝臓に戻り、再び胆汁酸の材料になります。陰イオン交換樹脂（レジン）は、小腸に排泄された胆汁酸を吸着して排泄して再吸収を妨げる薬です。

こんな人に LDL- コレステロール値が高い人。エゼチミブと同様スタチンで効果がみられない人。

副作用 副作用はほとんどなく、便秘やおなかの張りなどの消化器症状が起こる場合があります。

主な薬は?
● コレスチラミン（商品名・クエストラン）
● コレスチミド（商品名・コレバイン）

動脈硬化の外科的治療とは

動脈硬化が進んで動脈硬化性疾患になると、外科的治療が必要になることもあります。

血管を広げる「カテーテル治療」

動脈硬化によって血管が狭くなると、血液の流れがわるくなったり、アテロームが破れて血栓が詰まったりします。その場合は、血管を広げる治療や、血液の通り道を別につくる手術が行われます。

血管を広げるのは、「カテーテル治療（ＰＣＩ）」です。カテーテルという細い管を血管内に挿入し、風船（バルーン）や、ステントという金属製の筒で、狭くなったところを広げます。

最近主流となっているのは、ステントを使用する「ステント留置術」です。ステントを留置することによって血管が広がり、血液の流れがよくなります。

新しいタイプのステントとして、「薬剤溶出型ステント」も登場しています。これは、再び血管が狭くなるのを防ぐ薬が、自然に溶け出るようになっているもので、再狭窄《きょうさく》の予防効果が高く、普及が進んでいます。薬剤溶出型ステントを留置したあとは、血栓予防薬（血液が固まりにくくなる薬）をしばらく飲むことになります。

カテーテル治療は、局所麻酔で、脚のつけ根から管を入れて行うため、入院期間は数日程度です。

別の通り道をつくる「バイパス手術」

バイパスとは、迂回路という意味です。郊外の渋滞解消などのために、バイパス道路をつくるのと同じように、詰まった血管とは別に血液の通り道をつくり、血流を確保するのが「バイパス手術」です。カテーテル治療では効果が望めない場合などに行われます。

バイパス手術に使われるのは、人工血管や、患者さん自身の血管です。自分の血管を使う場合、手や足、心臓の近く、胃の周辺などから血管を移植します。

全身麻酔で切開するバイパス手術は、1～2週間の入院が必要です。ただし、もともとの体の状態や回復の具合によって、入院期間は異なります。たとえば、心筋梗塞のバイパス手術では、手術後に心臓リハビリが必要なため、入院期間はもう少し長くなります。

これらの治療後は、再び動脈が狭くならないよう、脂質異常症の治療をしっかり行います。

●カテーテル治療（PCI）

局所麻酔　脚のつけ根からカテーテルを挿入する

心臓の動脈（冠動脈）や、
脚の動脈が狭くなっている場合に行う

●風船（バルーン）で広げる方法

①
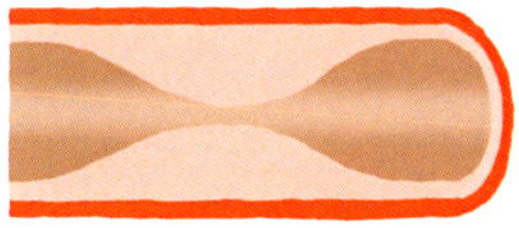
動脈硬化で内腔が狭くなった血管

②
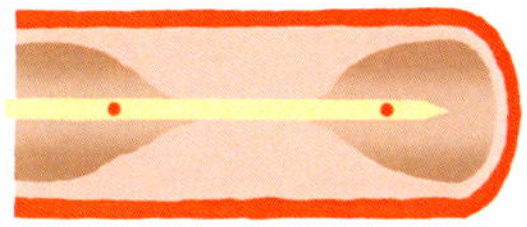
風船のついたカテーテル（管）を、血管内に挿入する

③
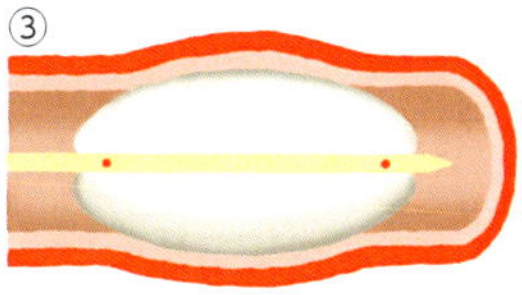
内腔が狭くなっているところで風船をふくらます

④
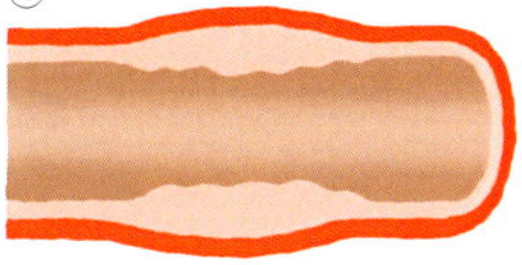
カテーテルを抜く

●ステント留置術

①
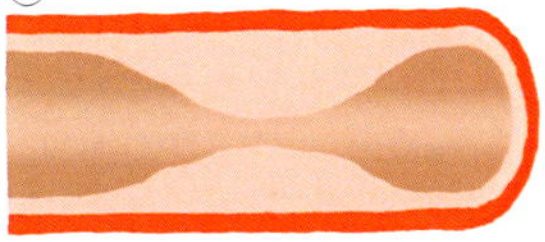
動脈硬化で内腔が狭くなった血管

②
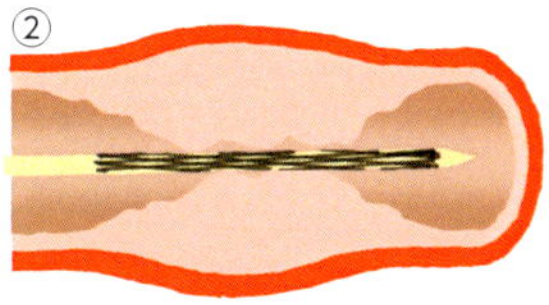
風船のついたカテーテル（管）に、金属でできた網状の「ステント」をかぶせ、血管内に挿入する

③
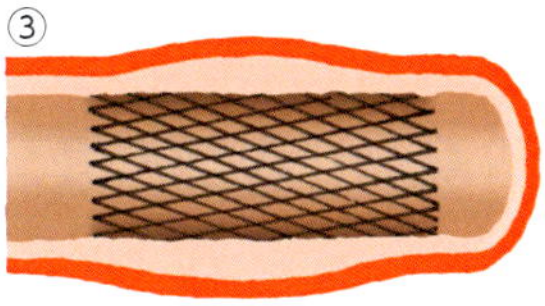
内腔が狭くなったところで風船をふくらますと、ステントが広がる。ステントを残してカテーテルを抜く

ロータブレーター

アテロームが変性して、骨のように硬くなっている場合に行います。ダイヤモンドの粒子でできた細いドリルで、硬い部分を削って血管の内腔を広げます。

DCA（方向性冠動脈粥腫《じゅくしゅ》切開術）

デバイスという筒状の器具を使い、冠動脈にできたアテロームを削り取る方法です。360度削り取るのではなく、特定の場所だけ削れるのが利点です。

●バイパス手術

全身麻酔　切開して行う

狭くなったり詰まったりした血管を迂回して、血液が流れる道をつくる手術。カテーテル治療では効果が望めない場合や、末梢動脈疾患（26ページ）の急性閉塞や心筋梗塞の場合に行う

心臓の冠動脈の場合

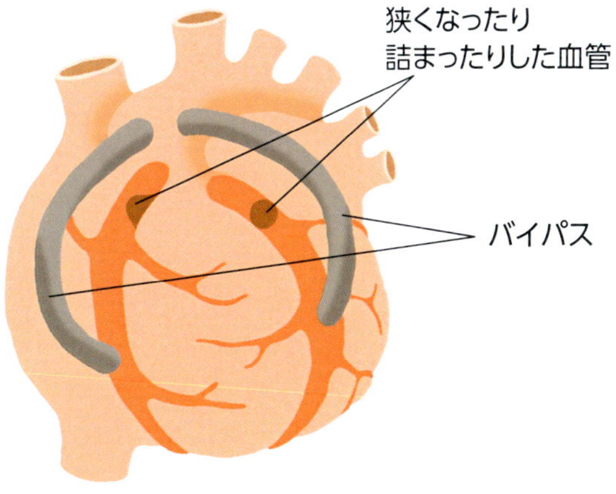

定期検査が大切なのはなぜ？

治療中は、定期的に血液検査などを行い、治療の効果や副作用の有無をチェックします。

薬物療法を行っている人は医師の指示どおりに検査を

ＬＤＬ－コレステロール値や中性脂肪値を下げる薬を飲み始めたら、最初の３カ月間は毎月、そのあとは3カ月ごとの定期検査を行うのが一般的です。

その目的は、薬の効果と、副作用のチェックです。血液検査で、ＬＤＬ－コレステロール値や中性脂肪値が順調に下がっていることを確認するとともに、肝機能障害など副作用の兆候が出ていないか調べます。

動脈硬化性疾患がすでにある人の場合は、その進行状況を調べる検査も行います。脂質異常症の治療で動脈硬化性疾患の進行が抑えられているか、確認するには、頸動脈の超音波検査や、心臓足首血管指数（ＣＡＶＩ）（62ページ）など、体への負担が少ない検査が役立ちます。

薬の効果が思うようにあらわれない場合や、副作用の兆候がみられた場合は、ただちに中止し、別の薬に変更するなど、よりよい治療法を探っていきます。

効果的で安全な治療を行うために、医師の指示どおり受診し、定期的に検査を行いましょう。

薬を飲んでいない人も定期的な脂質の検査が必要

食事療法や運動療法、禁煙などで様子をみている人も、脂質の数値を定期的にチェックすることは必要です。生活習慣の改善で様子をみる場合は、ふつう、2～3カ月ごとに血液検査を行います。

生活習慣を見直しても、脂質異常症が改善しないときは、薬物療法を考えます（82ページ）。とくに、ＬＤＬ－コレステロール値が徐々に上がっている場合は要注意です。

動脈硬化の危険性は、加齢とともに高くなっていきます。いまは問題がない人も、定期的に一般の健康診断を受けましょう。

定期検査に加え、家庭で毎日体重をはかることが重要です。できれば、起床後と就寝前の1日2回体重計に乗り、体重日誌をつけましょう（１１０ページ）。もし体重が増えていたら、食事を控えめにします。体重の変化をみることは、健康管理の第一歩であり、脂質異常症や動脈硬化の治療においてたいへん有用です。

●定期検査の目的と頻度

薬物療法を行っている人

目的

- 薬の効果があらわれているか
- 副作用はないか
- 動脈硬化性疾患の兆候はないか

など

検査の頻度

薬を飲み始めてから
3カ月は毎月

↓

その後は3カ月に1回

血液検査の項目

- LDL-コレステロール値
- HDL-コレステロール値
- 中性脂肪値
- HbA1c
- 肝機能
- 腎機能
- 血算
- CPK（クレアチンフォスフォキナーゼ）

など

食事療法・運動療法・生活習慣の改善で様子をみている人

目的

- 食事療法、運動療法、生活習慣の改善で、脂質異常症がよくなっているか
- 治療がうまくいっていない場合、何が問題なのかを早く突き止め、改善する
- どうしてもよくならないときは、動脈硬化が進まないうちにタイミングよく薬物療法を始める

など

検査の頻度

2～3カ月に1回

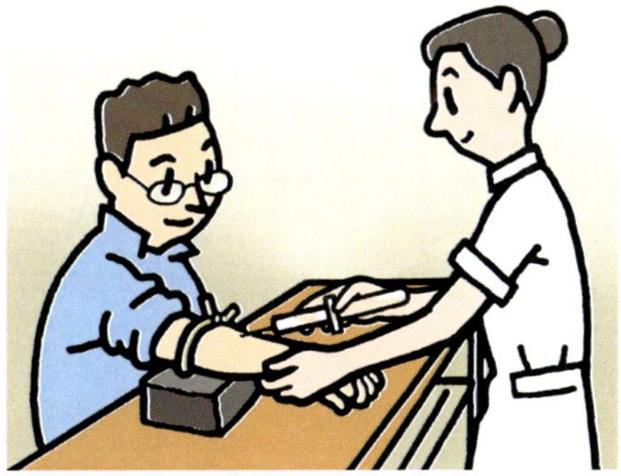

血液検査の項目

- LDL-コレステロール値
- HDL-コレステロール値
- 中性脂肪値 など

動脈硬化とコレステロールの疑問に答えるQ&A

ちょっとむずかしい動脈硬化とコレステロールの話。医師や看護師にはなんとなく聞きづらい疑問を、Q&Aで解説します！

【動脈硬化とコレステロール編】

Q1 高コレステロール血症、高脂血症、脂質異常症……どう違うの？

かつて、血液中の脂質が高い状態はすべて「高脂血症」と呼ばれていました。しかし、HDL-コレステロール値に限っては、低いほうが動脈硬化性疾患のリスクが高いこと、また、LDL-コレステロールとHDL-コレステロールのバランスが大事だということがわかってきたのです。そこで、高LDL-コレステロール血症、低HDL-コレステロール血症、高中性脂肪血症は、「脂質代謝とバランスの異常」という意味の名称である「脂質異常症」に変わったのです。その一方で、コレステロール全体（総コレステロール値）が高い「高コレステロール血症」と、高中性脂肪血症をまとめて「高脂血症」（60ページ）という呼び方も残っています。

Q2 「動脈硬化」はあるのに、「静脈硬化」はないの？

動脈は、血液を送り出すポンプである心臓から送り出された血液が通る血管であるため、血液が送り出されるたびに強い圧がかかります（これが血圧です）。そのため、動脈の壁は強靭で弾力性があります（12ページ）。ところが、脂質異常症（52ページ）や高血圧などの危険因子が加わると、動脈硬化が生じて血管の壁がもろくなったり、弾力がなくなったりします。

一方、静脈は血液が心臓に戻るときに通る血管なので、動脈ほど圧はかかりません。そのため、血管の壁も動脈より薄くできていますが、壁に傷がつくことは少なく、動脈硬化のような障害が起こることもないと考えられています。

静脈の病気として多いのは「下肢静脈瘤」です。静脈には逆流を防ぐための「静脈弁」がついていますが、心臓から遠い脚の静脈は、弁のはたらきがわるくなってこぶ（静脈瘤）ができやすいのです。ほかに、肝硬変のある人などは、食道の静脈にこぶ（食道静脈瘤）ができることがあります。

日本が開発の先鞭をつけた薬「スタチン」

肝臓でのコレステロール合成を抑え、LDL-コレステロール値を下げる「スタチン」。薬のもととなる物質は、日本人のグループが1973年にアオカビから発見しました。

スタチンが効くしくみは下の図のとおりです。コレステロールは、糖質、脂質を材料に、肝臓で合成されますが、その途中で「HMG-CoA」という物質ができます。HMG-CoAが次の段階のメバロン酸に変化するためには、「HMG-CoA還元酵素」が必要ですが、スタチンはこの酵素のはたらきを阻害します。つまり、コレステロールの合成を途中で止めるのです。

スタチンの登場により、心筋梗塞や脳梗塞などの動脈硬化性疾患が約3分の2に減ったともいわれます。現在もっとも売れている薬の1つで、世界で数千万人の人が飲んでいます。

日本ではいま6種類のスタチンが使われています（87ページ）。

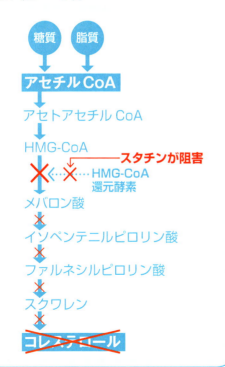

Q3
太っていないのに LDL-コレステロール値が高いのはなぜ？

脂質異常症には、LDL-コレステロール値だけ高い人、中性脂肪値だけ高い人、LDL-コレステロール値と中性脂肪値の両方が高い人など、いろいろな種類があります。一般に、中性脂肪値が高い人は太っていることが多く、LDL-コレステロール値だけが高い人は太っていないことが多いようです。高中性脂肪血症のほとんどは食べすぎや肥満が原因ですが、LDL-コレステロール値だけが高い場合は、体質的にコレステロール値が高いためだと考えられます。

LDL-コレステロール値だけが高い場合は、生まれつきコレステロール値が高い「家族性高コレステロール血症」（56ページ）や、ほかの病気のためにコレステロール値が高い「続発性（二次性）高脂血症」（Q７）が原因のこともあります。

家族性高コレステロール血症の場合は、LDL-コレステロール値を下げる薬物療法（82～87ページ）を早期に始めます。続発性高脂血症の場合は、原因となっている病気の治療を基本に、必要に応じて薬物療法を行います。

Q4 コレステロール値は高いほうが長生きできるってホント？

2010年に日本脂質栄養学会が、「コレステロール値は高いほうが長生き」という見解を『長寿のためのコレステロールガイドライン』で発表し、論議を巻き起こしました。同学会の調査（※）で、男性ではLDL-コレステロール値が79mg／dℓ以下の人より、100～159mg／dℓの人のほうが死亡率は低かったというのがその根拠です（女性では差がみられませんでした）。

しかし、79mg／dℓ以下の人たちの中には、別の病気、たとえばがんのためにLDL-コレステロール値が低い人も含まれているため、その死亡原因が動脈硬化性疾患（22～33ページ）とは限りません。コレステロール値は栄養状態を示す指標のひとつなので、高齢者を対象にすれば、高いほうが長生きという調査結果になります。しかし、食欲や体力がある一般の成人を対象にした場合は、国内外の研究から、LDL-コレステロール値が高いと動脈硬化性疾患の発症率が高く、LDL-コレステロール値を下げると動脈硬化性疾患の発症が抑えられることは明らかです。

とくに、LDL-コレステロール値が高いうえに、高血圧や高血糖、メタボリックシンドローム、喫煙などの危険因子を抱えている人は、動脈硬化性疾患を発症する率が高くなります。

※神奈川県伊勢原市の老人基本健診受診者（男性8,340人、女性1万3,591人）を、平均7.1年間追跡した調査。

Q5 「酸化LDL」、「糖化LDL」、「小型LDL」とは？

「酸化LDL」は、活性酸素とLDLが結合したもの、「糖化LDL」は、ブドウ糖とLDLが結合したものです。酸化や糖化が起こると、LDLが変性し、動脈の壁を傷つける力が強くなります。そのため、酸化LDLや糖化LDLが増えると動脈硬化が起こりやすくなるのです。酸化あるいは糖化したLDLのことを、まとめて「変性LDL」と呼びます。

変性しやすいLDLは、ふつうのLDLよりも粒が小さいという特徴があります。「小型LDL」あるいは「スモールデンスLDL（sdLDL）」と呼ばれ、小型化するほど変性しやすいとされています。小型LDLが変性してできた酸化LDLや糖化LDLは、粒が小さい分、血管内皮細胞の下に入り込みやすいといわれています。

LDLが小型化する理由は、まだよくわかっていませんが、糖尿病や高血圧、高中性脂肪血症（50ページ）が、関与しているのではないかと考えられています。

変性LDLを増やさないためには、メタボリックシンドロームや糖尿病の治療を行うことが重要です。

Q6 コレステロールの摂取量の制限がなくなったと聞きました。これからは気にせず食べても大丈夫？

食事に含まれるコレステロールが、体内にどのくらい吸収されるかは、人によって大きく違います。そのため、コレステロールの摂取量とLDL-コレステロール値にあまり関連はないということで、コレステロールの摂取量の制限がなくなりました。ただし、それは健康な人の場合です。

すでにLDL-コレステロール値の高い人は、コレステロールに加え、飽和脂肪酸（72ページ）やトランス脂肪酸の摂取量を減らすことが重要です。こうした食事療法を行うとともに、抗酸化生活（80ページ）や適度な運動を心がけることにより、動脈硬化の進行と、動脈硬化性疾患（22〜33ページ）の発症を防ぐことができます。

Q7 ほかの病気が原因でLDL-コレステロール値が高くなる？

甲状腺機能低下症、ネフローゼ症候群、クッシング症候群（薬剤性含む）、糖尿病、肝臓病（原発性胆汁性肝硬変など）などがあると、LDL-コレステロール値や中性脂肪値が高くなることがあります。また、血圧を下げる薬、ホルモン薬、向精神薬などで高脂血症になることも。これらを、「続発性（二次性）高脂血症」といいます（60ページ）。

脂質の検査からほかの病気がわかることもあるので、健康診断などで脂質異常症を指摘されたら、積極的に精密検査を受けましょう。

【食事療法編】

Q8 つきあいが多くて食事療法が困難です。

会食、宴会、旅行などは過食になりがちで、減量を妨げる要因です。だからといって、大事なつきあいや楽しみをやめてしまったのでは、人生を生きる価値が半減してしまいます。積極的に参加しながらも、食べ物をすすめられたら「ダイエット中なので」と、周囲に協力を求めましょう。お膳は野菜や海藻、肉類、お刺し身などを食べ、揚げ物や、とりわけごはんなどの炭水化物は控えるようにします。

食べたあとはいつもより歩くようにし、前日や翌日食べる量を控えめにしましょう。

Q9 減量中にデザートは厳禁ですか？

デザートをまったく食べないのはかえってストレスというのであれば、食事の最後に本当に好きなものを少しだけ食べるとよいでしょう。果物やケーキなどのデザートは、おやつとして単品で食べるよりも、食事のあとにとったほうが血糖の急激な上昇につながりません。

スナック菓子などのつまみ食いは、気づかないうちにエネルギーをとりすぎてしまいます。だらだら食べやちょこちょこ食べ、ながら食いは食べすぎの温床です。

Q10 食事療法を行おうと思っても、空腹感に耐えられません。

空腹感は、食事療法の大きな障害です。乗り越えるコツは、最初の2日間をがんばってがまんすること。丸2日を過ぎると、脂肪細胞に蓄積された中性脂肪から脂肪酸が放出される回路が活発になり、この脂肪酸がエネルギー源として使われ始めます。すると、ケトンという物質が産生され、これが食欲を抑えます。したがって3日目には空腹感が軽減するので、思いきってダイエットに取り組めば、苦しまずに減量できます。

食事は一口あたり20～30回かむようにすると、食欲中枢が満足します。食事のときは野菜から食べ、とくに食べ始めはよくかみ、食物繊維を多くとるようにするのも、空腹感を減らすコツです。甘いものをちょこちょこ食べると血糖値がたびたび上がり、下がったときに空腹感が強くなります。

Q11 減量中、お酒を飲んではダメですか？

酒類には案外糖分が多く含まれています。また、お酒の飲みすぎは、肝臓に中性脂肪がたまる「脂肪肝」の原因になります。だからといって、減量中はかならず禁酒ということではありません。『動脈硬化性疾患予防ガイドライン 2012年版』（日本動脈硬化学会）では、食事療法中はアルコール摂取量を1日25g以下としています。その目安は、ビール中瓶1本、日本酒1合、ワイン2杯、焼酎125mℓ、ウイスキー70mℓです。

適量のお酒には、ストレスの解消だけでなく、HDL-コレステロールを増やすはたらきのあることが知られています。ただし、飲みすぎで肝臓に障害が起こると、HDL-コレステロールは増えず、むしろ減る傾向がみられます。

また、食事療法と運動療法を3カ月間行っても中性脂肪の値が改善しない場合は、第2段階として禁酒がすすめられます。

お酒の代わりに飲む飲み物は、水やノンシュガーのお茶類を選びましょう。ジュースは糖分が多く、血糖値を急激に上げます。おつまみは、野菜を中心に、良質なたんぱく質を含むものを。揚げ物、スナック菓子などは避けましょう。

【運動療法編】

Q12 まとまった運動時間がとれないときは？

1回の運動時間が10分以上なら、運動の効果はあります。まとまった運動時間がとれなくても、1回10分の運動を1日3回行えば運動療法になるのです。

運動療法の基本は、有酸素運動（101ページ）を毎日30分、あるいは最低週3回、合計180分以上が基本です。通勤や買い物などのときに、「しっかり歩き」（106ページ）を心がけ、1回に10分以上続けて歩くようにしましょう。

日常生活でキビキビ体を動かすようにしたり、階段を利用したりするのも、実際に効果があります（107ページ）。歩数計や活動量計の利用（112ページ）、体重の変化や毎日の歩数の記録（110ページ）は、はげみになるのでおすすめです。

Q13 週に1回、まとめて運動してもいい？

運動は、週に1回まとめて行うよりも、有酸素運動は毎日、筋肉トレーニングは1～2日おきに行うのが効果的です。

良質な筋肉には、血液中のブドウ糖を筋肉に取り込む「GLUT 4（グルットフォー）」というたんぱく質がたくさん存在します。このGLUT 4を、効率的に増やしてくれるのが運動です。運動で増えたGLUT 4が保たれるのは3日間。そのため、運動は3日以上あけないほうがいいのです。

また、筋肉は、運動で負荷がかかったときに筋線維がこわれ、それが修復されるときに増えます。体に負担をかけず、着実に筋肉を増やすには、1～2日おきに筋肉トレーニングを行うのが効果的です。

筋肉の疲労物質を排出する効果のあるストレッチングは、毎日行いましょう。日常生活の動作でも筋肉には疲労物質がたまります。ストレッチングで疲労物質の排出を促すと、GLUT 4のはたらきがよくなり、質のよい筋肉をつくることができます。

【薬物療法編】

Q14 糖尿病や高血圧などの薬と、脂質異常症の薬を一緒に飲んでも大丈夫？

脂質異常症の人は、糖尿病や高血圧の薬など、何種類もの薬を飲んでいることがよくあります。過去に、冠動脈疾患（狭心症・心筋梗塞）や脳梗塞の経験がある場合は、いわゆる血液をサラサラにする薬（抗血小板薬）も飲んでいるでしょう。

薬効の異なる複数の薬を飲むときは、薬の相互作用（飲み合わせ）に配慮する必要があります。脂質低下薬は、ほかの薬と一緒に飲んでも、害になることはほとんどありませんが、それぞれの病気で別々の科や病院にかかっている場合は、ほかの科や病院でどんな薬をもらっているか、主治医にかならず伝えましょう。

「お薬手帳」を利用したり、かかりつけの薬局を持つなどして、安全な薬物療法が行えるよう、患者さん自身も気をつけることが大切です。

Q15 脂質の管理目標値が達成できたら薬はやめていい？

脂質異常症の薬は、基本的には飲み続けるものです。標準体重になって脂質異常症が改善し、ほかに動脈硬化の危険因子（34ページ）がなければ、薬をやめて様子をみることもありますが、その場合も食事療法と運動療法を続けるのは必須で、定期検査も欠かせません。

脂質異常症の薬は、やめたからといって急に具合が悪くなるものではなく、それだけに、ちょっとしたことをきっかけに薬物療法を中断してしまう人も残念ながらいます。自己判断で薬も定期検査もやめ、何年かのちに突然心筋梗塞を発症するという例はめずらしくありません。危険因子がある人は、血液検査や動脈硬化の検査（60、62ページ）を定期的に受け、医師の指示に従って薬物療法を続けましょう。

コラム

災害時のための備え

突然の災害は、だれにとっても困難な状況をもたらしますが、生活習慣病という慢性疾患を持っている人には、病気の悪化という不安がのしかかります。

とくに薬物療法中の人は、薬の予備を1週間分程度確保しておくことが重要です。ふだんから、定期検診のタイミングは、薬切れぎりぎりではなく、1週間は余裕を持つように心がけましょう。

薬やお薬手帳は決めた場所にまとめて置き、いざというときさっと持ち出せるようにしておきましょう。もし、危険が迫って持ち出せなかったとしてもあわてず、身の安全を確保することを優先します。脂質異常症の薬は、1~2日飲まなかったからといってすぐに体に異常があらわれるわけではありません。

避難所などに医療チームが来たら、病状や飲んでいた薬のことを説明しましょう。薬の名前は商品名でも一般名でもいいので、覚えている範囲で伝えます。どんなパッケージで何色の薬、というだけでわかることもあります。緊急時には医療機関の薬も不足し、かならずしもいままで飲んでいたのと同じ薬が手に入るとは限りませんが、薬効が同じであれば問題ありません。もし、以前に副作用が出た薬であったり、飲んではみたもののかえって調子が悪くなったりした場合は、そのことを率直に伝えましょう。

糖尿病を合併している人、とくにインスリン療法を行っている人は、災害時の準備について主治医と話し合っておくとよいでしょう。

避難生活中は、食事が炭水化物中心になったり、運動不足になりがちです。食事はある程度しかたがありませんが、体はできるだけ動かすようにしましょう。しっかり歩き（106ページ）、スロースクワット（102ページ）やフラミンゴ体操（104ページ）、ストレッチング（108~109ページ）は道具も使わず、どこでもできます。運動は、ストレス発散にも役立ちます。

血管を強くする

2週間メソッド

運動編
P.100-112

食事編
P.113-189

諸悪の根源

体脂肪を減らす
運動編

有酸素運動 ＋ 筋トレ ＋ ストレッチング で、

筋肉を増やしながら体重を落とす！

エネルギーを消費する「有酸素運動」、筋肉を増やす「筋肉トレーニング（筋トレ）」、筋肉の疲れをとって運動の効果をアップさせる「ストレッチング」。
この３つを組み合わせることで、良質な筋肉を増やしながら、
体重（体脂肪）を減らすことができます。

2週間メソッド[運動編]の進め方

生活スタイルに合ったプログラムを選び、
1週間ごとに「ふりかえり」でチェック！

プログラムスタート！

Step1

10〜15分間しっかり歩き（有酸素運動）	1日2回
スロースクワット（筋トレ）	1日おき
ストレッチング	1日1回

Step2

1週間後に「ふりかえり」を行い、
プログラムをチェック

1週間目

ふりかえり

運動の効果や体への負担をチェック。
2週間目の
プログラムを調整。

運動の強度を**上げる**

同じ運動を　**続ける**

運動の強度を**下げる**

筋トレはフラミンゴ体操に変える

3つの組み合わせが効果的！

有酸素運動

脂肪を効率よく燃焼させ、体脂肪を減らす

酸素を取り込みながら、軽く汗ばむ程度で行う全身運動。話しながら行える強さが目安です。

運動の例
- ウォーキング（しっかり歩き）
- ジョギング
- 水泳
- サイクリング　など

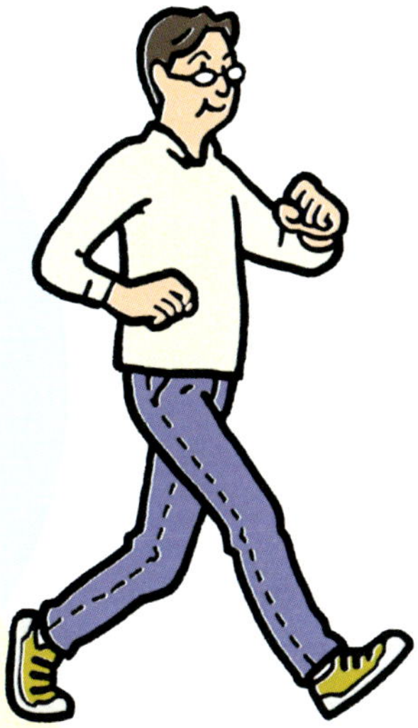

筋肉トレーニング（筋トレ）

筋肉に負荷をかけ、質のよい筋肉を増やす

質のよい筋肉が増えると、筋力や基礎代謝量が向上し、余分な脂肪がつきにくくなります。1日おきに行うのが効果的。

運動の例
- スロースクワット
- フラミンゴ体操　など

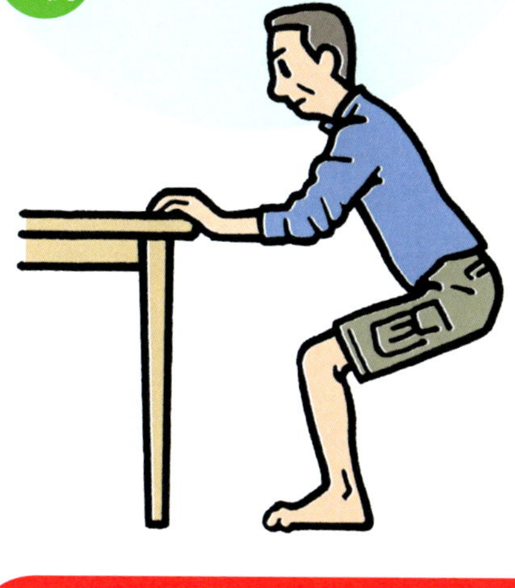

ストレッチング

筋肉にたまった疲れをとり、運動効果を上げる

運動や日常動作により疲れた筋肉をのばし、たまっている疲労物質の排出を促します。

運動の例
- 足腰のストレッチング
- 背中のストレッチング
- 胸や肩のストレッチング　など

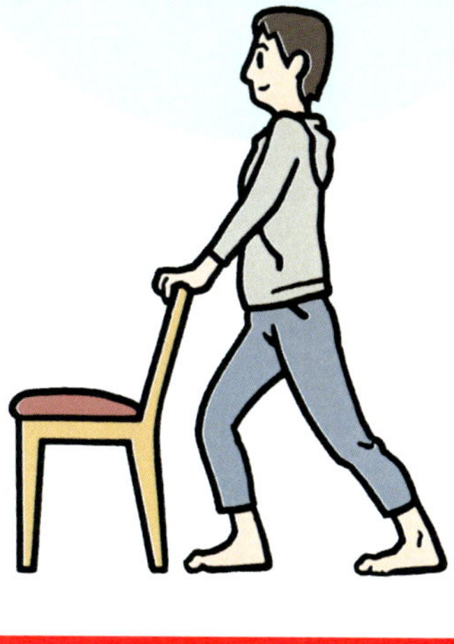

では、早速はじめましょう！（次ページへ）

3日目	2日目	1日目	← 1週間目スタート
			しっかり歩き①
			スロースクワット（筋トレ）
			しっかり歩き②
			ストレッチング
歩	歩	歩	歩数
kg	kg	kg	朝の体重

2週間メソッド 運動編

Step 1 1週目

毎日の記録 しっかり歩きとストレッチングは毎日、筋トレは１日おきに週３～４回行いましょう。

○…できた
×…できなかった
△…時間や回数を減らしたが、できた
／…筋トレ お休み

<<<<<<<<<< **昼休み** <<<<<<<<<<<<<<<<<<<<<<<<<<<<<< **朝食後** **START**

朝食後

通勤のある人

駅まで10～15分間**しっかり歩き①**

※最寄り駅まで５分でも、しっかり歩きをすればOK。
降りた駅から職場まで、再びしっかり歩きを！

家にいる人

可能なら10～15分間
しっかり歩き①で散歩

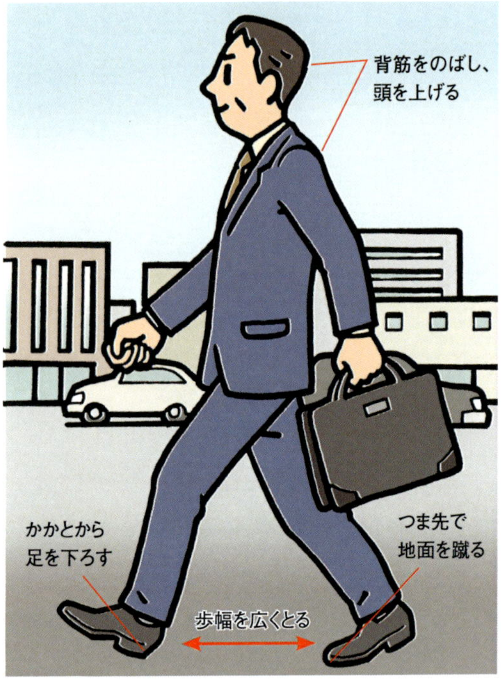

背筋をのばし、
頭を上げる
かかとから
足を下ろす
歩幅を広くとる
つま先で
地面を蹴る

昼休み

スロースクワット 5回

食後30分くらいが
効果的ですが、
できるときに行いましょう。

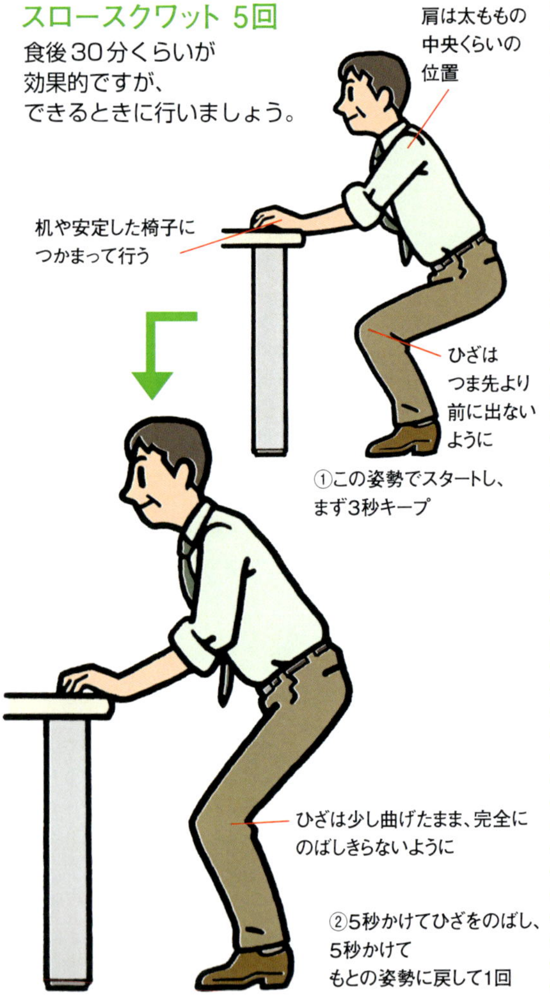

肩は太ももの
中央くらいの
位置
机や安定した椅子に
つかまって行う
ひざは
つま先より
前に出ない
ように
①この姿勢でスタートし、
まず3秒キープ
ひざは少し曲げたまま、完全に
のばしきらないように
②5秒かけてひざをのばし、
5秒かけて
もとの姿勢に戻して1回

7日目	6日目	5日目	4日目
歩	歩	歩	歩
kg	kg	kg	kg

2週間目へ

ふりかえり［チェックポイント］

- □ 無理なく続けられた。もう少し運動を増やしてもいいかも
  → **運動の強度を上げる**
- □ 無理なく続けられたが、運動量を増やすのは心配
  → **同じ運動を続ける**
- □ きつかった。あと１週間続けるのはむずかしい
  → **運動の強度を下げる**

1日の GOAL

寝る前

3種類のストレッチングを 20秒ずつ行う

ストレッチングは毎日行いましょう。日常生活でも筋肉は使います。ストレッチングで筋肉の疲労をとっておくと、翌日元気に！

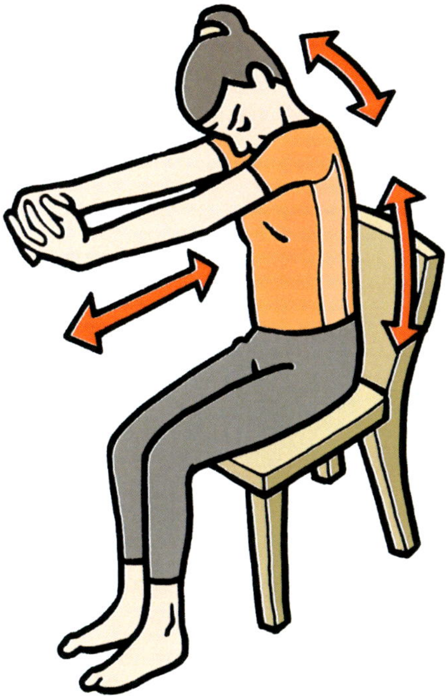

イラストは背中のストレッチングです。
3種類のストレッチングは、
108～109ページを参照してください。

帰り道・買い物

通勤のある人

駅から自宅まで
10～15分間
しっかり歩き②

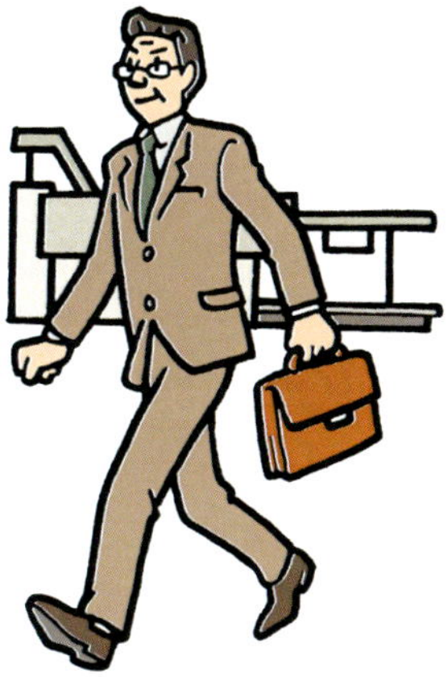

家にいる人

買い物のときに
10～15分間
しっかり歩き②

※朝食後に歩けなかったときは、20～30分歩くようにしましょう。

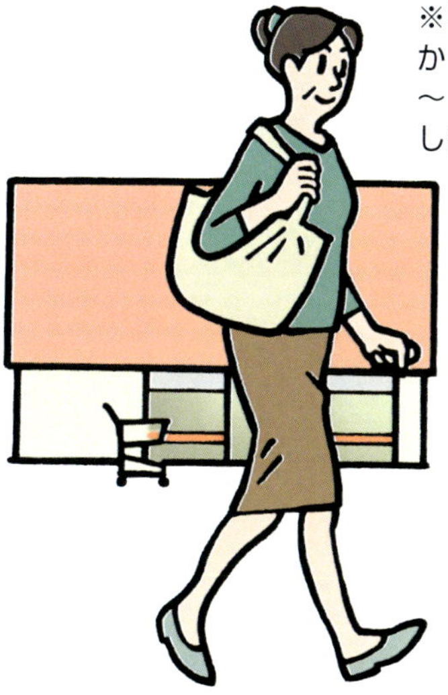

2週間メソッド 運動編

Step2 2週目

3日目	2日目	1日目	←2週間目スタート
			しっかり歩き①
			スロースクワットまたはフラミンゴ体操
			しっかり歩き②
			ストレッチング
歩	歩	歩	歩数
kg	kg	kg	朝の体重

毎日の記録 しっかり歩きとストレッチングは毎日、筋トレは１日おきに週３〜４回行いましょう。

○…できた
×…できなかった
△…時間や回数を減らしたが、できた
／…筋トレ お休み

<<< 昼休み <<<<<<<<<<<<<<<<<<<<<<< 朝食後 START

運動の強度を上げる人

しっかり歩き①
の速度を上げて
10〜15分間

106ページの「運動の強度をあらわす単位『Met's(メッツ)』」を参考に、しっかり歩きの速度を**1〜2段階速く**してみましょう。

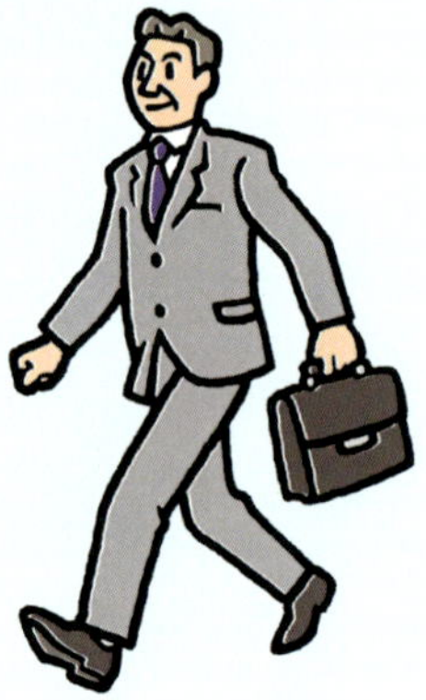

スロースクワット 5回

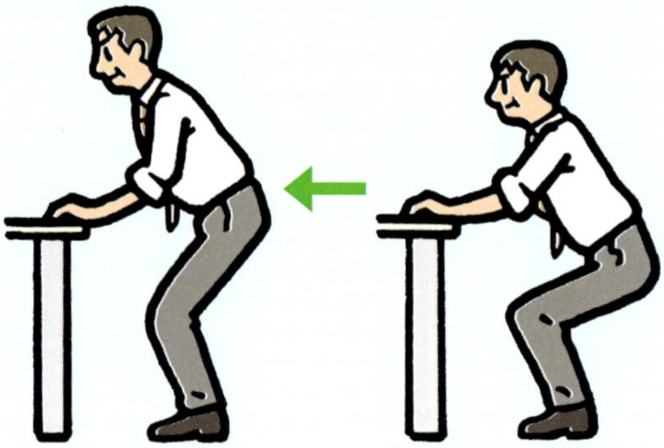

同じ運動を続ける人

通勤のある人　駅まで10〜15分間 **しっかり歩き①**

家にいる人　可能なら10〜15分間 **しっかり歩き①**で散歩

スロースクワット 5回

運動の強度を下げる人

しっかり歩き①
の速度を下げて
10〜15分間

106ページの「運動の強度をあらわす単位『Met's(メッツ)』」を参考に、しっかり歩きの速度を**1〜2段階遅く**してみましょう。

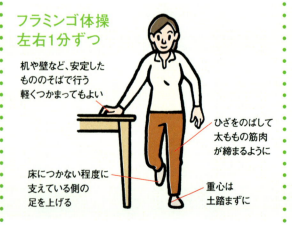

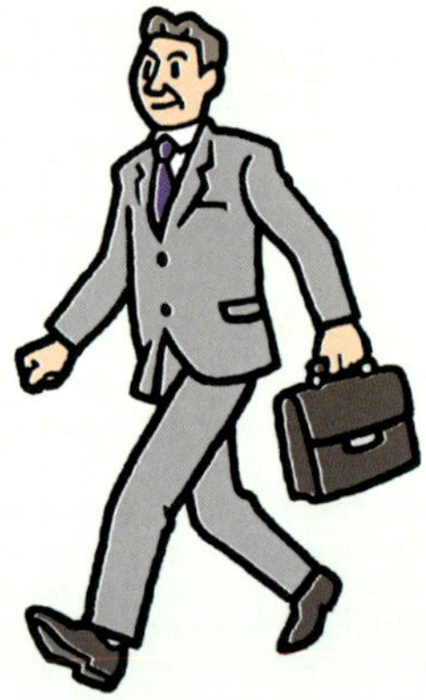

フラミンゴ体操
左右1分ずつ

こうして「ふりかえり」を行いながら、運動を習慣づけていきましょう。

ふりかえり［チェックポイント］✓

- □ 無理なく続けられた。もう少し運動を増やしてもいいかも → **運動の強度を上げる**
- □ 無理なく続けられたが、運動量を増やすのは心配 → **同じ運動を続ける**
- □ きつかった。あと１週間続けるのはむずかしい → **運動の強度を下げる**

7日目	6日目	5日目	4日目
歩	歩	歩	歩
kg	kg	kg	kg

1日のGOAL　**寝る前**　＜＜＜＜＜＜＜＜＜＜＜＜＜＜＜　**帰り道・買い物**　＜＜＜＜＜＜＜＜＜＜＜＜＜＜＜＜

3種類のストレッチング（108～109ページ）

しっかり歩き②の速度を上げて10～15分間

106ページの「運動の強度をあらわす単位『Met's（メッツ）』」を参考に、しっかり歩きの速度を**1～2段階速く**してみましょう。

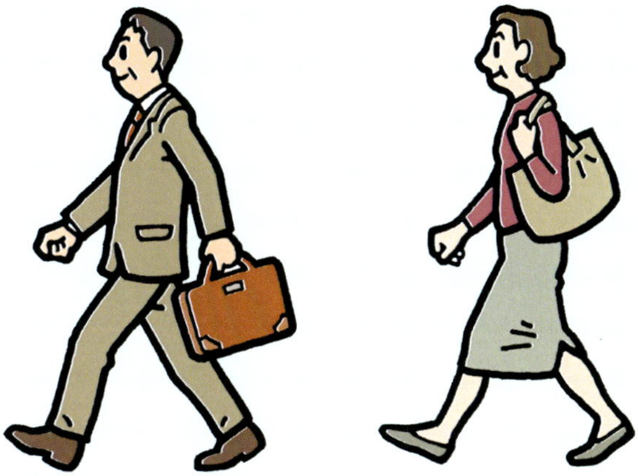

通勤のある人　駅から自宅まで10～15分間 **しっかり歩き②**

家にいる人　買い物のときに10～15分間 **しっかり歩き②**

しっかり歩き②の速度を下げて10～15分間

106ページの「運動の強度をあらわす単位『Met's（メッツ）』」を参考に、しっかり歩きの速度を**1～2段階遅く**してみましょう。

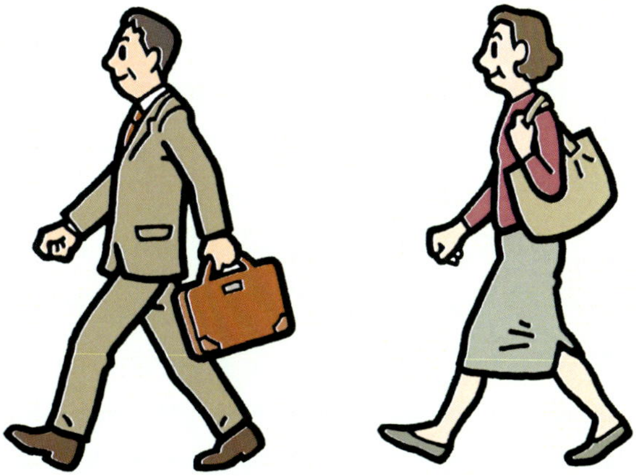

「しっかり歩き」とは

毎分110歩以上の速度で歩く有酸素運動です！

全身の筋肉を使う歩き方を心がければ、もっと効果的！

エネルギー消費量は、歩行速度や歩き方によって異なります（下左の表参照）。毎分110歩以上の速度で歩くと、有酸素運動の「しっかり歩き」に。速く歩くほど、運動の強度は上がり、エネルギー消費量が増えます。

いつもなら10分かかる道のりを、9分で歩き、歩幅を広くとるだけでも、しっかり歩きになります！

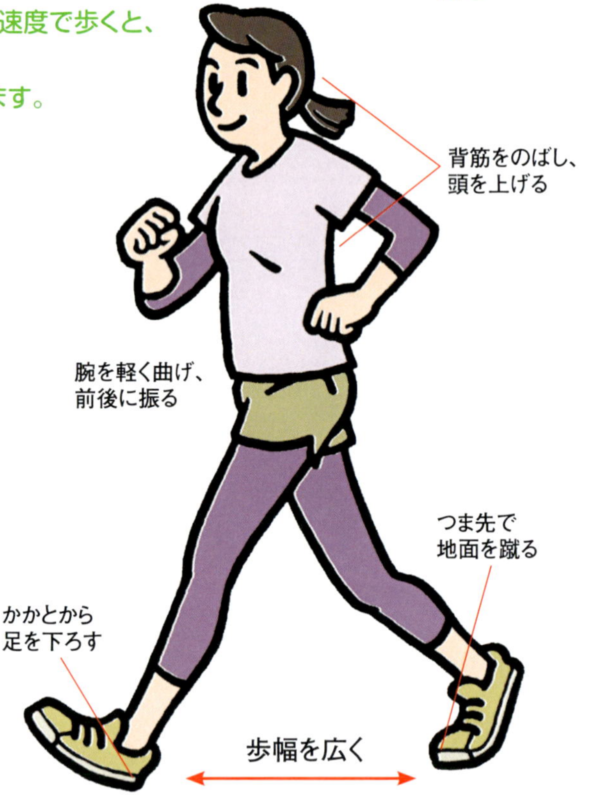

背筋をのばし、頭を上げる
腕を軽く曲げ、前後に振る
つま先で地面を蹴る
かかとから足を下ろす
歩幅を広く

最寄り駅やよく行くスーパーまで行くときに

40代男性（70kg）の場合

いつもどおり歩くと……

たとえば 90歩/分 ➡
消費エネルギー　25kcal/10分

速く歩くと……

たとえば 110歩/分 ➡
消費エネルギー　40kcal/10分

運動の強度をあらわす単位「Met's（メッツ）」

安静に座っているときに対して、エネルギー消費量が何倍になるかを示した数字が「Met's（メッツ）」。座っているときが1メッツ、立っているときが1.5メッツです。

有酸素運動として効果があるとされる3.2メッツは110歩/分のしっかり歩き。

（「Met'sを考慮した歩数と歩行時間の指導法」　植木、天川）

歩行速度	メッツ
110歩/分	3.2
112歩/分	3.3
114歩/分	3.4
115歩/分	3.5
116歩/分	3.6
118歩/分	3.7
120歩/分	3.8
122歩/分	3.9
124歩/分	4.0

日常生活のエネルギー消費量（kcal/10分）

日常生活の動作	エネルギー消費量	
	40代男性（70kg）	40代女性（55kg）
睡眠	11.01	8.22
歩行（ふつう）	39.61	22.43
階段（上り）	87.35	65.22
階段（下り）	42.61	31.81
電車かバスで立つ	24.28	18.13
自転車（ふつう）	42.61	31.81
買い物	31.41	23.25
掃除機をかける	32.31	24.12

日本体育協会スポーツ科学委員会より改編

活動量を増やすコツ

一度にたくさん運動するよりも、少しずつ続けるほうが運動療法は効果的。日常的な動作を見直すだけで活動量が増え、エネルギー消費と筋力がアップします。小さな工夫の積み重ねでも、1日、1週間、1カ月たてば大きな違いに。

コツ1

しっかり歩きを心がける

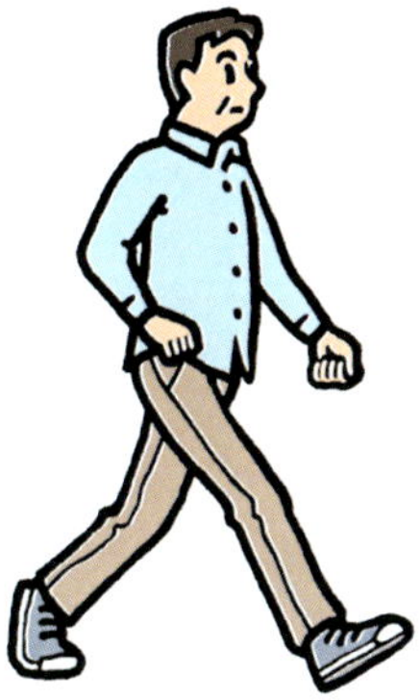

歩行速度を上げ、「しっかり歩き」（右ページ参照）をすることで、消費エネルギーが増える。

コツ2

階段を利用する

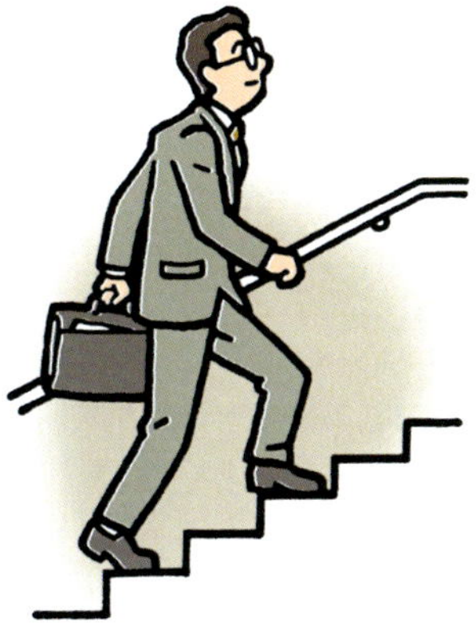

こまめに階段を上り下りすることで、上半身と下半身をつなぐ内部筋肉「大腰筋」が鍛えられる。

コツ3

駐車場では、出入り口の遠くに車をとめる
家から遠い場所に駐車場を借りる

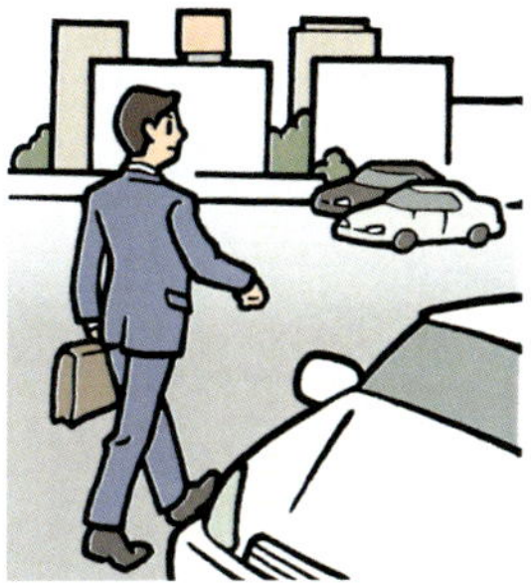

歩かなければならない距離を、意識的に増やす。

コツ4

外食後は歩く量を増やす

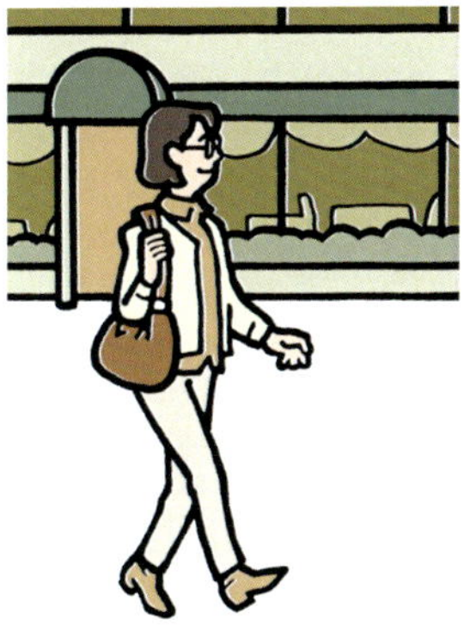

外食は高カロリーになりがち。せっかくの外出、たくさん歩いて消費エネルギーを増やす。

コツ5

座ってすることも立って行う

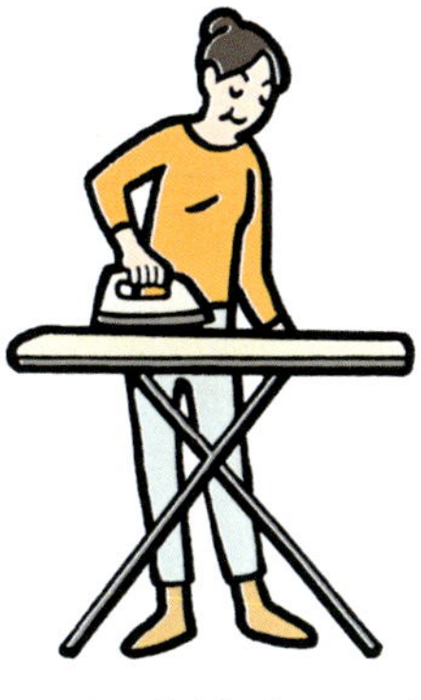

立っているほうが、座っているよりわずかだが消費エネルギーが増える。ちりも積もれば大きな違いに。

コツ6

1日1回は外出する

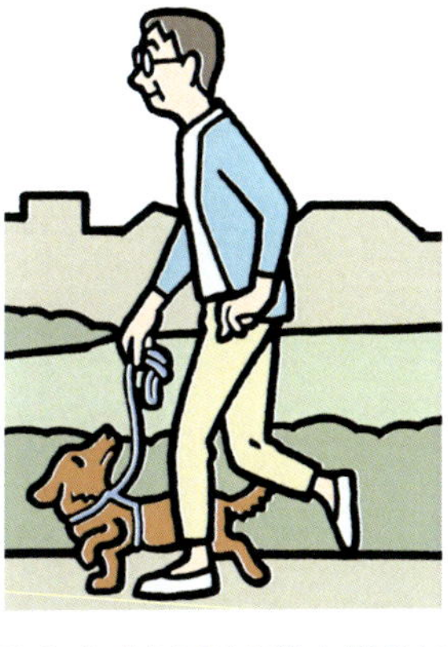

家にいたきりでは歩数も増えない。110歩／分の「しっかり歩き」を10分行えば、1100歩もプラス!

筋肉の疲れをとる かんたんストレッチング

ストレッチングには、筋肉の疲れをとり、運動の効果をアップさせる効果、
筋肉の動きをよくしてケガなどを防ぐ効果、気持ちをリラックスさせる効果などがあります。
より効果的なストレッチングを行うために、正しい方法を覚えましょう!

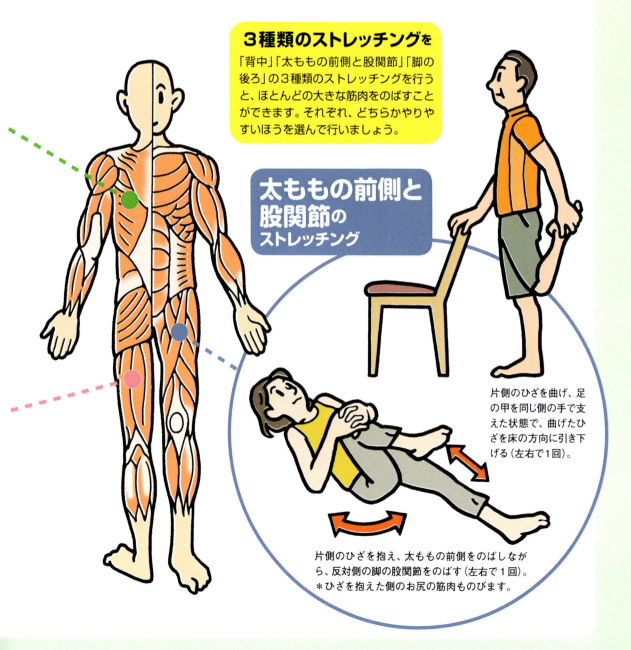

３種類のストレッチングを

「背中」「太ももの前側と股関節」「脚の後ろ」の３種類のストレッチングを行うと、ほとんどの大きな筋肉をのばすことができます。それぞれ、どちらかやりやすいほうを選んで行いましょう。

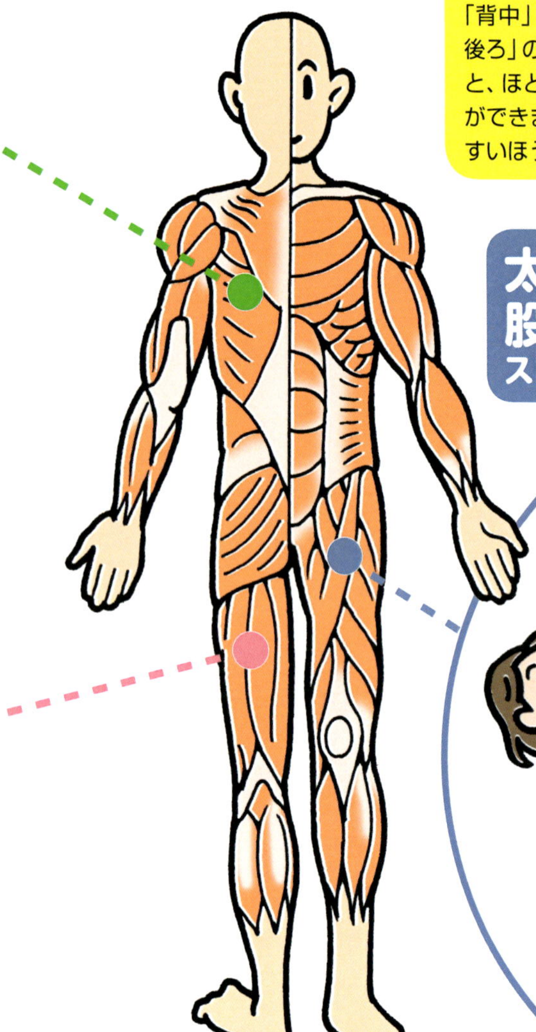

太ももの前側と股関節のストレッチング

片側のひざを曲げ、足の甲を同じ側の手で支えた状態で、曲げたひざを床の方向に引き下げる（左右で1回）。

片側のひざを抱え、太もも前側をのばしながら、反対側の脚の股関節をのばす（左右で１回）。
＊ひざを抱えた側のお尻の筋肉ものびます。

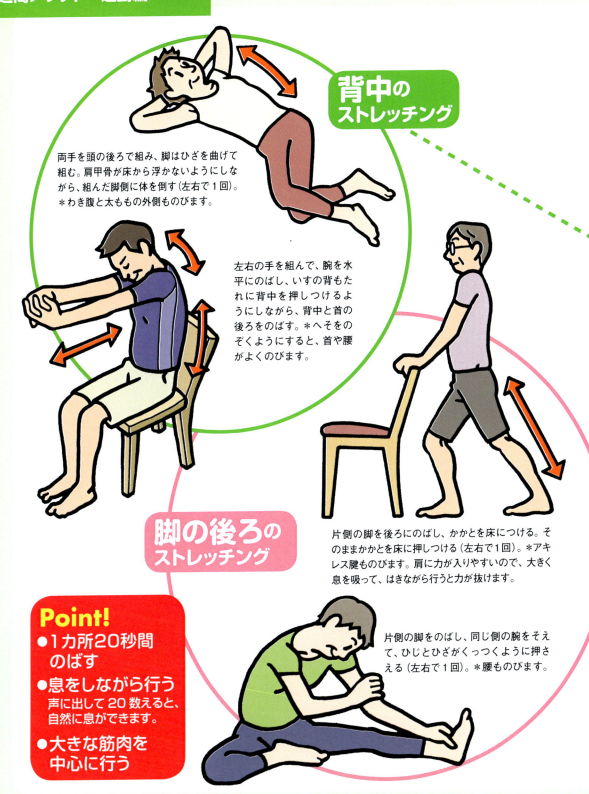

背中のストレッチング

両手を頭の後ろで組み、脚はひざを曲げて組む。肩甲骨が床から浮かないようにしながら、組んだ脚側に体を倒す（左右で１回）。
＊わき腹と太ももの外側ものびます。

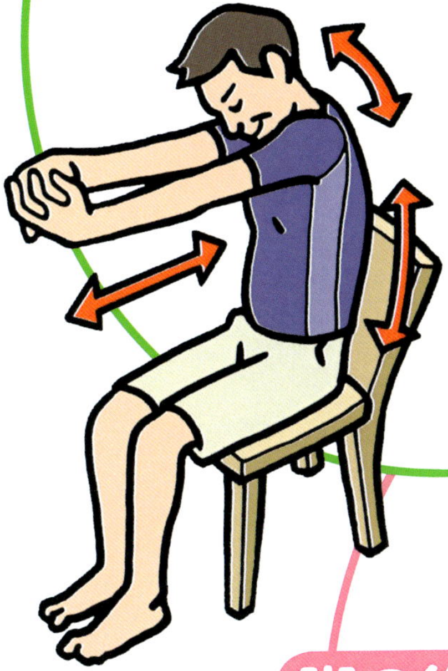

左右の手を組んで、腕を水平にのばし、いすの背もたれに背中を押しつけるようにしながら、背中と首の後ろをのばす。＊へそをのぞくようにすると、首や腰がよくのびます。

脚の後ろのストレッチング

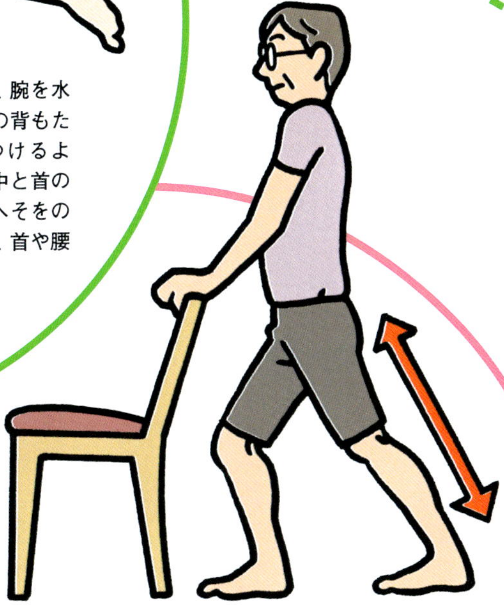

片側の脚を後ろにのばし、かかとを床につける。そのままかかとを床に押しつける（左右で１回）。＊アキレス腱ものびます。肩に力が入りやすいので、大きく息を吸って、はきながら行うと力が抜けます。

片側の脚をのばし、同じ側の腕をそえて、ひじとひざがくっつくように押さえる（左右で１回）。＊腰ものびます。

Point!

- **1カ所20秒間のばす**
- **息をしながら行う**
  声に出して20数えると、自然に息ができます。
- **大きな筋肉を中心に行う**

体重日誌をつけよう！

[2週間メソッド]で運動の習慣がついたあとも、体重の記録は続けましょう。朝晩体重をはかり、記録することで、「増やしちゃいけない！」という意識が高まります。グラフで目に見えて体重が減ってくると、意欲も倍増。体重を記録するのが楽しくなったらしめたものです。

Point!

- 前日より増やさない！
- もし前日より増えていても、1週間単位でみて減っていればOK！

体重日誌

減量をめざすときは、1日2回の体重測定が基本。
朝起きたときと、夜寝る前にはかって体重日誌に記録しましょう。

月/日	10/1	/2	/3	/4	/5	/6	/7	/	/	/	/
曜日	(土)	(日)	(月)	(火)	(水)	(木)	(金)	( )	( )	( )	( )
歩数またはエネルギー消費量	6541歩	12052歩	8370歩	8693歩	7119歩	7608歩	8225歩				
	朝 夜	朝 夜	朝 夜	朝 夜	朝 夜	朝 夜	朝 夜	朝 夜	朝 夜	朝 夜	朝 夜
出来事・行事・体調など	目標 −5kg 毎日 8000歩	公園でウォーキング	少し筋肉痛		雨だったのでバスを利用	送別会					

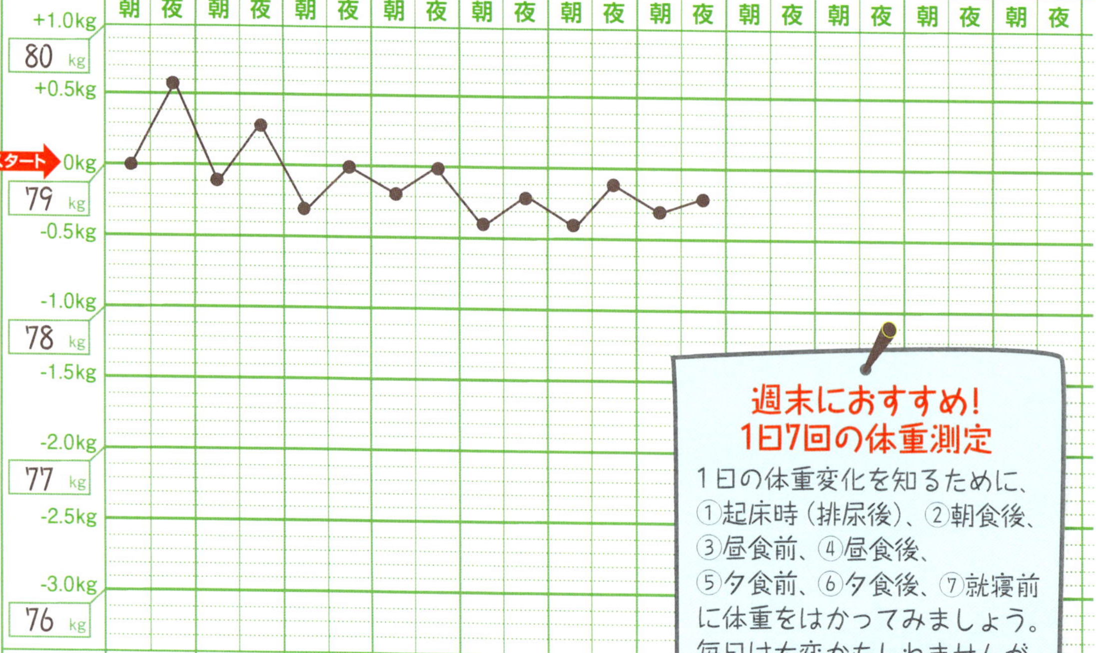

週末におすすめ！ 1日7回の体重測定

1日の体重変化を知るために、①起床時（排尿後）、②朝食後、③昼食前、④昼食後、⑤夕食前、⑥夕食後、⑦就寝前に体重をはかってみましょう。毎日は大変かもしれませんが、土日だけでもやってみると、食事と体重の増減の関係がよくわかり、体重コントロールに役立ちます。

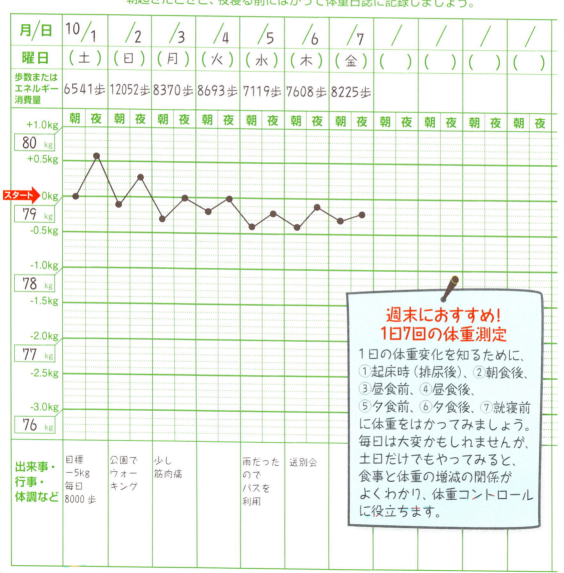

安全で効果的な運動療法のコツ

運動療法のコツ その1

一度にたくさんより日常的に少しずつ

効率よく減量するには、運動を繰り返し
長期間行うのが効果的。
しっかり歩き（有酸素運動）と
ストレッチングを毎日＋負担の軽い
筋トレを1日おきに
行うのがおすすめです。

運動療法のコツ その2

ストレッチングで運動効果をアップ！

運動の効果は運動後にあらわれるため、
筋肉に疲れを残さないことが大切。
ストレッチングには、筋肉にたまった疲労
物質の排出を促し、運動の効果を
アップさせる効果があります。
筋肉の動きをよくして、
ケガを予防する効果も。

運動療法のコツ その3

運動するときはこんなことに注意！

- 動きやすい服と靴で行う
- 水分を補給しながら行い、脱水を防ぐ
- 足場に気をつけ、転ばないようにする
- 動悸やめまい、ふらつきを感じたらやめる
- 関節や筋肉に強い痛みを感じたらやめる

ここに注意！ **無理なく続けるために**

運動は生活のなかに自然に取り入れると長続きします。いつも見ているテレビ番組のとき行うように習慣づけたり、かかとを上げたまま歯磨きする、電車ではなるべく立つなど、自分の生活パターンに合う運動時間を見つけましょう。

いままで運動習慣のなかった人は、とくに、はじめから無理をしすぎないことが大切です。無理なく続けられるくらいの運動のほうが、着実に体を変えることができます。

治療中の人は主治医に相談してから始めましょう。

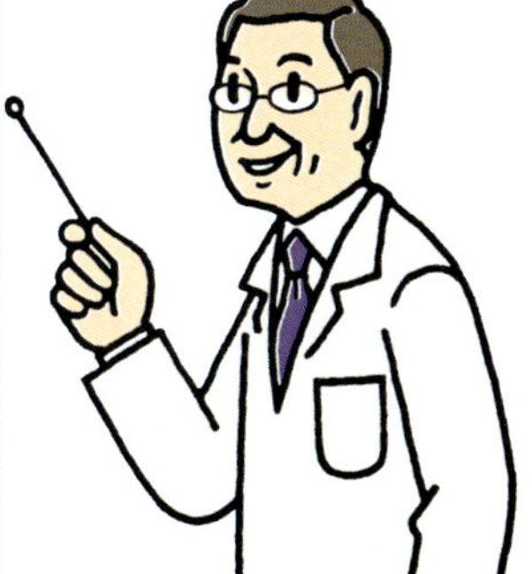

やる気UP！効果もUP！ 歩数計&活動量計を活用しよう

1日に歩いた歩数を記録してくれる歩数計や、歩数だけでなく消費したエネルギー量なども算出してくれる活動量計の活用は、運動療法のやる気と効果のアップにつながります。

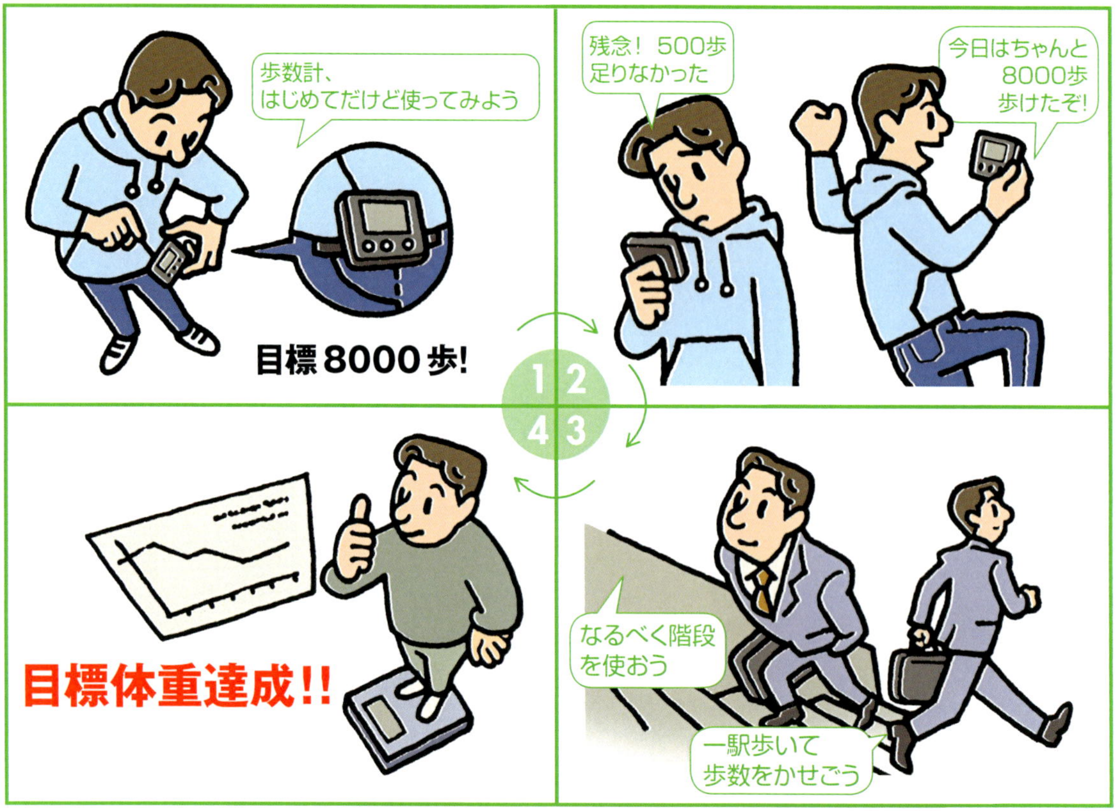
1
歩数計、
はじめてだけど使ってみよう
目標8000歩!
2
残念！ 500歩
足りなかった
今日はちゃんと
8000歩
歩けたぞ!
3
なるべく階段
を使おう
一駅歩いて
歩数をかせごう
4
目標体重達成!!

じょうずに活用するためのPoint!

- 毎日持ち歩くようにする
- 毎日記録する（110ページ）
- 売り場などで相談し、自分に合うものを使う

歩数計と活動量計の違いとは?

歩数計 歩数を計測

使い方が簡単で、歩数の表示が大きく見やすいものが多い。初心者におすすめ。

ポケットに入れるタイプ、服につけるタイプなど、さまざまなタイプがある。

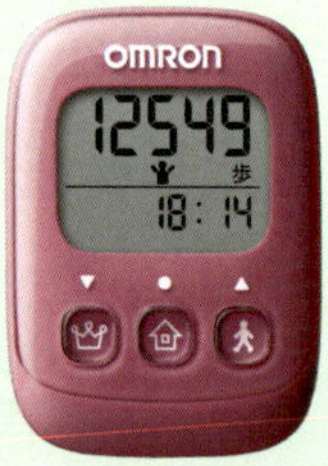

活動量計 1日24時間の体の動きをチェックし、消費エネルギー（カロリー）を計測

歩数だけでなく、1日の消費エネルギー（カロリー）がわかる。座っているときや、寝ているときの消費エネルギーも計測。

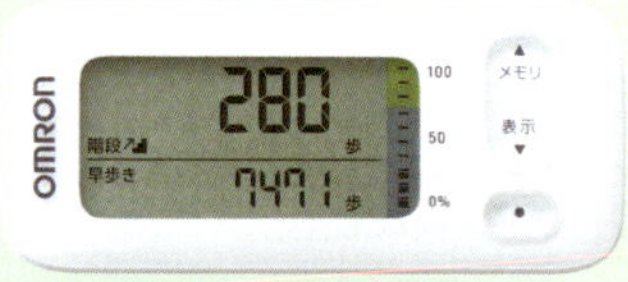

写真のものは、普通歩行、階段上り、早歩きをそれぞれ表示できる。

写真提供　オムロンヘルスケア

血管を強くする **2週間メソッド** 運動編 食事編

食事編

料理 大越郷子 管理栄養士

動脈硬化を改善する食事は、「油」、「エネルギー」、
「塩分」を効率よくカットして、賢く食べるのがポイントです。
本書で紹介する料理はそれをクリアしつつ、
手軽でおいしいレシピばかり。
2週間の改善メニューも紹介しています。
まずは、食事を見直すことから始めましょう。
ご家族の人にとっても、健康的でおいしい献立になります。
また、メニューはどれも生活習慣病の予防にもなりますので、
働き盛りの若い方にもおすすめです。

レシピの見方

本書ではエネルギー総量を 1800kcal を基本に設定して、
食塩相当量は1日8～10g に抑えています。

ポイント

●油、エネルギー、塩分を抑える調理の工夫など、役立つポイントを紹介しています。

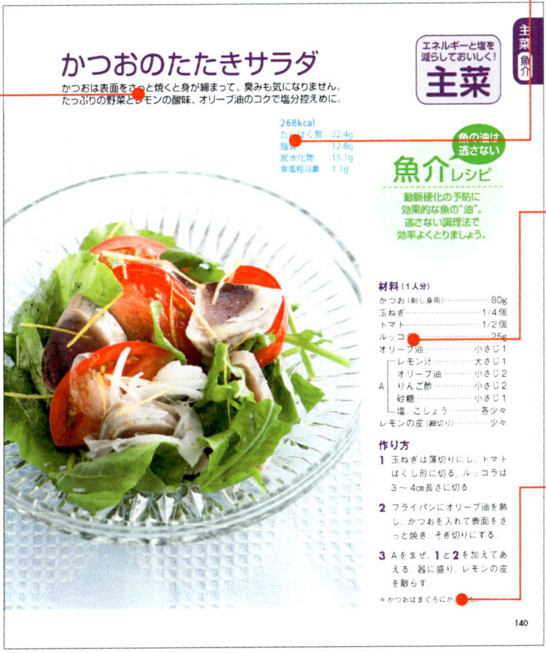

かつおのたたきサラダ

かつおは表面をさっと焼くと身が締まって、臭みも気になりません。
たっぷりの野菜と モンの酸味、オリーブ油のコクで塩分控えめに。

エネルギーと塩を減らしておいしく!
主菜

主菜 魚介

268kcal
た ぱく質 22.4g
脂 12.8g
炭水化物 15.1g
食塩相当量 1.1g

魚の油は逃さない
魚介レシピ
動脈硬化の予防に
効果的な魚の"油"。
逃さない調理法で
効率よくとりましょう。

材料（1人分）
かつお（刺し身用）……80g
玉ねぎ……1/4個
トマト……1/2個
ルッコ ……25g
オリーブ油……小さじ1
A レモン汁……大さじ1
A オリーブ油……小さじ2
A りんご酢……小さじ2
A 砂糖……小さじ1
A 塩、こしょう……各少々
レモンの皮（細切り）……少々

作り方
1 玉ねぎは薄切りにし、トマトはくし形に切る。ルッコラは3～4cm長さに切る。
2 フライパンにオリーブ油を熱し、かつおを入れて表面をさっと焼き、そぎ切りにする。
3 Aをまぜ、**1**と**2**を加えてあえる。器に盛り、レモンの皮を散らす。
＊かつおはまぐろにか

140

栄養表示

●1人分のエネルギー、たんぱく質、脂質、炭水化物、食塩相当量を表示。季節によって、素材の栄養素含有量に違いがあるので、数字は目安と考えてください。

材料表記

●材料の分量は1人分が基本ですが、一部は作りやすい分量となっています。2人分、あるいは4人分で作る場合は、材料の使用量を人数分だけ掛け算して増やしますが、調味料は味を見ながらかげんしてください。

応用食材

●料理に使用した素材以外にも、応用できる素材を紹介。メニューの幅が広がります。

- 分量の表記の1カップは200㎖、大さじ1は15㎖、小さじ1は5㎖です。
- 電子レンジの加熱時間は600Wを目安にしています。500Wなら1.2倍に調整してください。
- フライパンはフッ素樹脂加工やセラミック加工のものを利用すると、油の量を控えることができます。

2週間メソッド　食事編　**食べ方の基本 ——①**

何をどう食べるのか?

血管を丈夫にする食事のポイント

血液は毎日の食事でつくり替えられます。しなやかな血管を保つためには、食べすぎない、塩分を控えめにする、栄養はバランスよくとる、が基本。その考え方は74ページでも触れましたが、ここで再確認しましょう。そのうえで、何をどう食べたらよいのかなど、ポイントを押さえて、血管を丈夫にする食事作りをサポートしましょう。

ポイント1

食べすぎない

動脈硬化になる大きな要因は、なんといっても過食。食べすぎると血中の脂質や血糖を増やしてしまいます。自分に合った適正エネルギー量を知って、食べすぎをなくしましょう。肥満の場合は、それだけでも効果があります。

→適正エネルギー量の計算式は P.75へ

ポイント2

PFCバランスを意識する

栄養をバランスよくとる目安になるのが、たんぱく質(P)、脂質(F)、炭水化物(糖質)(C)の三大栄養素の比率。生命維持に最低限必要な栄養素で、供給エネルギーに対する理想的な比率があります。まず、身長から標準体重を出し、エネルギー量はそれに身体活動量1kgあたり25～35kcalとします。そして、たんぱく質は1.2g /kgを目安にとり、残りを脂質と炭水化物で補うことになります。健康な人は、たんぱく質17～20%、脂質25～35%、炭水化物45～60%が目安。高中性脂肪血症は炭水化物が少なめの45～50%、脂質30～35%、高コレステロール血症は炭水化物が多めの55～60%、脂質25～30%が推奨されます。

理想のPFCバランス

※1日のエネルギー1800kcalの場合。

P(プロテイン＝たんぱく質)
F(ファット＝脂質)
C(カーボン＝炭水化物)

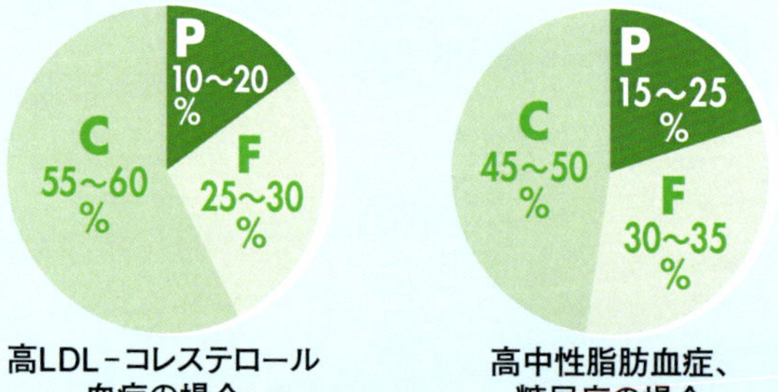

高LDL－コレステロール血症の場合

高中性脂肪血症、糖尿病の場合

ポイント 3

油脂類は効率よくとる

バター、ラードなどの動物性脂肪や脂っこいものは、とりすぎないこと。LDL-コレステロールを増やす原因になります。とはいえ、むやみに減らすだけではなく、不飽和脂肪酸を多く含む青背の魚や植物油を、効率よくとりましょう。

→ 油脂のとり方は P.118へ

ポイント 4

抗酸化力のある食品をとる

動脈硬化はコレステロールの酸化がかかわっています。肉や魚の内臓など、コレステロールの多いものはとりすぎないこと。β-カロテンやビタミンC・Eなど抗酸化物質を含む野菜やきのこ・海藻類などを積極的にとりましょう。

ポイント 5

青背の魚は1日1皿とる

青背の魚にはたんぱく質とともにEPA、DHAといった魚特有の脂質が豊富に含まれています。血小板の凝集を抑制するはたらきがあり、血栓をつくりにくくします。メインおかずは、肉と魚を半々にしましょう。

→ 青背の魚のとり方は P.123へ

ポイント 6

薄味を心がける

血圧が高くなると、血管には相当の負担がかかって血管壁がもろくなります。血圧を正常に保つことは重要。塩分のとりすぎには、注意が必要です。料理は薄味に仕立てるように心がけて、塩分摂取量は1日8～10gぐらいに抑えましょう。

→ 減塩のコツは P.120へ

ポイント 7

野菜、きのこ・海藻類は毎食とる

野菜、きのこ、海藻類には、肉、魚などにはほんの少ししか含まれない食物繊維が豊富です。とくに野菜は、ビタミン・ミネラルの宝庫であるばかりでなく、食物繊維、β-カロテン、ポリフェノールなどの抗酸化物質も豊富。野菜は1日400g以上、きのこや海藻は適量を、1日3食欠かさずにとりましょう。食物繊維量は1日25g以上が目標です。

→ 野菜、きのこ・海藻のとり方は P.124へ

ポイント 8

大豆製品も積極的にとる

野菜やきのこ・海藻類のほか、納豆などの大豆製品も抗酸化作用があります。主菜は肉や魚に加えて、大豆製品のおかずを増やすなどして、積極的にとり、体の酸化を防ぎましょう。

2週間メソッド　食事編　**食べ方の基本 ——②**

何をどのくらい食べる？
1日にとりたい食品

114ページで何をどう食べたらよいのか、ポイントを説明しました。
では、1日に何をどのくらい食べたらよいのでしょう。ここでは、具体的な例でみてみましょう。

食品を3つのグループで考える

食品は種類や役割によって、大まかに3つのグループの食品に分けられます。筋肉成分、代謝を活発にする成分、エネルギー成分。この3つのグループを意識して適量とることで、栄養バランスがととのいやすくなります。

献立は多様な食品を組み合わせる

本書では1日の総エネルギーを1800kcalに設定して、主菜1品に副菜1～2品、汁物は1日1回の献立を提案しています。献立は多様な食品群を組み合わせ、主食、主菜、副菜という構成で考えると、自然に栄養バランスがととのいます。

1日にとりたい食品の種類と目安

1 筋肉成分

筋肉や体組織をつくる主成分。たんぱく質は20種類のアミノ酸からつくられ、そのうち9種類の必須アミノ酸は体内で生成することができない。魚介、大豆製品を中心にとり、肉は脂身の少ない部位を選んで量も控えめに、卵は1日1個程度にし、乳製品は不足しがちなカルシウム源として間食にとるのが望ましい。

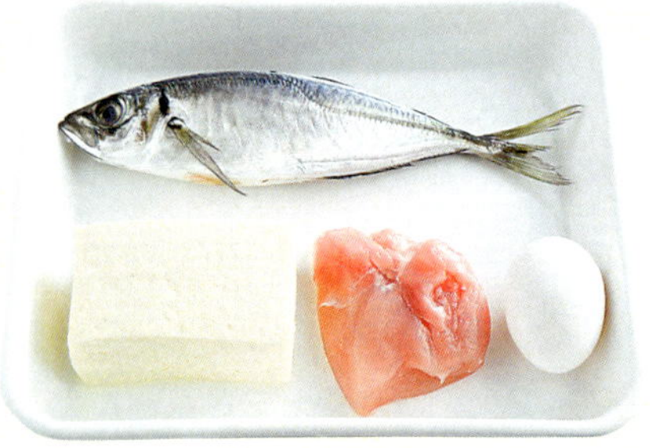

たんぱく質を多く含む食品

肉や魚、大豆製品、卵、乳製品など

［目安量］

- **肉や魚介：50～200g**
  - ＊鶏胸肉（皮なし）1/3枚（80g）、あじ中1尾
  - ＊または、肉は豚もも肉50g、鶏ささ身100g、魚介は生鮭1切れ、いわし中1尾、かつお（刺し身用）5切れ、あさり（殻つき）30個
- **大豆・大豆製品、卵：50～200g**
  - ＊とうふ1/2丁（150g）か卵1個
  - ＊または納豆1パック、油揚げ1枚

2 代謝を活発にする成分

動脈硬化予防のキーワードとなるのが抗酸化力と食物繊維。ビタミン、ミネラル、食物繊維を多く含む野菜やきのこ、海藻類をとり合わせて積極的にとりたい。

ビタミン、ミネラル、食物繊維を多く含む食品　野菜、きのこ、海藻類など

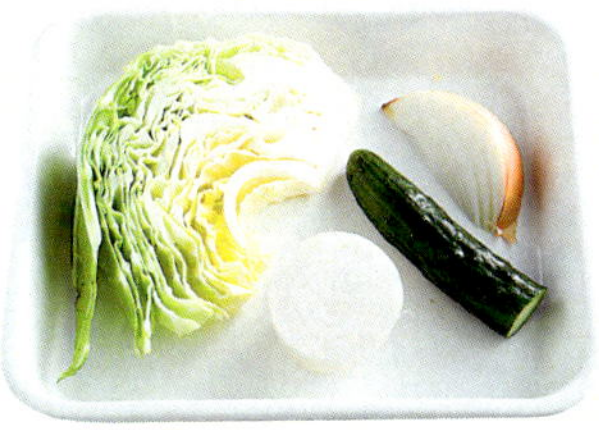

[目安量]
●淡色野菜：230g以上
＊キャベツ1/4個、玉ねぎ1/6個、大根3㎝、きゅうり1/2本

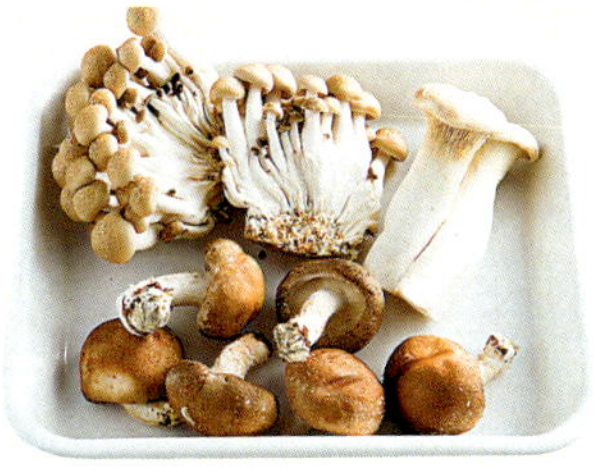

●きのこ：適量
＊生しいたけ、しめじ、エリンギなど。

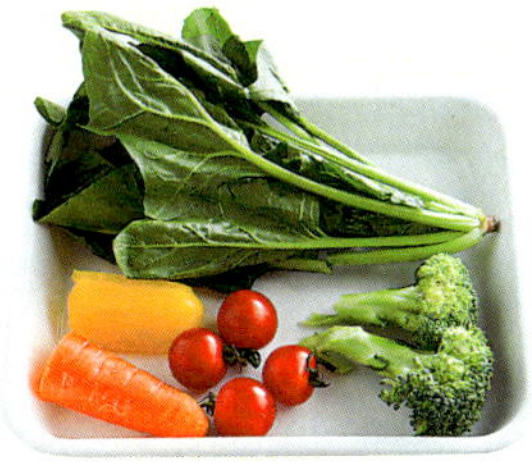

[目安量]
●緑黄色野菜：170g以上
＊ほうれんそう3株、にんじん1/2本、ミニトマト4個、パプリカ1/4個、ブロッコリー3房

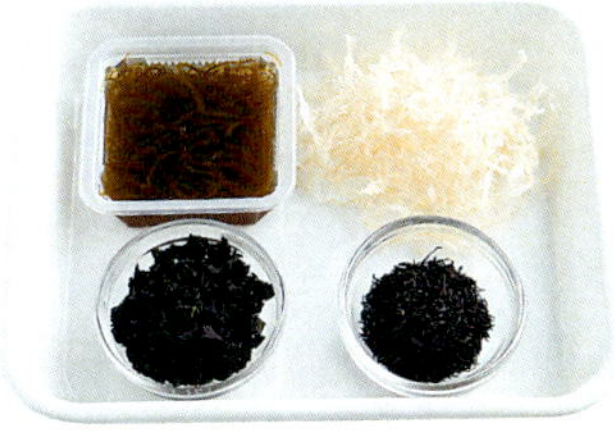

●海草類：適量
＊もずく、ひじき、わかめ、寒天など

3 エネルギー成分

炭水化物（糖質）は体内でブドウ糖に変わってエネルギー源となる。本書の献立は白米を基本としているが、血糖値を下げる食物繊維が多い玄米を選んでもＯＫ。脂質も体にとって大切なエネルギー源。むやみに避けるのではなく、適量をじょうずにとることが重要。

脂質を多く含む食品

油脂など

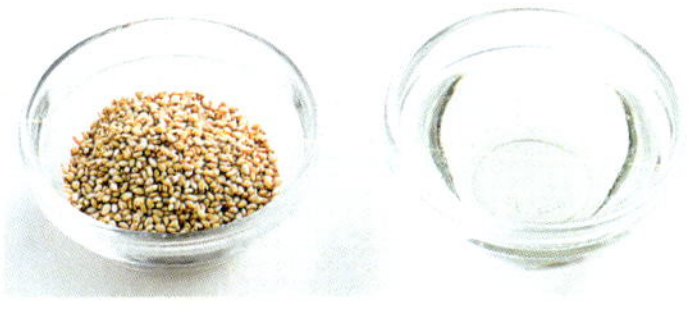

●油脂：12g
＊植物油なら大さじ1
●種実：3ｇ
＊ごまなら小さじ1

炭水化物を多く含む食品

穀類、いも、豆、砂糖、甘味、果物など

[目安量]
●ごはん：450g（150g×3食）
＊または食パン8枚切り4.5枚
●糖類：6ｇ
＊砂糖なら小さじ2
●調味料：15g
＊ソース、ケチャップなら各大さじ1

油と脂の違いは?
油脂は「質」を見極めて賢くとる

油脂類はとり方次第で、LDL-コレステロールや中性脂肪を増やしたり、減らしたりします。「質」による使い分けが必要です。とくに現代人の食生活はよくない脂のほうを多くとっている傾向にあり、それが動脈硬化を進行させる原因にもなります。

常温で固まる脂、固まらない油

油の性質は脂肪酸で決まります。動脈硬化を起こす原因になるのは「飽和脂肪酸」。肉の脂身やバターなどに含まれ、血管に入ってから固まり、コレステロールや中性脂肪を増やします。つまり動脈硬化を引き起こす要因になります。一方、飽和脂肪酸に対して「不飽和脂肪酸」があります。青背の魚の油やごま油に多く含まれる「多価不飽和脂肪酸」、オリーブ油やキャノーラ油などの「一価不飽和脂肪酸」は、血栓の生成を防ぐ、LDL-コレステロールを減らすなど、動脈硬化予防に有効です。これらは常温で固まらない「油」と覚えておきましょう。

脂肪酸のバランス（SMP比）は3：4：3

食生活では肉の脂肪を減らし、その分魚の油を増やす、植物油は適量をとるのが、賢いとり方。さらに意識したいのが、ＳＭＰバランス。Ｓは飽和脂肪酸、Ｍは一価不飽和脂肪酸、Ｐは多価不飽和脂肪酸。その割合は３：４：３が理想のバランスです。体によさそうだからとオリーブ油や青背の魚ばかりとっていると不飽和脂肪酸が多くなりすぎてしまうことに。肉やバターなども不足すると血管がもろくなったり、貧血の原因になるので、適量ならとったほうがいいのです。

油脂の種類と特徴

常温で固まらない「油」

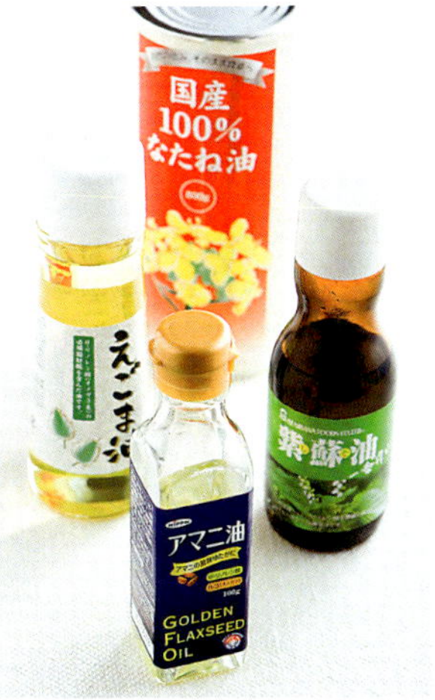

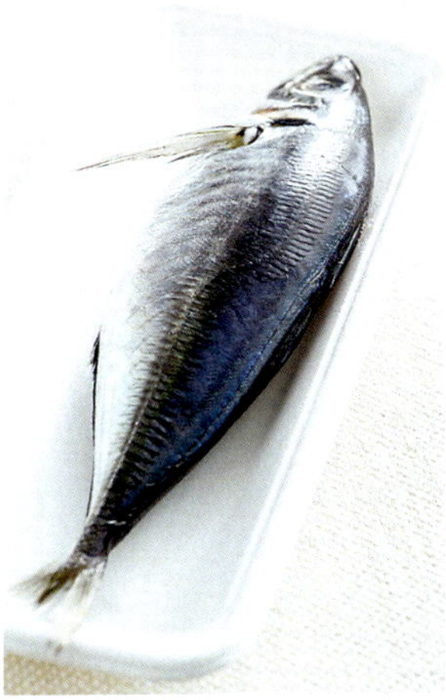

●多価不飽和脂肪酸

→LDL-コレステロールを減らす

ごま油、大豆油、コーン油、なたね油、
青背の魚、しそ油、亜麻仁油、えごま油
などに多く含まれている。
体内で合成できない必須脂肪酸。酸化されやすく、とりすぎると善玉（HDL）コレステロールまで下げてしまうため、注意が必要。

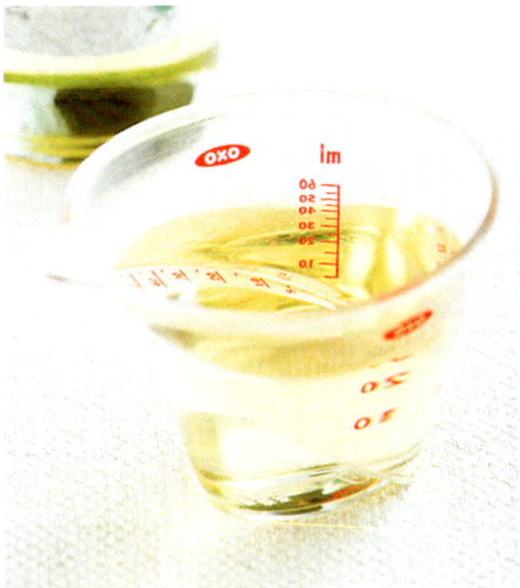

●一価不飽和脂肪酸

→LDL-コレステロールを減らす

オリーブ油、キャノーラ油などに多く含まれている。酸化されにくいのが特徴。

常温で固まる「脂」

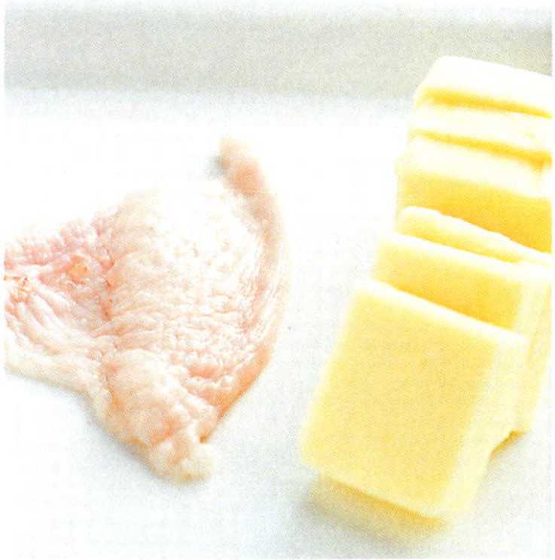

●飽和脂肪酸

→コレステロールを増やす

バター、肉の脂身などに多く含まれている。

油を減らしておいしく食べる工夫で

油脂を賢く選ぶのと同時に、調理法で脂質を減らす工夫も必要です。たとえば、鶏肉は皮を除いて調理しましょう。とり除いた皮と、残りの肉のエネルギー量はほぼ同じです。さらに、肉を食べるときは、肉の倍量の野菜をとる、ということを実行しましょう。

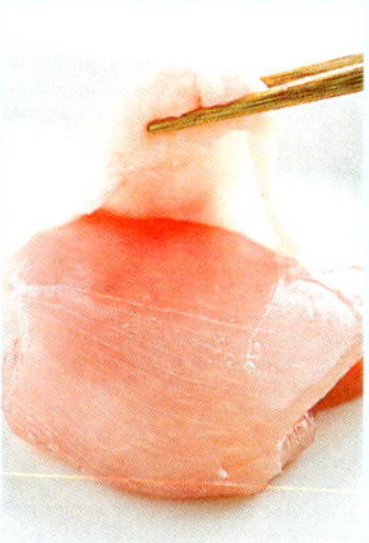

2週間メソッド　食事編　**食べ方の基本 ―― ④**

あなどれないのが「塩分」おいしく減塩するポイント

塩分のとりすぎによる高血圧は動脈硬化を進行させます。1日の塩分摂取量は8g未満（女性は7g未満、高血圧の人は6g未満）が目標です。濃い味つけはごはんの食べすぎ、アルコールのとりすぎにつながり、結果としてエネルギー過多にもつながります。まずは、薄味に慣れること。ともすると、減塩、薄味の料理はおいしくないと思われがちですが、それも調理次第。料理に適した減塩法を知れば、むしろ素材の持ち味をじっくりと味わうことができます。

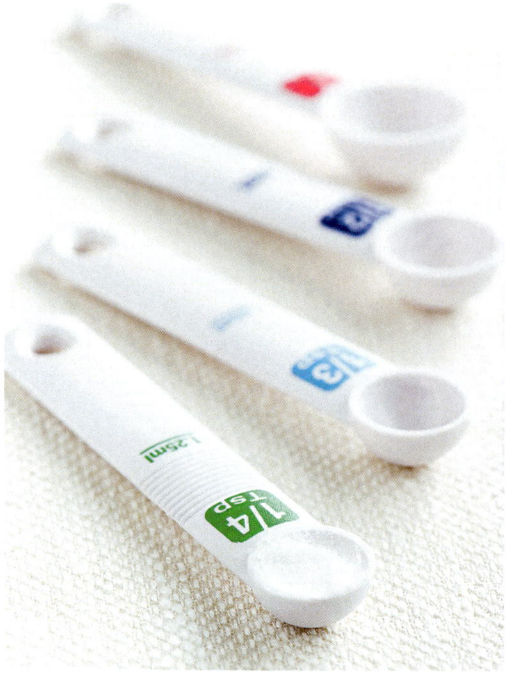

減塩のポイント

1.　調味料はきちんとはかる

減塩するためには、1日に使う調味料の適正量をしっかりと把握することが必要。そのためには、まず毎日使うみそ、しょうゆ、塩など基本的な調味料の塩分量を知り、きちんとはかる習慣を身につけましょう。日々の蓄積なので、減塩効果は高くなります。

2.　素材のうまみを生かし、だしをきかせる

インスタントのだしは手軽ですがそれ自体食塩を含むので、できるだけこぶや削りがつおでだしをとりましょう。天然だしには自然なうまみがあり、薄味でもおいしい味つけができます。干ししいたけや干し貝柱、干しえびなどの乾物類もうまみがたっぷり出るので、おすすめです。

3. 酢やかんきつ類の酸味を生かす

酢に含まれるクエン酸は殺菌効果をはじめ、糖質や脂質をエネルギーとして燃焼させるといった代謝を高めるはたらきをし、結果としてダイエット効果が大きいのです。米酢、黒酢、穀物酢、りんご酢など、酢の種類はいろいろあり、かんきつ類も酢と同様、さわやかな酸味が効果的。好みや料理によってじょうずに使い分けましょう。

4. 香辛料や香味野菜を利用する

カレー粉、わさび、からしなどの香辛料をいつもの料理に少量プラスすれば、淡泊な料理に広がりが出て、減塩にもつながります。香味野菜や唐辛子など、辛み成分を利用するのもポイント。風味が加わるので、調味料を控えることができます。また、黒酢、すりごま、くるみなど、風味のあるものを使うと料理にコクが出るので塩分を減らすことができます。

5. 調味料で工夫をする

献立は１品の味を少し濃いめにして、ほかの料理とメリハリをつけるのも1つの方法。また、味が中までしみ込む煮物より、照り焼きのように素材の表面に味をからめた料理のほうが、調味料は少なくてすみます。

6. 血圧の上昇を抑える食材をとる

カリウムは余分な塩分を排出して、血圧の上昇を抑える効果があります。ほうれんそう、にんじん、春菊などの緑黄色野菜、いも類、海藻類、果物などを積極的にとりましょう。また、こぶには血圧上昇を抑制する水溶性食物繊維が豊富。コレステロール低下にも効果があります。

みそ汁は１日１回にする

日本人は、ごはんにみそ汁がセットという習慣があります。しかしみそ汁の塩分は意外に高いので、１日１回にしたいもの。お茶などを種類多く楽しみましょう。

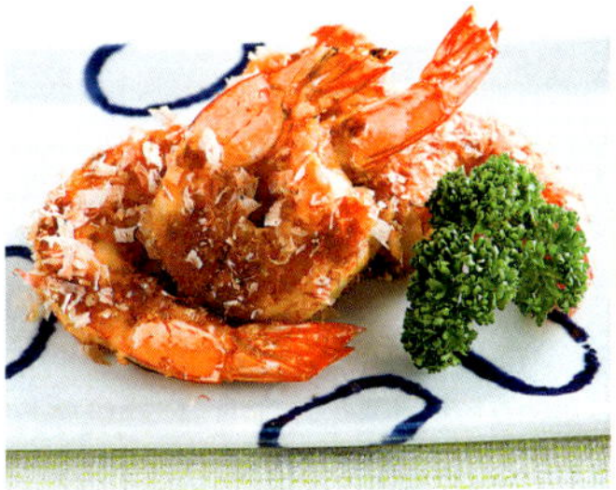

削りがつおを仕上げにまぶすだけで、風味がアップして減塩効果大。

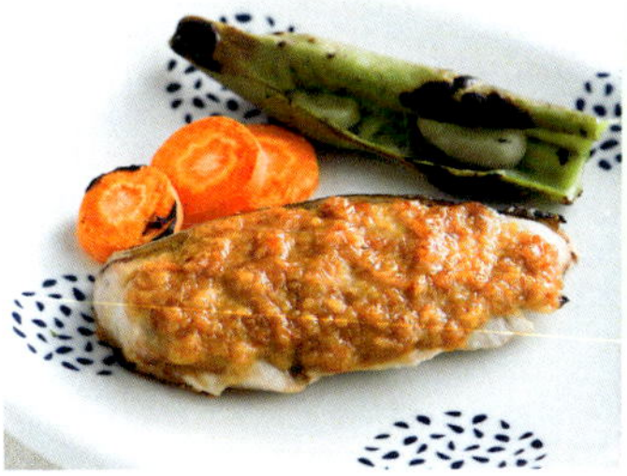

みそ焼きや照り焼きなど表面に味をつける料理は中まで塩分がしみ込みにくい。

酢やかんきつ類を使ったメニューは積極的にとり入れて。

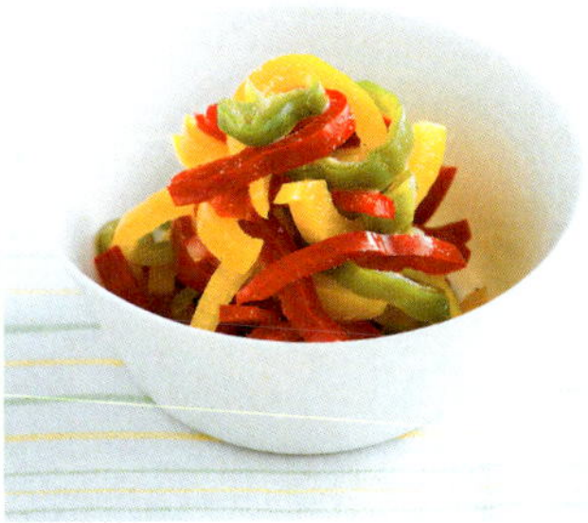

2週間メソッド 食事編 実践編 3つのメソッド

脂質をコントロールして血管を丈夫にする!

エネルギーダウンでも大満足!「量より質」の賢い食べ方メソッド

毎日の食事量を抑えることは大前提ですが、いかに脂質をコントロールできるかが、動脈硬化になるかどうかの分かれ道です。「質」のよい食事をするために、何をどう食べるか……まずは、実現可能なことから始めて、着実にこなしていきましょう。次の3つのメソッドを意識するだけで、脂質コントロールは十分可能です。

献立を立てる前にココをチェック

Check
- 1. 青背の魚を「1日1皿」とる

Check
- 2. 野菜、海藻・きのこを毎食とる

Check
- 3. 何をどのくらい食べたか、「記録」する

1. 青背の魚を「1日1皿」とる

メインおかずとして魚を積極的にとる

魚に含まれる脂肪酸、EPA（エイコサペンタエン酸）やDHA（ドコサヘキサエン酸）は動脈硬化予防の強い味方。とくにEPAは、血液を固まりにくくして血栓がつくられないようにするはたらきがあります。LDL-コレステロールを増やす霜降り肉に比べて、消化もよく、エネルギーも低いので、積極的にとりましょう。

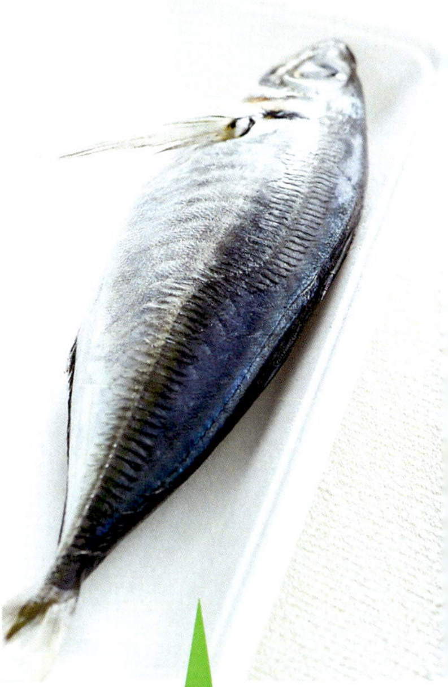

DHAやEPAが多い魚は、あじ、さわら、かつお、いわし、まぐろ、鮭、さば、さんま、ぶり、はまちなど。1食80～100gを目安にとりましょう。

1日に「青背の魚1切れ」を欠かさずに

EPA や DHA は、あじやいわし、さんまなどの青背の魚に豊富に含まれています。1日1食は青背の魚料理を欠かさないようにしましょう。目安量は 80 ～100g（切り身1切れ相当）です。とりすぎてもさほど心配はありませんが、脂質であることに変わりありません。エネルギーが高くなりそうなときは、調理の油を抑えるなどの工夫を加えましょう。

エネルギーを抑え、油を逃さずとる調理法で

魚の油は酸化しやすいので、なるべく旬の魚を選び、新鮮なうちに調理してすぐに食べましょう。酸化が少ない刺し身などで生のまま食べるのがおすすめ。加熱する場合は、蒸したり、ホイル焼きなどに。魚の油を逃さずに、よりヘルシーな料理となります。

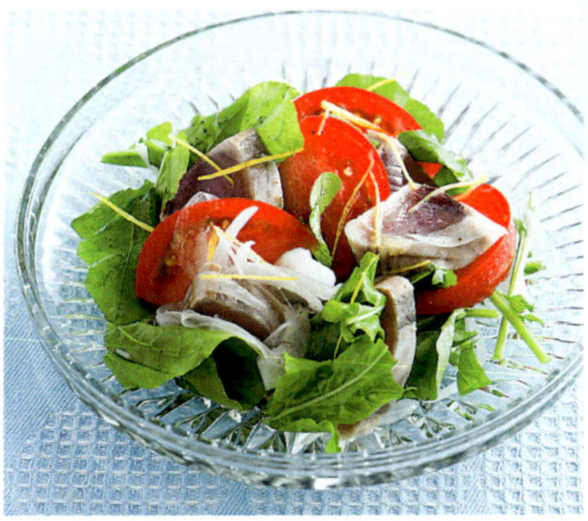

刺し身は油の酸化が少なく、魚の油を逃さない調理法です。

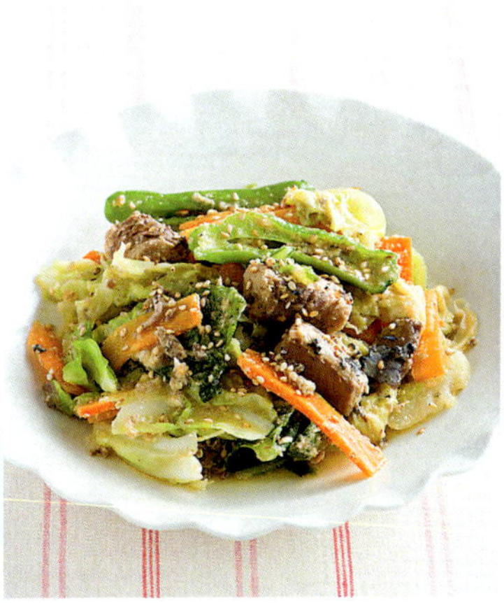

青魚を手軽にとるには、缶詰も強い味方。栄養が溶け出た缶汁ごと利用しましょう。

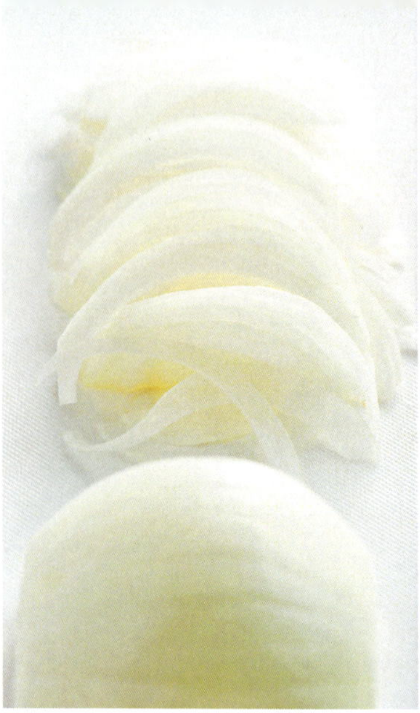

2. 野菜、海藻・きのこを毎食とる

抗酸化作用の強い野菜が体の〝サビ〟を落とす

野菜はビタミン、ミネラルの宝庫であるばかりでなく、食物繊維も多いことは、何度も触れてきました。さらに注目のパワーが、抗酸化力。わかりやすくいうと、体の〝サビ〟を落とすはたらきです。動脈硬化には、コレステロールの酸化が大きくかかわっていると考えられていて、野菜にはこの酸化を防ぐ力があります。とくに緑黄色野菜はβ - カロテン、ビタミンE・C、ポリフェノールなどを多く含み、淡色野菜はビタミンCが多く、血液の流れをよくするはたらきがあります。

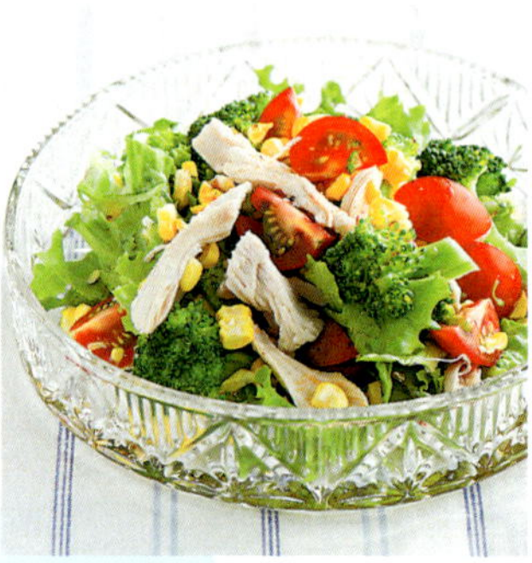

肉料理には野菜をたっぷりつけ合わせて。

野菜は毎食とり、1日に400gはとる

1 日にとりたい野菜の目安量は、緑黄色野菜で170 g、淡色野菜で 230 g、合わせて1日 400g 以上。いもやかぼちゃ以外の野菜はエネルギーも低いので、たくさん食べても動脈硬化を進行させる要素はありません。加熱するとカサが減ってたくさん食べられるうえ、満腹感を得ることができます。

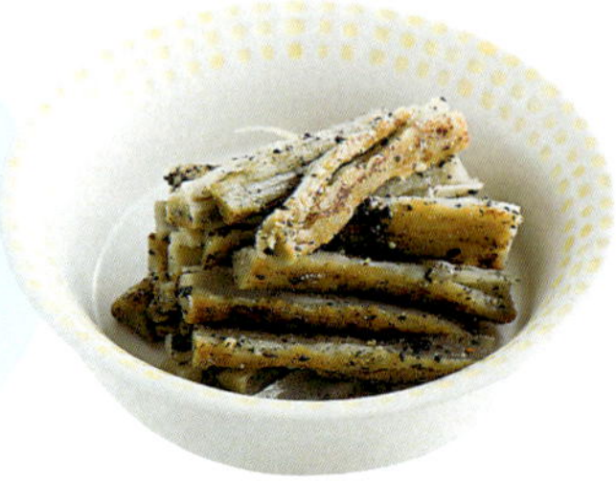

かみごたえのある野菜やこんにゃくなどは、低エネルギーでも満足感を得られる食材。

海藻・きのこは意識していままでの倍量とる

海藻、きのこともに食物繊維が豊富な食材。海藻特有のぬめり成分アルギン酸、フコイダンは水溶性食物繊維の一種。中性脂肪やコレステロールを減らし、血流をよくするはたらきもあります。きのこ類も同様に食物繊維が豊富で低エネルギー。意識して、いまの倍はとるようにしましょう。

いずれも、糖質の吸収を穏やかにし、血糖値抑制にはたらくので、食事の最初に食べるのがおすすめです。

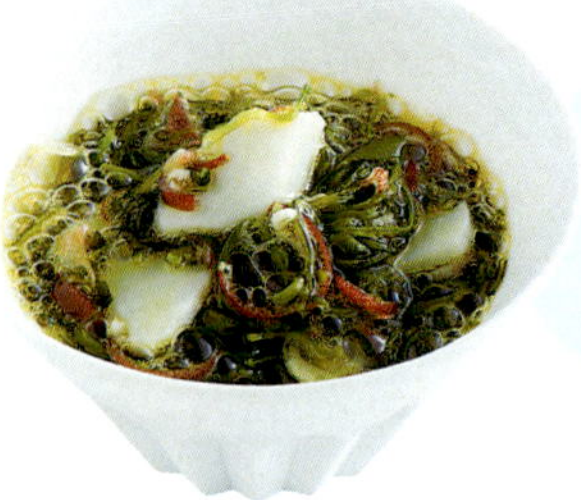

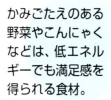

副菜は緑黄色野菜や海藻・きのこ類などを中心にとり合わせて。

3. 何をどのくらい食べたか、「記録」する

毎日なんとなく食事をしていると、自分が何をどのくらい食べたのか忘れてしまうもの。できるだけ、正確な情報を把握するためには、記録することが大切です。朝食はごはんを何杯食べたか、昼食には何を選んだか、という程度の簡単なメモでかまいません。同じようなメニューが続いている、野菜をぜんぜん食べていない……といった小さな発見があります。不足しているものがあれば積極的にとり、逆に食べすぎているものは控えるようにすれば、自然に栄養バランスがととのいます。また、食事内容のほか、体重や体脂肪も毎日チェックしましょう。体重が増えてきたら記録した食事内容を見直して、体重をコントロールしましょう。

体重だけでなく、体脂肪も毎日チェックしたい！　朝食前か就寝前など、毎日決まった時間に記録するのがベスト。

＜記入内容例＞

日	体重(kg)	体脂肪率(%)	食事内容	食材をチェック
1日(月)	56.8	28.3	朝 ☑ ごはん 焼き魚 温野菜（ブロッコリー） みそ汁 （とうふ、わかめ） 昼 ☑ サンドイッチ （卵、ツナ） コーヒー　＊コンビニ 夜 ☑ 肉じゃが きゅうりとわかめの酢の物 豚汁 間食 ☐ なし	☑ 青背の魚 ☑ 緑黄色野菜 ☑ 淡色野菜 ☑ 大豆・大豆製品 ☐ 乳製品 ☑ 海藻・きのこ

主食や主菜はもちろん、ジュースなどの飲み物、チョコ１枚でも、口に入れたものはすべて書き出しましょう。３度の食事をカメラに収めるのもよい方法です。

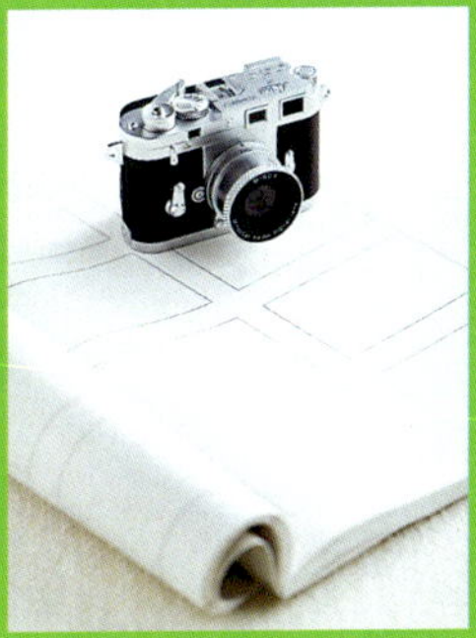

食べた食材をチェックしておくのも、栄養バランスをととのえるよい方法。積極的にとりたい食材などは、項目を設けておくと便利です。

2週間メソッド 食事編 実践編　献立の立て方

1日3食、2～3菜の献立でバランスよく

毎日の食事は1日3食をきちんととること、そのうえでそれぞれに必要な栄養を過不足なくとれていることが大前提。献立は、主菜1品に副菜1～2品、汁物は1日1回という構成にすると自然に栄養バランスがととのいます。まず、魚料理、肉料理、大豆製品などメインを決め、野菜や海藻、きのこなどのサブおかずを組み合わせます。

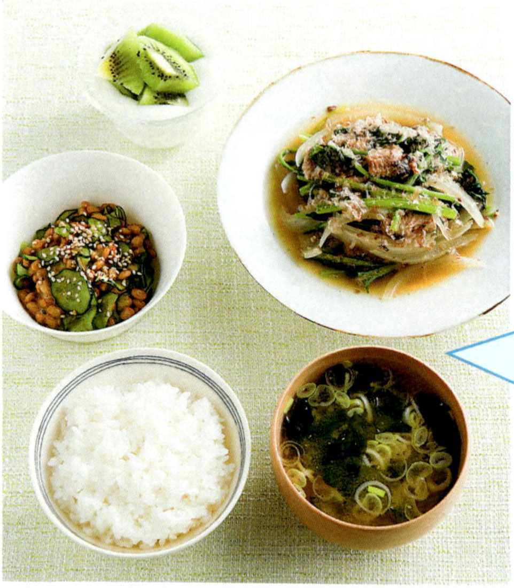

主食 1品　主に炭水化物

ごはんやパンなど。食物繊維が豊富な玄米や胚芽米、雑穀米にすると、血糖値を下げる効果大。

主菜 1品　主にたんぱく質

魚（青背の魚を中心に白身魚）、肉（低脂肪・高たんぱくの部位）、大豆製品など。

副菜 1～2品　主に食物繊維、ビタミン・ミネラルなど

野菜、きのこ、海藻から主菜に合うものを選ぶ。

×3食

汁物 1品　主に食物繊維、ビタミン・ミネラルなど

汁物は薄味にして1日1回が目安。

×1食

＋

間食　主にビタミン、ミネラル、カルシウム、鉄分など

牛乳などの乳製品でカルシウム、果物でビタミン・ミネラルを補う。朝、昼、夜の献立に組み込んでもOK。

献立を立てる前にココをチェック

主食、主菜、副菜と組み合わせるだけでなく、栄養バランスの偏りを防ぐために次のことに気をつければ、よりバランスのよい献立になります。

コツ1　同じ調理法を重ねない

揚げ物や炒め物など油を使う料理はとくに要注意！　脂肪や塩分のとりすぎにつながります。

コツ2　同じ主材料を重ねない

多種類の食品をとるほうが、多様な栄養素をとることができます。

食材の目安量を把握して、3日間の献立を立ててみる

　どんな料理を選ぶかが決まったら、次は料理に合わせて買い物をします。牛乳や卵、肉などスーパーで1週間分買うものもあれば、魚は2、3日分のものもありますが、3日分、1週間の中で食べ切れる量をと考えることが大切。買いすぎないことも、食べすぎを防ぐために必要なポイントなのです。

　本書では3日間を目安に献立を組み立てています。1日目の夕方買い物をして、その日の夕食作りからスタートするという設定です。食材を買うポイントは、鶏胸肉なら1枚、魚は1切れ、とうふは使い切りタイプを選ぶこと。野菜もじゃがいもは2個、キャベツは1/4個と小分けにしたものを選ぶことで、むだなく使い切ることができて、結果、食べすぎ防止につながります。

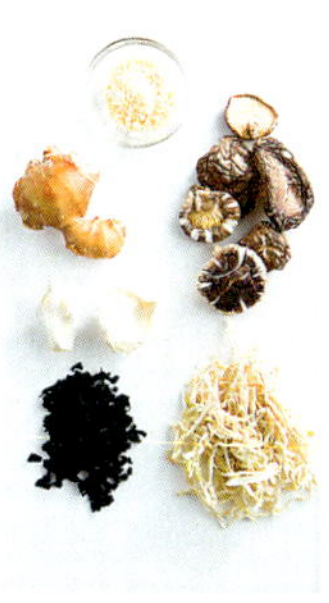

＊そのほか常備食材
乾物やにんにくなどは常備食材として、3日間の買い物リストには含まれていません。今回は切り干し大根、カットわかめ、干ししいたけ、にんにく、しょうがなどを使っています。

3日分の食材

＊P.128からの3日間の献立1人分として。調味料や外食は含まれていません。

[魚、肉、豆腐、卵など]

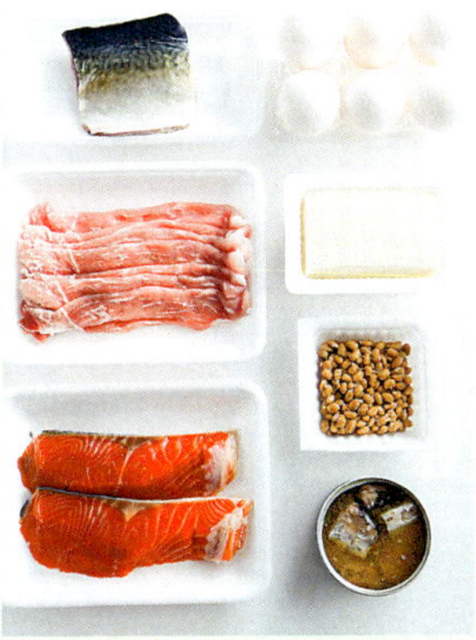

生鮭2切れ、さば1切れ、さんま水煮缶1缶、豚もも薄切り肉8枚、とうふ1/3丁、納豆小1パック、卵6個入り1パック

[野菜]

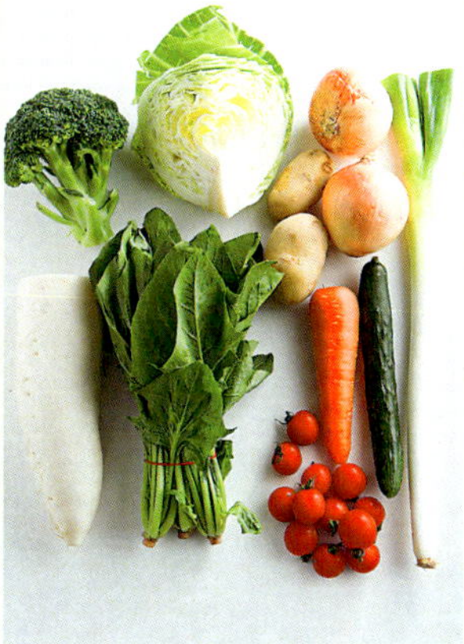

玉ねぎ小2個、キャベツ1/4個、じゃがいも2個、にんじん小1本、大根1/2本、きゅうり1本、ブロッコリー小1個、長ねぎ1本、ほうれんそう6株、ミニトマト1パック

[きのこ・海藻]

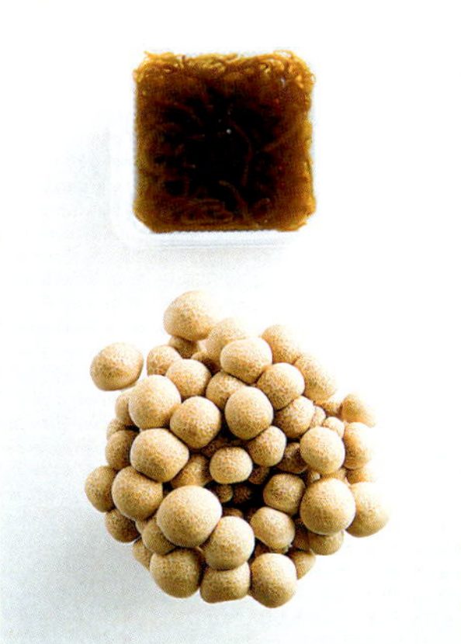

しめじ1パック、もずく（味つき）1パック

[乳製品、果物など]

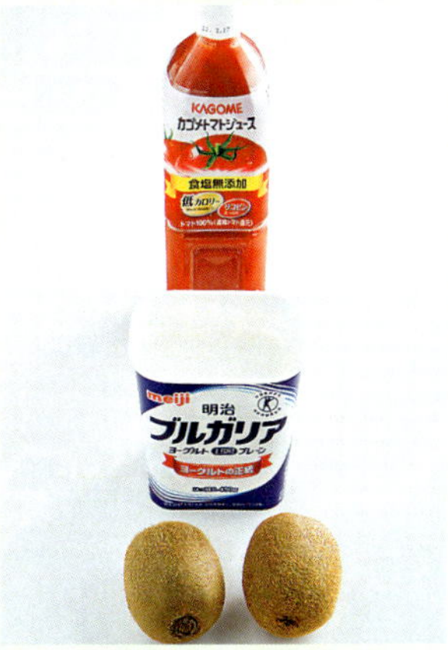

キウイ2個、ヨーグルト1個、トマトジュース1本

さばのトマト煮献立

1日目・夕食

主菜はさばをトマトジュースで煮込みました。トマトの酸味でさばのくせがやわらぎ、魚の油が溶け出た汁も味わえます。うまみたっぷりなので、味つけの塩分が少量でもおいしく仕上がります。副菜には、切り干し大根ときのこで食物繊維たっぷりのおかずを2品。市販のめんつゆや塩、こしょうでシンプルに味つけすると、味のバランスもよく、塩分を抑えることができます。

献立合計	659kcal
たんぱく質	29.9g
脂質	17.4g
炭水化物	99.5g
食塩相当量	3.0g

ごはん（150g）

252kcal
たんぱく質 3.8g
脂質 0.5g
炭水化物 55.7g
食塩相当量 0g

さばのトマト煮

307kcal
たんぱく質 22.8g
脂質 12.5g
炭水化物 27.4g
食塩相当量 1.5g

材料（1人分）

さば……1切れ
小麦粉……少々
玉ねぎ……1/4個
じゃがいも……1/2個
ブロッコリー……80g
オリーブ油……小さじ1/2
にんにく（薄切り）……1/2片分
A トマトジュース……1/2カップ
A 水……1/4カップ
A 顆粒コンソメ……小さじ1/2
塩、こしょう……各少々

作り方

1 さばは薄く小麦粉をまぶす。玉ねぎは薄切りにし、じゃがいもは半月切りにする。ブロッコリーは小房に分け、ゆでる。

2 フライパンにオリーブ油とにんにくを入れて弱火にかけ、香りが立ったら玉ねぎとじゃがいもを加えていためる。

3 油が回ったらさばを加え、表面に焼き色をつける。Aを加えて中火で10分ほど煮込み、ブロッコリーを加え、塩、こしょうで味をととのえる。

切り干し大根の煮物

45kcal
たんぱく質 1.8g
脂質 0.1g
炭水化物 11.5g
食塩相当量 1.0g

材料（2人分）

切り干し大根……16g
干ししいたけ……4個
にんじん……40g
A だし……1カップ
A めんつゆ（市販・3倍濃縮）……大さじ1と1/2

作り方

1 切り干し大根としいたけは水でもどし、しいたけは薄切りにする。にんじんはせん切りにする。

2 なべに1とAを入れて火にかけ、途中まぜながら汁けがなくなるまで煮含める。

＊1/2量は翌日の弁当用にとり分けておきます。

しめじのソテー

55kcal
たんぱく質 1.5g
脂質 4.3g
炭水化物 4.9g
食塩相当量 0.5g

材料（1人分）

しめじ……50g
長ねぎ……1/4本
サラダ油……小さじ1
酒……小さじ2
塩、こしょう……各少々
粉チーズ……適宜

作り方

1 しめじは小房に分け、ねぎは斜め薄切りにする。

2 フライパンにサラダ油を熱し、1をいためる。油が回ったら酒を振り、水けをとばし、塩、こしょうで味をととのえる。好みで粉チーズを振る。

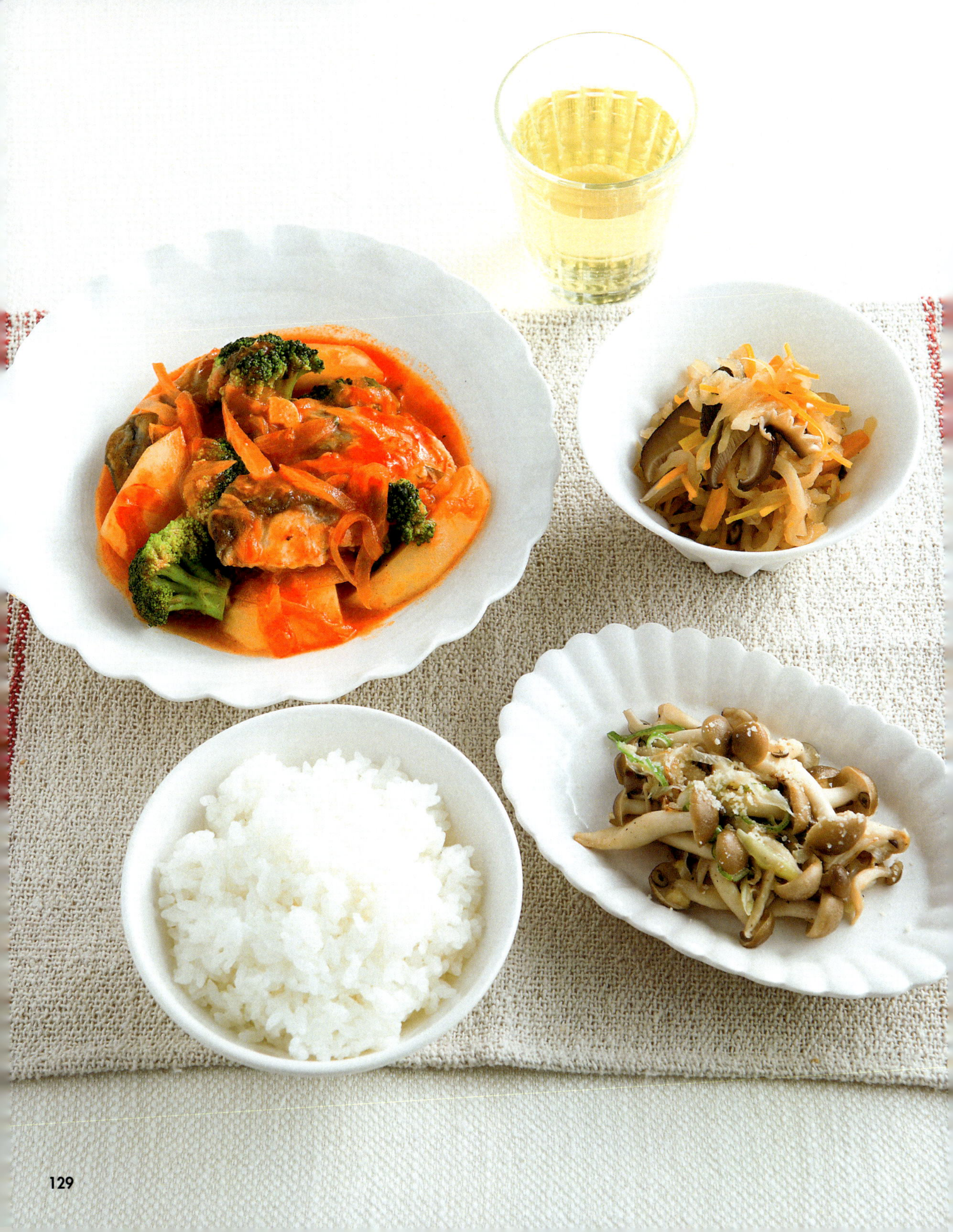

2日目・朝食

塩もみきゅうりの納豆あえ献立

献立合計 626kcal	
たんぱく質	30.2g
脂質	16.1g
炭水化物	92.3g
食塩相当量	3.7g

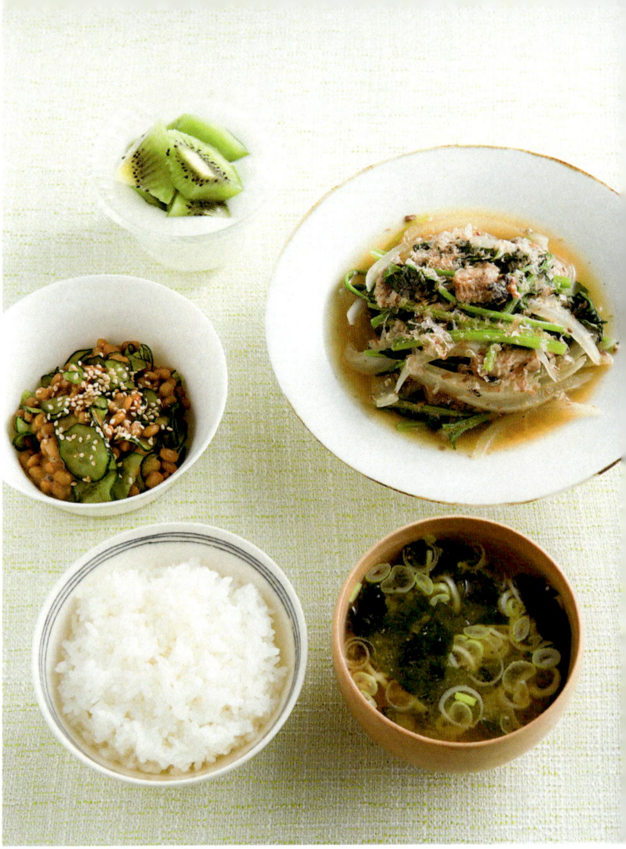

納豆に含まれるナットウキナーゼという酵素は血栓を溶かす作用があり、積極的に食べたい食材。単品ではなくきゅうりと合わせてボリュームをアップ！　もう１品はさんま缶とほうれんそうをさっと煮たおかず、減塩のみそ汁、さらにキウイとヨーグルトをプラスすると、バランスのよいメニューになります。

ごはん（130g）

218kcal	
たんぱく質	3.3g
脂質	0.4g
炭水化物	48.2g
食塩相当量	0g

塩もみきゅうりの納豆あえ

121kcal	
たんぱく質	9.3g
脂質	5.8g
炭水化物	9.2g
食塩相当量	0.9g

材料（1人分）

納豆…………1パック
きゅうり…………1/2本
塩……………………少々
A［しょうゆ……小さじ1
　 練りがらし小さじ1/2
いり白ごま…………少々

作り方

1 きゅうりは薄い小口切りにして塩でもみ、水けをしぼる。
2 納豆に1とAを加えてまぜ、器に盛り、ごまを振る。

＊きゅうりの塩もみのほか、みょうがやねぎ、青じそなどの香味野菜、大根おろしなどを加えても。

ねぎとわかめのみそ汁

29kcal	
たんぱく質	1.9g
脂質	0.5g
炭水化物	4.7g
食塩相当量	1.5g

材料（1人分）

長ねぎ…………1/4本
カットわかめ（乾燥）‥1g
だし……………180mℓ
みそ…………小さじ2

作り方

1 ねぎは小口切りにする。
2 なべにだし、1を入れて火にかけ、煮立ったら中火にしてわかめを加え、みそを溶き入れる。

ほうれんそうとさんま缶のポン酢煮

155kcal	
たんぱく質	11.8g
脂質	6.9g
炭水化物	12.8g
食塩相当量	1.2g

材料（1人分）

ほうれんそう……1/2株
玉ねぎ…………1/4個
さんま水煮缶‥1/2缶
A［だし……1/2カップ
　 酒、ポン酢しょうゆ
　 ……各小さじ2
削りがつお………少々

作り方

1 ほうれんそうは4cm長さに切り、玉ねぎは薄切りにする。
2 なべにA、玉ねぎ、さんま缶を入れて火にかけ、煮立ったら中火にして3～4分煮る。
3 ほうれんそうを加えて1～2分煮て、削りがつおを加えてひとまぜする。

フルーツヨーグルト

103kcal	
たんぱく質	3.9g
脂質	2.5g
炭水化物	17.4g
食塩相当量	0.1g

材料（1人分）**と作り方**

キウイ1個は一口大に切り、プレーンヨーグルト80gと器に盛る。

2日目・昼食

鮭の焼き漬け弁当

生鮭をグリルで焼いて、だしとポン酢に漬け込みました。だしのうまみとポン酢のさわやかな酸味で、塩分控えめでももの足りなさを感じません。副菜は切り干し大根をまぜて焼いた卵焼きとトマトのピクルスを添えると、栄養価がアップします。

献立合計	578kcal
たんぱく質	34.9g
脂質	11.6g
炭水化物	83.5g
食塩相当量	3.4g

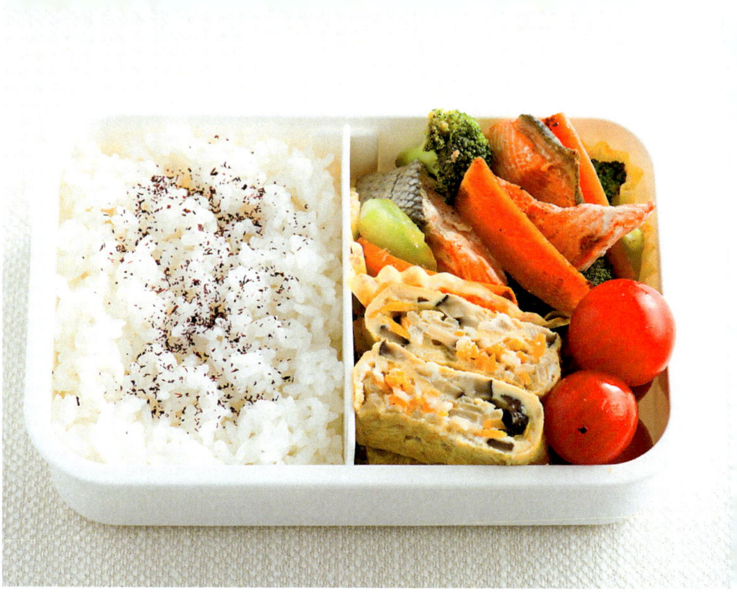

ごはん
(150g＋ゆかり少々)

253kcal	
たんぱく質	3.8g
脂質	0.5g
炭水化物	55.9g
食塩相当量	0.2g

鮭の焼き漬け

161kcal	
たんぱく質	22.4g
脂質	3.7g
炭水化物	10.3g
食塩相当量	1.5g

材料（1人分）

生鮭……………………………………………1切れ
にんじん………………………………………1/4本
ブロッコリー…………………………………80g
A
- だし…………………………………2/5カップ
- ポン酢しょうゆ……………………………大さじ1
- 七味唐辛子……………………………少々

作り方

1 鮭は一口大に切る。にんじんは短冊切りにし、ブロッコリーは小房に分ける。

2 1をグリルにのせてこんがりと焼き、Aをまぜた中に漬け込む。

＊塩鮭を使う場合は甘塩がおすすめ。焼いてから味はつけず、大根おろしをたっぷり添えると減塩につながります。

切り干し大根入り卵焼き

130kcal	
たんぱく質	8.0g
脂質	6.3g
炭水化物	11.7g
食塩相当量	1.2g

材料（1人分）

切り干し大根の煮物
（P.128参照）……1/2量
卵……………………1個
サラダ油…………少々

作り方

1 卵は溶きほぐし、切り干し大根の煮物を加えてまぜる。

2 卵焼き器かフライパンにサラダ油をなじませ、1を数回に分けて流し入れ、巻きながら焼く。あら熱がとれたら、一口大に切り分ける。

ミニトマトのピクルス

34kcal	
たんぱく質	0.7g
脂質	1.1g
炭水化物	5.6g
食塩相当量	0.5g

材料（2人分）

ミニトマト…………8個
- オリーブ油…………小さじ2

A
- りんご酢、水………各大さじ2
- 塩、こしょう、砂糖……………各少々

作り方

1 ミニトマトはへたをとり、竹串で数カ所刺して穴をあける。

2 なべにAを入れて煮立て、火からおろす。あら熱がとれたら1を加え、1時間以上漬け込む。

＊まとめて作りおきしておくと便利。保存容器に移し、冷蔵庫で3〜4日保存できます。

豚肉の野菜巻き焼き献立

2日目・夕食

薄切り肉でも野菜をたっぷり巻けば、満足感がでます。さらに焼くことで脂肪もほどよく抜けるため、手軽にエネルギーダウン。副菜はじゃがいものきんぴら。風味のよいごま油を使って、油の量を控えましょう。もう1品は油を使わない、もずくの酢の物を合わせました。味と栄養のバランスがよくなるうえ、エネルギー量も調整できます。

献立合計	661kcal
たんぱく質	26.0g
脂質	13.7g
炭水化物	109.9g
食塩相当量	3.3g

ごはん（150g）

252kcal	
たんぱく質	3.8g
脂質	0.5g
炭水化物	55.7g
食塩相当量	0g

豚肉の野菜巻き焼き

241kcal	
たんぱく質	18.9g
脂質	10.4g
炭水化物	19.7g
食塩相当量	1.9g

材料（1人分）

豚もも薄切り肉……4枚
塩、こしょう……各少々
小麦粉……少々
長ねぎ……1/4本
にんじん……1/4本
サラダ油……小さじ1/2
A ┌だし……大さじ1
　│しょうゆ　大さじ1/2
　└酒、みりん……各小さじ2
キャベツ……1枚
ミニトマト……2個

作り方

1 ねぎとにんじんはせん切りにする。

2 豚肉は1枚ずつに広げて塩、こしょうをし、薄く小麦粉を振る。**1**の1/4量をのせて巻き、表面にも薄く小麦粉をまぶす。残りも同じようにして、豚肉の野菜巻きを4個作る。

3 フライパンにサラダ油を熱し、**2**をのせて表面をこんがり焼く。Aを加えて転がしながら味をからめる。

4 器にキャベツをせん切りにして広げ、**3**をのせ、半分に切ったミニトマトを添える。

＊肉で巻く野菜は好みで。いんげんやアスパラなどはゆでてから巻くと、火が均一に通ります。

じゃがいものきんぴら

134kcal	
たんぱく質	2.8g
脂質	2.1g
炭水化物	28.0g
食塩相当量	1.3g

材料（1人分）

じゃがいも……1個
ごま油……小さじ1
A ┌酒、みりん、しょうゆ……各小さじ2
　└だし……大さじ2

作り方

1 じゃがいもはせん切りにする。

2 フライパンにごま油を熱し、じゃがいもを加えていためる。しんなりしてきたらAを加え、汁けがなくなるまでいためる。

もずく酢のおろしあえ

34kcal	
たんぱく質	0.5g
脂質	0.7g
炭水化物	6.5g
食塩相当量	0.1g

材料（1人分）

もずく酢（市販・味つき）……1パック
大根おろし……100g
A ┌酢……大さじ1
　└砂糖……小さじ1/4
ラー油……適宜

作り方

1 大根おろしは軽く水けをしぼり、もずくと合わせる。

2 器に盛り、まぜ合わせたAと、好みでラー油をかける。

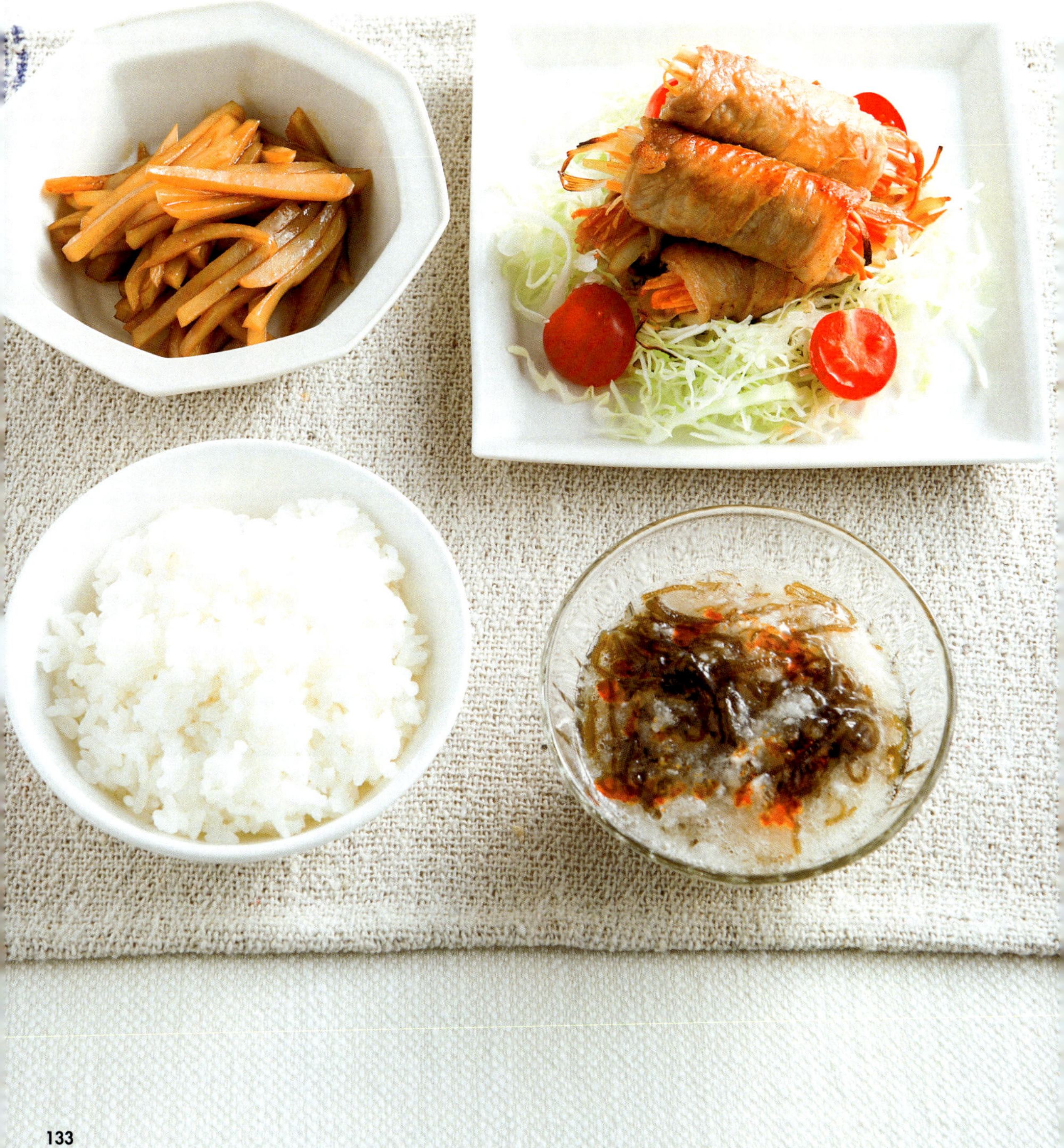

目玉焼き
ほうれんそう添え献立

3日目・朝食

実践編

献立合計	574kcal
たんぱく質	28.1g
脂質	22.6g
炭水化物	66.5g
食塩相当量	4.0g

パン食はバターやハム、ソーセージを使うことが多く、油脂の量が多くなりがちです。パンにはバターを塗らず、目玉焼きも少量の油で焼き、ほうれんそうをたっぷり合わせました。もう１品は、さんま缶とキャベツで作ったサラダ。ドレッシングは量を控えめにして、野菜スープも薄味に仕立てて、塩分を抑えましょう。

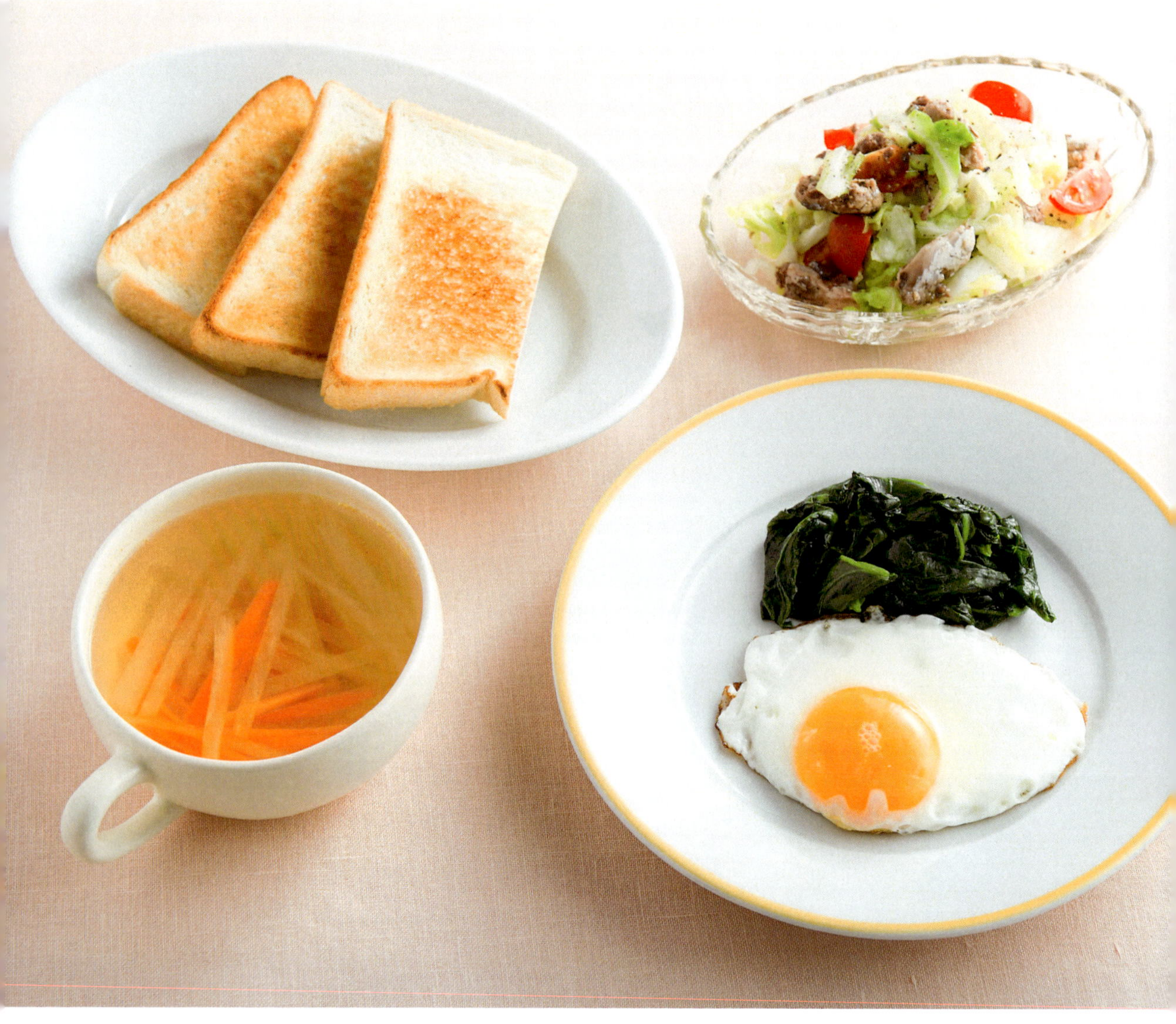

トースト
(食パン6枚切り 1.5枚・90g)

238kcal
たんぱく質 8.4g
脂質 4.0g
炭水化物 42.0g
食塩相当量 1.2g

目玉焼き ほうれんそう添え

129kcal
たんぱく質 8.0g
脂質 9.5g
炭水化物 2.8g
食塩相当量 0.5g

材料（1人分）

卵……………………………………………1個
ほうれんそう…………………………1/2株
サラダ油………………………………小さじ1
塩、こしょう…………………………各少々

作り方

1 ほうれんそうは4㎝長さに切る。

2 フライパンにサラダ油をなじませ、卵を割り落とす。ほうれんそうも脇でいため、塩、こしょうを振り入れ、弱めの中火で2～3分火を通す。

*ほうれんそうのほか、ピーマン、玉ねぎ、キャベツなどでも。

キャベツと さんま缶の ドレッシングあえ

181kcal
たんぱく質 11.2g
脂質 8.9g
炭水化物 16.0g
食塩相当量 1.2g

材料（1人分）

キャベツ…………2枚
塩…………………少々
さんま水煮缶…1/2缶
ミニトマト………2個
A ┌フレンチドレッシング（市販）……大さじ1
　└黒こしょう………少々

作り方

1 キャベツは1㎝幅に切って塩でもみ、水けをしぼる。ミニトマトはへたをとり、縦4等分に切る。

2 1とさんま缶を合わせ、Aを加えてあえる。

野菜のせん切りスープ

26kcal
たんぱく質 0.5g
脂質 0.2g
炭水化物 5.7g
食塩相当量 1.1g

材料（1人分）

大根………………10g
にんじん…………20g
A ┌顆粒コンソメ……小さじ1/2
　└水…1と1/4カップ
塩、こしょう…各少々

作り方

1 大根とにんじんはせん切りにする。

2 なべにAと1を入れて火にかけ、煮立ったら中火にして5～6分煮て、塩、こしょうで味をととのえる。

ミックスフライ定食

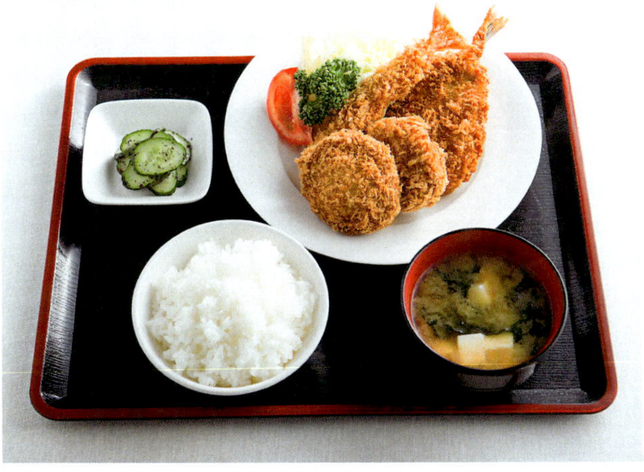

3日目・昼食（外食の例）

献立合計 722kcal
たんぱく質 28.6g
脂質 30.2g
炭水化物 80g
食塩相当量 5.0g
（*一般的なもので想定）

外食は「定食」を選び、前後の食事を意識することが大切。たとえばここでは、朝食が卵がメインだったので、魚介のフライ定食を選びました。揚げ物は高エネルギーなので敬遠しがちですが、たんぱく質がしっかりとれて、PFCバランスもよいメニューです。ごはんは1/3量は残すか、オーダーの際に「少なめに」とリクエストすると食べすぎ防止につながります。また、えびフライを1尾残し、みそ汁はすべて残すなどすれば、脂質、エネルギー、食塩が減らせます。

豚肉と野菜の蒸し煮献立

3日目・夕食

肉の脂を蒸して落とす「蒸し料理」は、おすすめの調理法。脂質を大幅にカットでき、素材の栄養を逃さずにうまみを引き出すため、調味料も少量ですみます。蒸し料理はめんどうと思われがちですが、鍋やフライパンで蒸し煮にすれば簡単。ここでは肉と野菜をいっしょに蒸し煮にしました。ごま油とみそでコクをプラスすれば、エネルギーを抑えつつも、ボリュームも味わいも大満足の１品に。副菜は野菜や海藻を使った料理を組み合わせると、栄養のバランスがよくなります。

献立合計	687kcal
たんぱく質	37.5g
脂質	20.4g
炭水化物	87.3g
食塩相当量	3.6g

ごはん（150g）

252kcal	
たんぱく質	3.8g
脂質	0.5g
炭水化物	55.7g
食塩相当量	0g

豚肉と野菜の蒸し煮

264kcal	
たんぱく質	21.8g
脂質	13.5g
炭水化物	15.0g
食塩相当量	1.2g

材料（１人分）

豚もも薄切り肉……80g
塩、こしょう……各少々
玉ねぎ……………1/2個
ブロッコリー ……80g
A ごま油、酒 … 各小さじ1
A みそ……………小さじ2
A だし……………大さじ1
いり白ごま……………少々

作り方

1 豚肉は塩、こしょうをする。玉ねぎは薄切りにし、ブロッコリーは小房に分ける。

2 フライパンに玉ねぎを広げ、豚肉とブロッコリーをのせる。Aをまぜて回しかけ、ふたをして中火で７～８分蒸し煮する。

3 全体をまぜ合わせ、器に盛り、ごまを振る。

とうふとわかめのおろしサラダ

135kcal	
たんぱく質	11.5g
脂質	6.4g
炭水化物	7.7g
食塩相当量	1.2g

材料（１人分）

木綿どうふ……1/3丁
カットわかめ（乾燥）…2g
大根…………………80g
塩……………………少々
和風ドレッシング（市販）
………………大さじ１
削りがつお……………少々

作り方

1 とうふは一口大に切り、わかめは水でもどす。大根はせん切りにして塩でもみ、水けをよくしぼる。

2 器に **1** を盛り合わせ、ドレッシングをかけ、削りがつおを振る。

野菜の甘酢漬け

36kcal	
たんぱく質	0.4g
脂質	0g
炭水化物	8.9g
食塩相当量	1.2g

材料（１人分）

きゅうり………1/2本
にんじん………1/4本
すし酢（市販）
……大さじ１と1/2

作り方

1 きゅうりとにんじんは乱切りにし、熱湯でさっとゆでる。

2 ゆでたての **1** をすし酢に漬け込む。

＊冷蔵庫で２～３日保存可能。好みの野菜で、まとめて作っておくと重宝します。

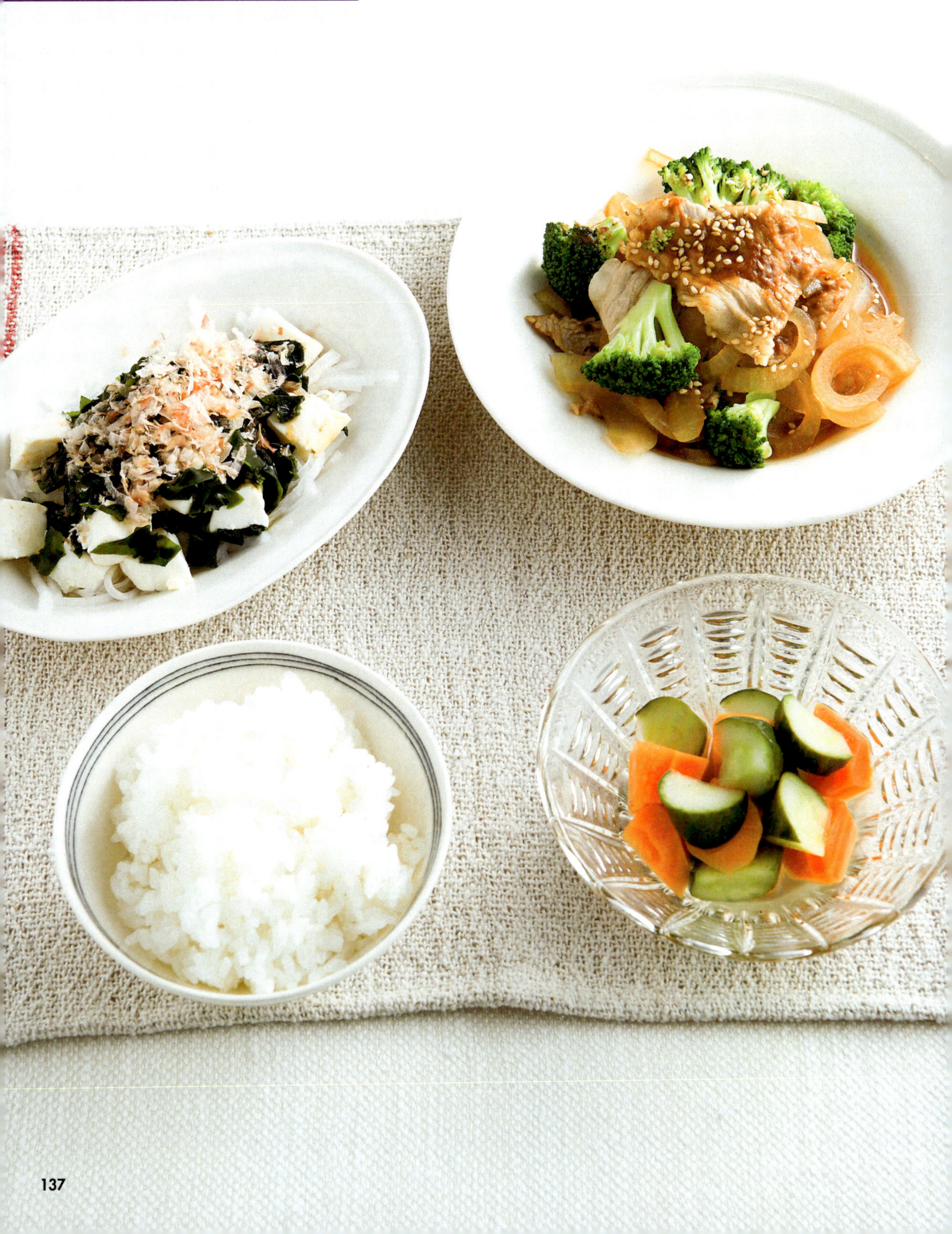

焼き鮭献立

4日目・朝食

実践編

一般に和食は洋食に比べ、脂質量が少なくなりますが、塩分が多め。干物や塩鮭は生魚にかえて、焼き上がりに少量のしょうゆをかけ、大根おろしをプラスすることで塩分摂取量を抑えます。ほうれんそうのおひたしは、しめじを加えてボリュームを出し、しょうゆの量は控えめにして削りがつおで風味をプラスしましょう。そして、フルーツヨーグルトをプラス。乳製品は脂質が多いのですが、カルシウムや鉄分が豊富。ビタミンを多く含むフルーツと合わせて適量をとるようにします。

献立合計	602kcal
たんぱく質	34.5g
脂質	8.3g
炭水化物	99.5g
食塩相当量	3.5g

ごはん(150g)

252kcal	
たんぱく質	3.8g
脂質	0.5g
炭水化物	55.7g
食塩相当量	0g

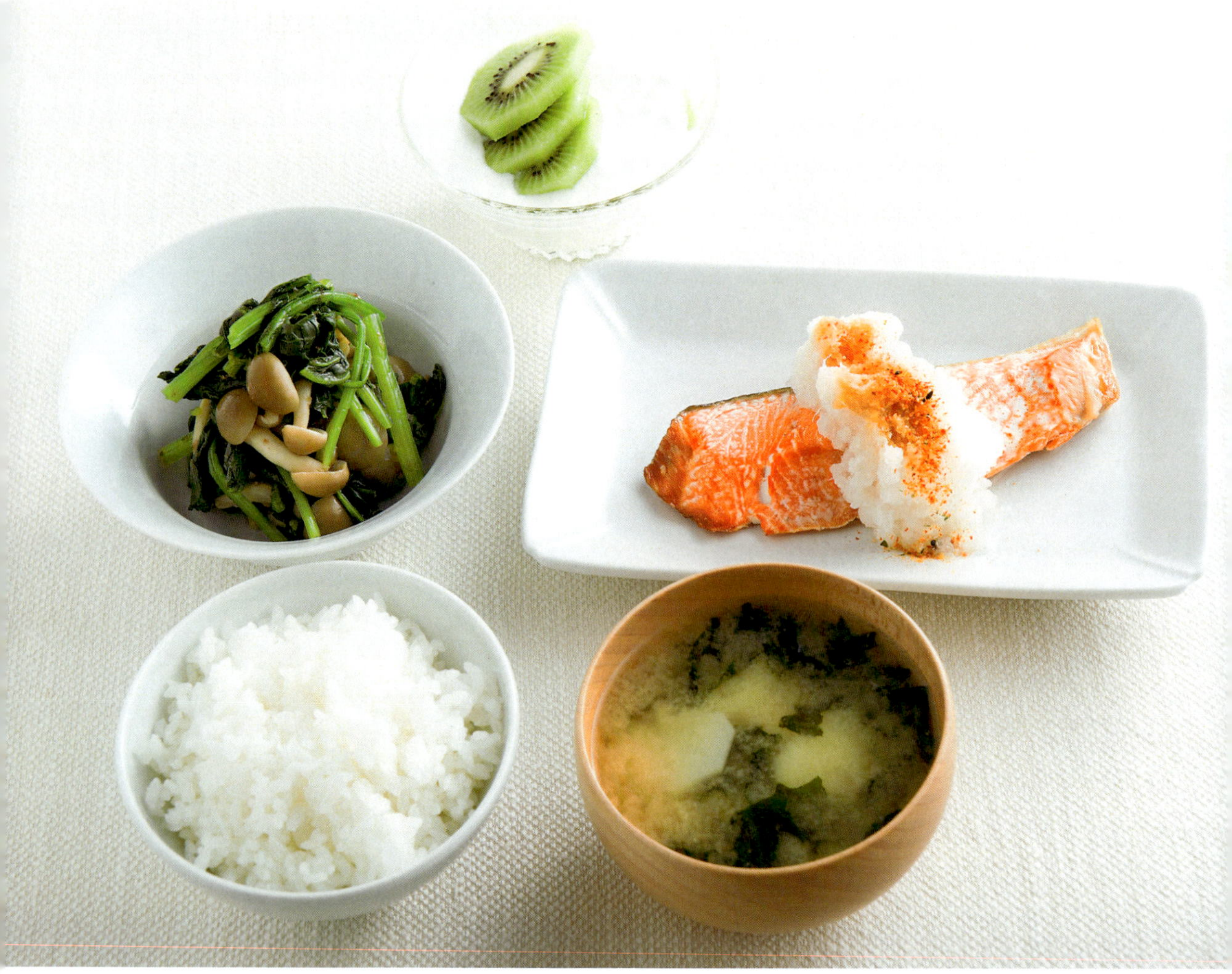

4日目・昼食
（市販のお弁当の例）

幕の内弁当

（＊一般的なもので想定）

献立合計	526kcal
たんぱく質	17.4g
脂質	5.2g
炭水化物	62.1g
食塩相当量	3.4g

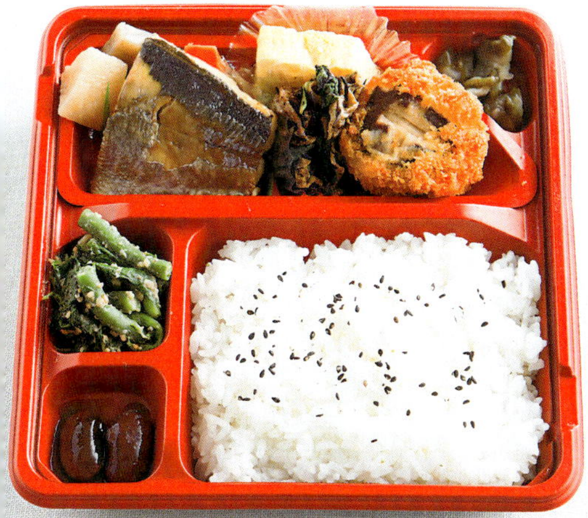

市販の弁当類は一般的に糖質、脂質、塩分が多くなります。小さめで幕の内弁当のようなおかずの種類が多いものを選びましょう。それでも揚げ物など、脂質が多くエネルギーが高いおかず1品と塩分の多い漬け物類、ごはんを1/3量残すなどの工夫が必要です。さらに野菜が足りない場合は、野菜サラダやヨーグルトなどをプラスすれば、栄養のバランスがよくなります。

焼き鮭

125kcal	
たんぱく質	18.4g
脂質	3.5g
炭水化物	4.2g
食塩相当量	0.6g

材料（1人分）

生鮭……………1切れ
大根おろし………80g
しょうゆ…小さじ1
七味唐辛子……少々

作り方

1 鮭はグリルでこんがり焼く。
2 器に盛り、軽く水けをきった大根おろしをのせる。しょうゆをかけ、七味唐辛子を振る。

ほうれんそうとしめじのおひたし

35kcal	
たんぱく質	4.7g
脂質	0.6g
炭水化物	5.9g
食塩相当量	1.3g

材料（1人分）

ほうれんそう……100g
しめじ…1/2パック
しょうゆ…小さじ2
削りがつお……少々

作り方

1 なべに湯を沸かし、小房に分けたしめじをさっとゆでてとり出し、続いてほうれんそうも入れてさっとゆでる。ほうれんそうは4㎝長さに切り、水けをしぼる。
2 1にしょうゆと削りがつおを加え、あえる。

じゃがいものみそ汁

75kcal	
たんぱく質	3.0g
脂質	0.6g
炭水化物	15.3g
食塩相当量	1.5g

材料（1人分）

じゃがいも……1/2個
だし……………1カップ
カットわかめ（乾燥）
……………………1g
みそ……………小さじ2

作り方

1 じゃがいもは半月切りにする。
2 なべにだしとじゃがいもを入れて火にかけ、煮立ったら中火にして5分ほど煮る。
3 わかめを加え、みそを溶き入れる。

フルーツヨーグルト

115kcal	
たんぱく質	4.6g
脂質	3.1g
炭水化物	18.4g
食塩相当量	0.1g

材料（1人分）**と作り方**

キウイ1個は一口大に切り、プレーンヨーグルト100gと器に盛る。

かつおのたたきサラダ

かつおは表面をさっと焼くと身が締まって、臭みも気になりません。
たっぷりの野菜とレモンの酸味、オリーブ油のコクで塩分控えめに。

エネルギーと塩を減らしておいしく！
主菜

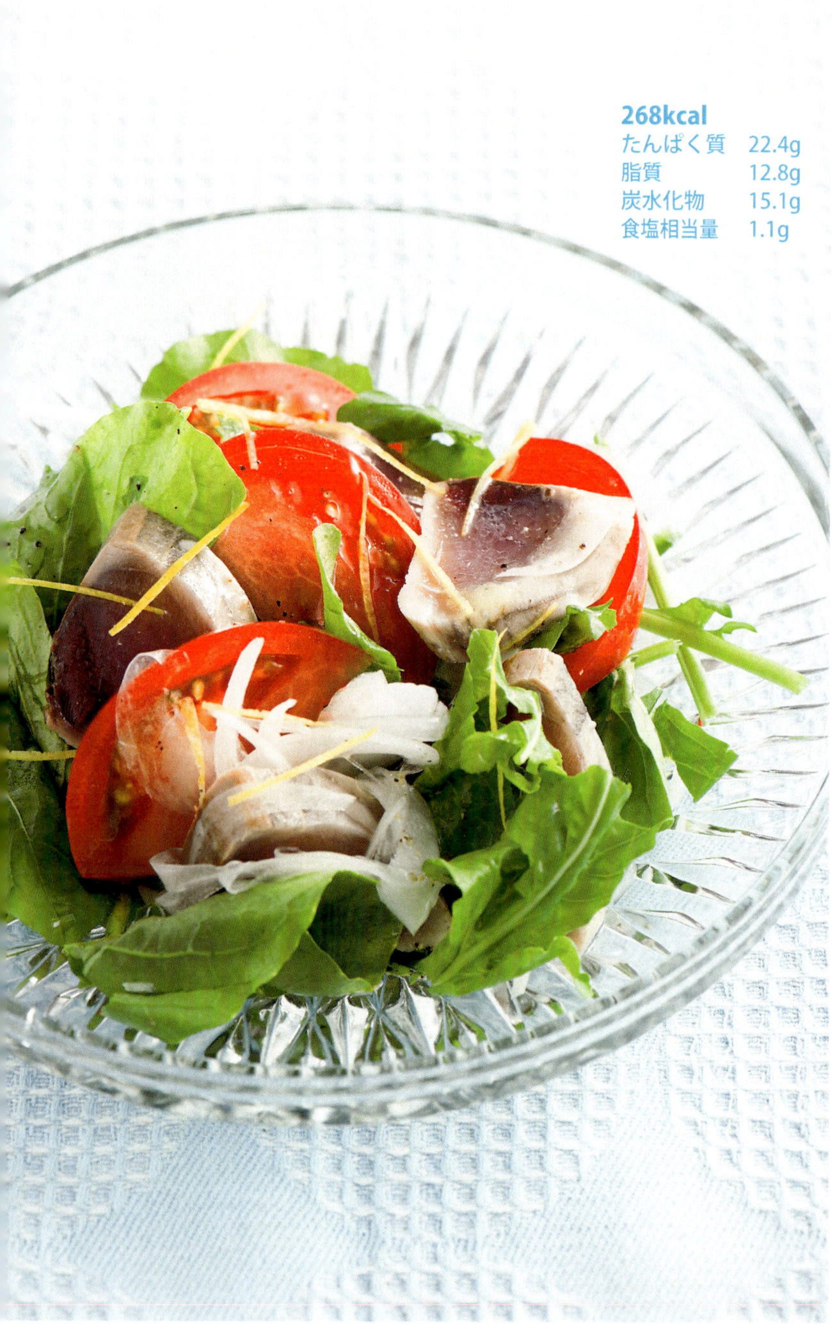

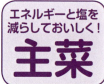

268kcal

たんぱく質	22.4g
脂質	12.8g
炭水化物	15.1g
食塩相当量	1.1g

魚の油は逃さない
魚介レシピ
動脈硬化の予防に効果的な魚の“油”。逃さない調理法で効率よくとりましょう。

材料（1人分）

かつお（刺し身用）……………80g
玉ねぎ……………………1/4個
トマト……………………1/2個
ルッコラ…………………25g
オリーブ油……………小さじ1
A
- レモン汁…………大さじ1
- オリーブ油………小さじ2
- りんご酢…………小さじ2
- 砂糖………………小さじ1
- 塩、こしょう………各少々

レモンの皮（細切り）…………少々

作り方

1 玉ねぎは薄切りにし、トマトはくし形に切る。ルッコラは3～4㎝長さに切る。

2 フライパンにオリーブ油を熱し、かつおを入れて表面をさっと焼き、そぎ切りにする。

3 Aをまぜ、**1**と**2**を加えてあえる。器に盛り、レモンの皮を散らす。

＊かつおはまぐろにかえても。

いわしの香りマリネ

あぶらの乗った魚は酢漬けにすると、さっぱりといただけます。
タイムの香りとワインの風味を効かせることで、減塩効果も大。

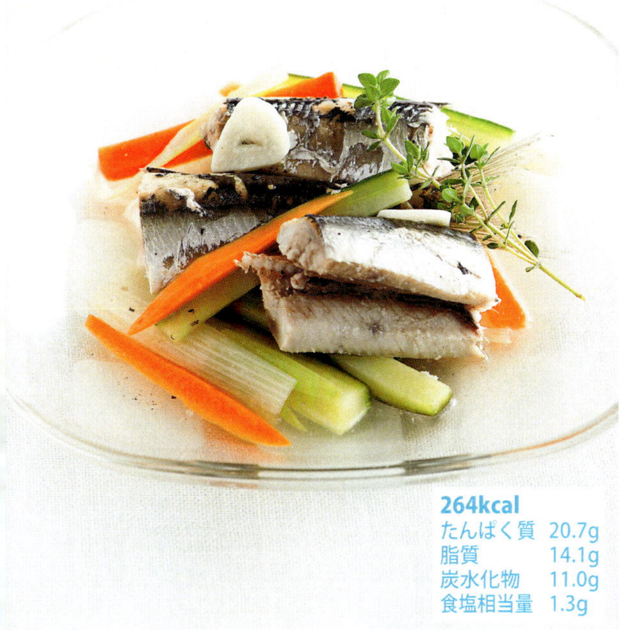

264kcal
たんぱく質 20.7g
脂質 14.1g
炭水化物 11.0g
食塩相当量 1.3g

材料（1人分）

いわし…………1尾（100g）
A
- にんにく（薄切り）……2枚
- タイム（生）…………少々
- 酢………………大さじ2
- 白ワイン、水…各大さじ1
- はちみつ…小さじ1/2
- 塩、こしょう……各少々

長ねぎ………………30g
にんじん……………25g
きゅうり……………1/3本

作り方

1 いわしは頭と内臓をとり除き、よく水洗いする。水けをふきとり、半分に切る。

2 Aをひと煮立ちさせ、バットに移す。

3 ねぎは縦4等分に切り、にんじんときゅうりは棒状に切る。以上を30秒ほどゆで、水けをきって**2**に加える。続いて**1**のいわしも1～2分ほどゆで、水けをふきとって加え、1時間ほど漬け込む。

お刺し身が少し残ったら、アレンジしてじょうずに活用！

刺し身など魚は生で食べると〝油〟をむだなくとることができます。
薬味やたれをかえたり、野菜をたっぷり合わせて、レパートリーを増やしましょう。

まぐろのソテーおろしだれ

117kcal
たんぱく質 16.9g
脂質 3.0g
炭水化物 4.8g
食塩相当量 1.2g

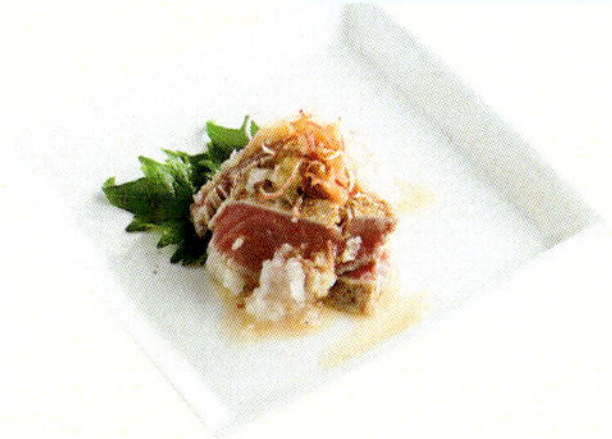

材料（1人分）と作り方

1 まぐろ（刺し身用）60gは粉ざんしょう少々を振り、サラダ油小さじ1/2を熱したフライパンで表面をさっと焼き、一口大に切る。

2 みょうが1個は小口切りにして大根おろし60gと合わせ、**1**をあえる。青じそ1枚と器に盛り、ポン酢しょうゆ小さじ2をかける。

ほたてのスプラウト巻き

95kcal
たんぱく質 12.0g
脂質 3.0g
炭水化物 4.4g
食塩相当量 1.7g

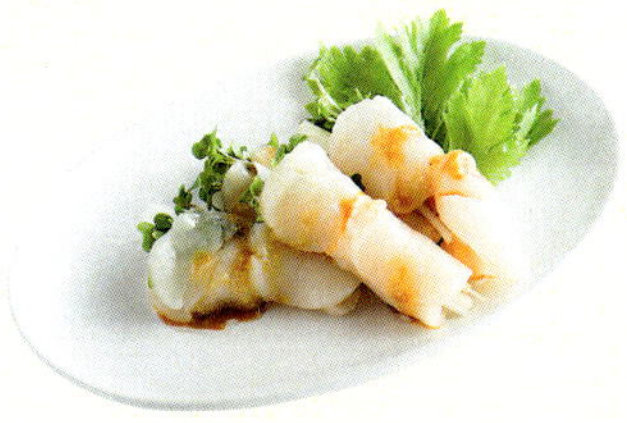

材料（1人分）と作り方

1 ほたて貝柱（刺し身用）80gは、厚み半分に包丁を入れて開く。スプラウト15gは根を落とし、セロリ30gはせん切りにする。

2 ほたてで野菜を巻き、セロリの葉少々と器に盛る。しょうゆ小さじ1、わさび小さじ1/3、亜麻仁油（またはオリーブ油）小さじ1/2をまぜて、かける。

サーモンと大根のハーブマリネ

118kcal
たんぱく質 8.6g
脂質 6.9g
炭水化物 5.2g
食塩相当量 0.9g

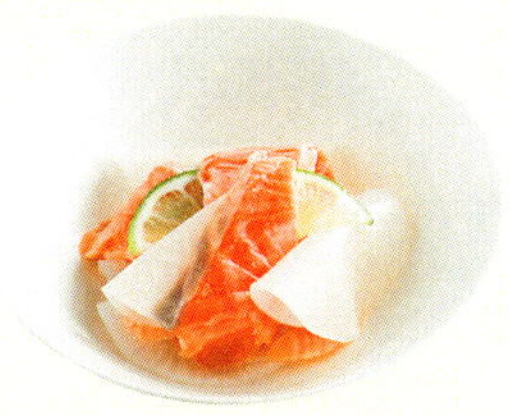

材料（1人分）と作り方

1 サーモン（刺し身用）40gは薄切りにする。大根60gは薄い輪切りにして、さっとゆでる。

2 ライム果汁大さじ1、マスタード小さじ1/2、塩、こしょう、オリーブ油各少々はまぜ、ライムのいちょう切り2～3枚とバットに合わせる。**1**も加え、30分ほど漬け込む。

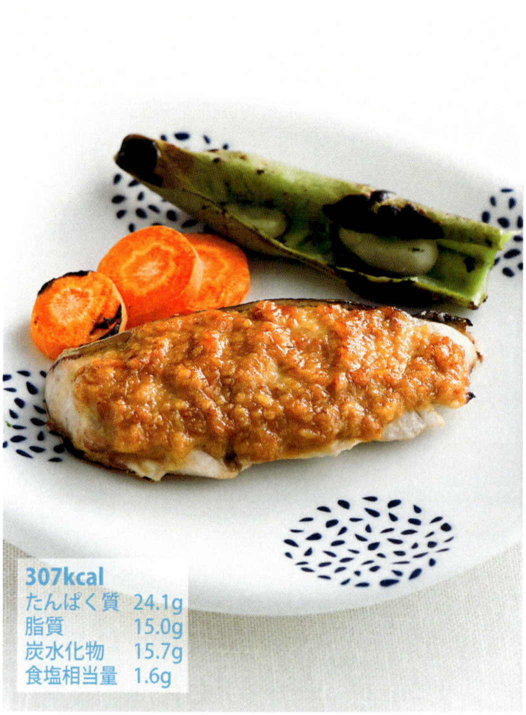

307kcal
たんぱく質 24.1g
脂質 15.0g
炭水化物 15.7g
食塩相当量 1.6g

ぶりのおかかみそ焼き

**あぶらの乗ったぶりは焼くことで香ばしさが加わり、
さっぱりと食べられます。
削りがつおの風味とそら豆のホクホク感がアクセントに。**

材料（1人分）

ぶり…………1切れ（80g）
そら豆（さやつき）……1個
にんじん……………30g

A
- しょうが（すりおろし）…………小さじ2
- みそ……小さじ2
- 酒、砂糖、だし……各小さじ1
- 削りがつお……少々

作り方

1 Aをよくまぜ、ぶりの表面に塗る。

2 グリルに**1**、そら豆、輪切りにしたにんじんをのせ、表面に焼き色がつくまで5～6分焼く。

＊ぶりはさわらやかじきまぐろにかえて、つけ合わせの野菜は好みでOK。

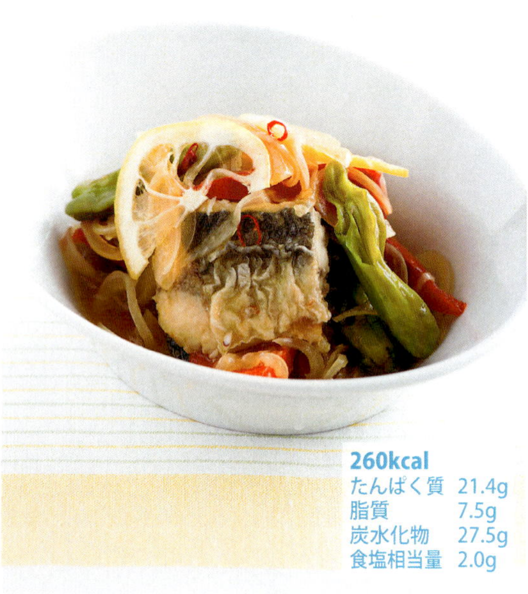

260kcal
たんぱく質 21.4g
脂質 7.5g
炭水化物 27.5g
食塩相当量 2.0g

あじのレモン南蛮漬け

あじは揚げずに少量の油で焼いて漬け込みます。

材料（1人分）

あじ（三枚におろしたもの）…………1尾分（100g）
小麦粉………………少々
パプリカ（赤）……1/2個
玉ねぎ……………1/4個
ししとうがらし……3本
ごま油…………小さじ2
酒………………大さじ1

A
- だし………大さじ2
- 酢、レモン汁、しょうゆ………各大さじ1
- はちみつ……小さじ2
- 赤とうがらし（小口切り）………………少々

レモン（半月切り）…………………3～4枚

作り方

1 あじは2等分のそぎ切りにし、薄く小麦粉をまぶす。

2 パプリカは乱切りにし、玉ねぎは薄切りにする。ししとうはへたをとる。

3 フライパンにごま油を熱して**2**の野菜をさっといため、**1**も加えて両面を焼く。酒を回しかけ、まぜたAとレモンを加えてひとまぜする。バットに移し、20分ほどおく。

＊あじはさばに、ししとうはオクラにかえても。

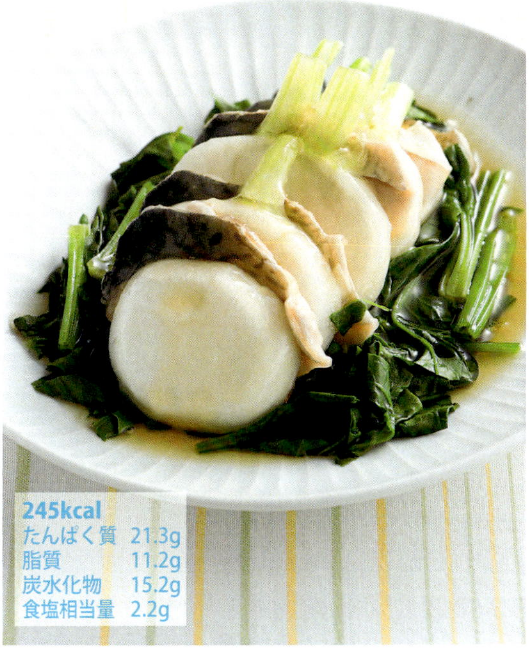

245kcal
たんぱく質　21.3g
脂質　11.2g
炭水化物　15.2g
食塩相当量　2.2g

さばとかぶの重ね蒸し

器ごと蒸すと魚の油を逃すこともありません。
かぶとの相性もよく、さっぱりとしたおいしさです。

材料（1人分）

さば………1切れ（80g）
かぶ…………………1個
かたくり粉………少々
ほうれんそう……50g

A
- だし ……1/4カップ
- しょうゆ、みりん ……… 各小さじ2
- 酒 …………小さじ1

B
- かたくり粉 ………小さじ1/2
- 水 …………小さじ1

作り方

1 さばは4等分のそぎ切りにする。かぶは茎を2㎝ほど残して薄切りにする。以上に薄くかたくり粉をまぶし、交互に重ねる。

2 ほうれんそうは4㎝長さに切り、耐熱の器に広げる。**1**をのせ、蒸し器で5～6分蒸す。

3 小なべにAを煮立ててBでとろみをつけ、**2**にかける。

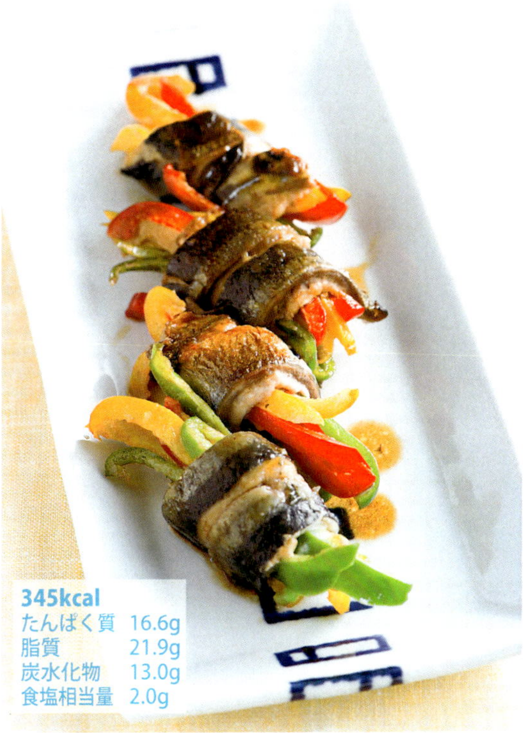

345kcal
たんぱく質　16.6g
脂質　21.9g
炭水化物　13.0g
食塩相当量　2.0g

さんまのパプリカ巻きソテー

粉をまぶして焼くことで、魚の油もうまみも閉じ込めます。
パプリカで彩りと味わいもアップ！

材料（1人分）

さんま（三枚におろしたもの）…………小1尾分（80g）
小麦粉 …………………少々
パプリカ（赤・黄）…………………各1/2個
ピーマン …………1/2個
オリーブ油……小さじ1/2

A
- バルサミコ酢 ………大さじ1
- 白ワイン　大さじ1
- しょうゆ、みりん ……各小さじ2
- にんにく（すりおろし）………小さじ1

作り方

1 さんまは縦半分に切って薄く小麦粉を振り、細切りにしたパプリカとピーマンをのせて巻き、さらに小麦粉を表面に振ってつまようじでとめる。

2 フライパンにオリーブ油を熱し、**1**を入れ、転がしながら焼く。表面に焼き色がついたらAを回し入れ、ふたをして汁けが少なくなるまで蒸し焼きにする。

3 最後になべを揺すりながら味をからめ、つやよく仕上げる。

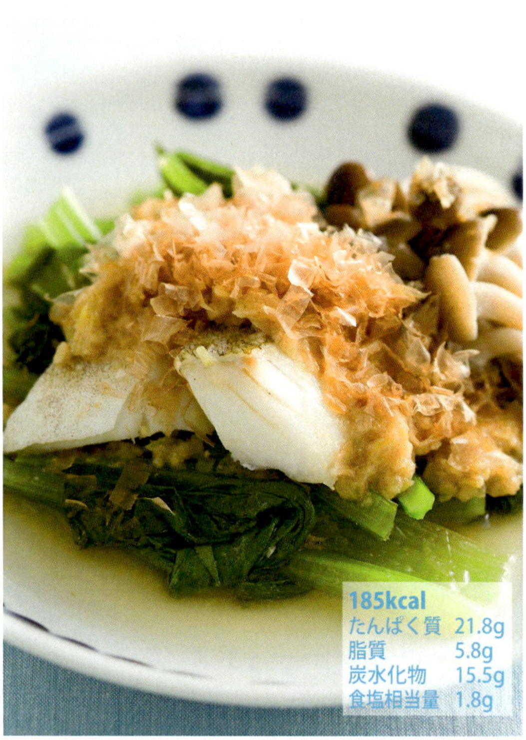
185kcal
たんぱく質 21.8g
脂質 5.8g
炭水化物 15.5g
食塩相当量 1.8g

たらと小松菜のねぎみそ蒸し

魚自体に塩分が含まれているため、塩分が多くなりがち。しょうがやねぎの香りをきかせると、おいしく減塩できます。

材料（1人分）

たら…………1切れ（80g）
小麦粉……………少々
小松菜……………60g
しめじ……………100g

A
- 長ねぎ（みじん切り）……………1/5本分
- しょうが（みじん切り）……5g
- みそ、だし……各小さじ2
- ごま油、砂糖‥各小さじ1

削りがつお……………適量

作り方

1 たらは2等分に切り、薄く小麦粉をまぶす。

2 小松菜は4～5㎝長さに切り、しめじは小房に分ける。

3 耐熱皿に**2**を入れて広げ、**1**をのせ、たらの上にはまぜたAを塗る。

4 **3**を蒸気の上がった蒸し器に入れ、5分ほど蒸す。器に盛り、削りがつおをのせる。

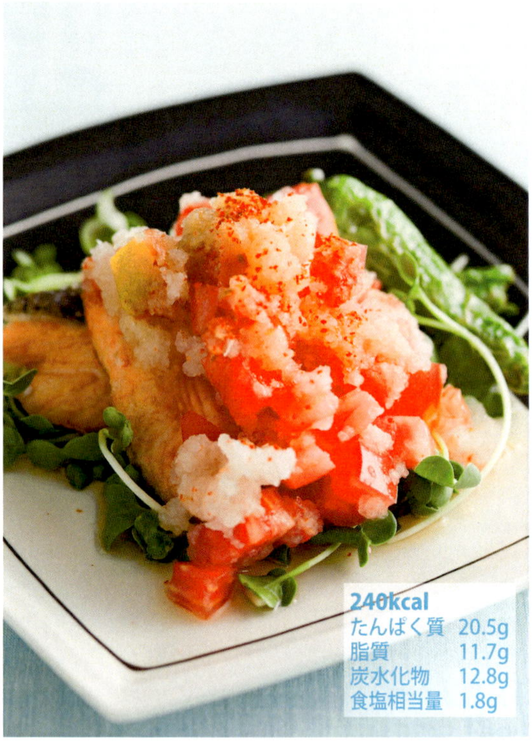
240kcal
たんぱく質 20.5g
脂質 11.7g
炭水化物 12.8g
食塩相当量 1.8g

鮭のから揚げトマトおろしだれ

小麦粉を薄くまぶして揚げれば、油の吸収率が低くなり、エネルギーを抑えられます。

材料（1人分）

生鮭…………1切れ（80g）
小麦粉……………少々
トマト…………1/2個
大根おろし………100g
ししとうがらし……3本
揚げ油……………適量
貝割れ菜……1/4パック
ポン酢しょうゆ……大さじ1
一味とうがらし……少々

作り方

1 鮭は3等分のそぎ切りにし、薄く小麦粉をまぶす。

2 トマトはへたをとって1.5㎝角に切り、軽く水けをきった大根おろしであえておく。

3 揚げ油を170度に熱し、ししとうを竹串で数カ所刺してから素揚げする。つづけて、**1**の鮭も入れてカラッと揚げる。

4 **3**の油をきり、貝割れ菜を敷いた器に盛り、**2**のトマトおろしだれをかける。さらにポン酢しょうゆをかけ、一味とうがらしを振る。

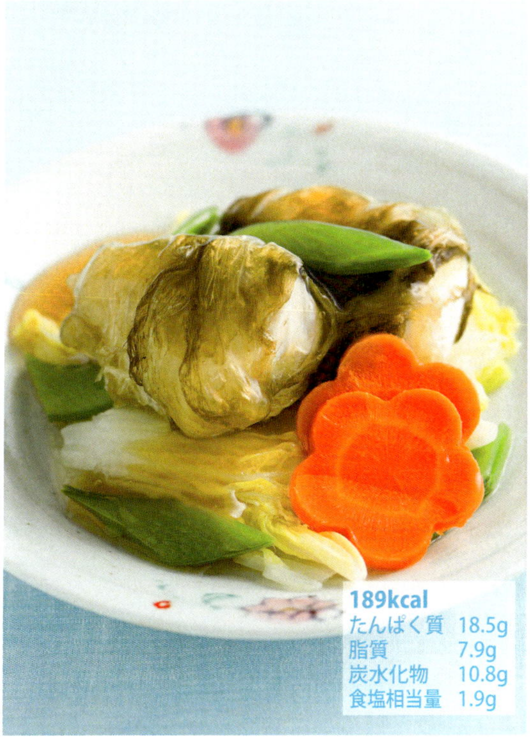
189kcal
たんぱく質 18.5g
脂質 7.9g
炭水化物 10.8g
食塩相当量 1.9g

さわらのとろろ昆布蒸し

淡白な味わいのさわら。うまみのあるとろろ昆布を
合わせると低塩でもおいしく仕上がります。

材料（1人分）

さわら……1切れ（80g）
酒……小さじ1
とろろ昆布……少々
白菜……1枚
にんじん……20g
スナップえんどう……2個
A
- だし……1/5カップ
- かたくり粉……小さじ1/2
- ポン酢しょうゆ……大さじ1

作り方

1 さわらは半分に切って酒をまぶし、とろろ昆布で巻く。

2 白菜はそぎ切りにし、にんじんは輪切りにするか花型で抜く。スナップえんどうは筋をとり、斜め切りにする。

3 耐熱皿に白菜を入れて広げ、さわらをのせる。にんじん、スナップえんどうものせて、蒸気の上がった蒸し器で5分ほど蒸す。

4 なべにAを入れてよくまぜながら火にかけ、とろみがついてきたら1分ほど煮て、**3**にかける。

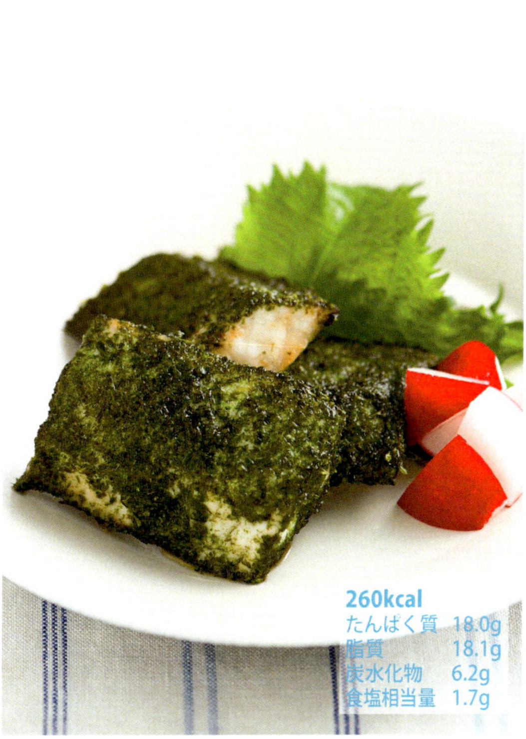
260kcal
たんぱく質 18.0g
脂質 18.1g
炭水化物 6.2g
食塩相当量 1.7g

かじきの青のり揚げ

青のりの風味と香りで魚くささがカバーでき、
調味料も少なくすみます。

材料（1人分）

かじき……1切れ（90g）
A
- 酒、みりん……各小さじ1
- しょうゆ……大さじ1/2

青のり……小さじ1（3g）
青じそ……2枚
ラディッシュ……2個
揚げ油……適量

作り方

1 かじきは3等分のそぎ切りにし、Aを合わせた中に加え、途中返しながら30分ほど漬け込む。

2 **1**の汁けを軽くふきとって青のりをまぶし、170度に熱した揚げ油でカラッと揚げる。

3 油をきって、青じそを敷いた器に盛り、小さく切ったラディッシュを添える。

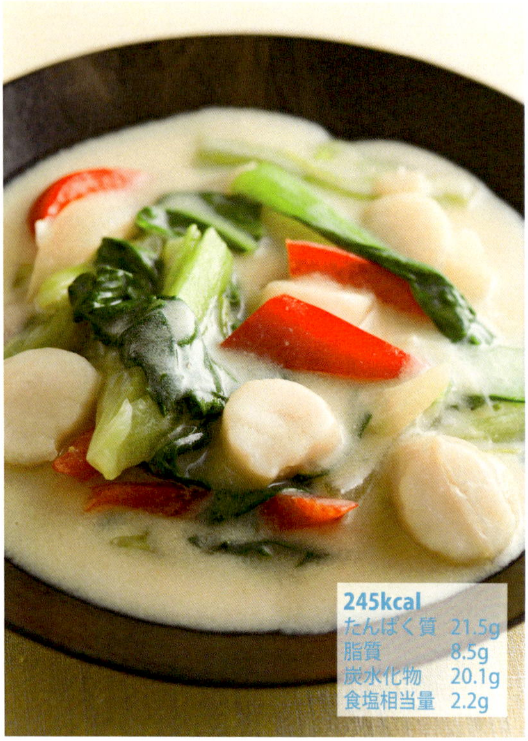
245kcal
たんぱく質 21.5g
脂質 8.5g
炭水化物 20.1g
食塩相当量 2.2g

ほたてとチンゲンサイの豆乳クリーム煮

ほたてに野菜をたっぷり合わせた、栄養バランスのよい一品。豆乳のコクと風味で、少量のコンソメでもおいしい！

材料（1人分）

ほたて貝柱 ………… 90g
小麦粉 ……………… 少々
チンゲンサイ …… 100g
玉ねぎ ……………… 1/4個
パプリカ（赤）…… 1/4個
サラダ油 …… 大さじ1/2

A
- 顆粒コンソメ ………… 小さじ1/2
- 水 ………… 1/2カップ

豆乳 ………… 1/2カップ
塩、こしょう …… 各少々

B
- かたくり粉、水 ………… 各小さじ1

作り方

1. チンゲンサイは縦4つに切り、一口大の斜め切りにする。玉ねぎはくし形に切り、パプリカは乱切りにする。
2. ほたては薄く小麦粉をまぶす。
3. フライパンにサラダ油を熱し、**1**の野菜も入れていためる。空いているところにほたても入れ、両面を焼く。
4. Aを加え、煮立ったら豆乳を加え、塩、こしょうで味をととのえる。Bの水溶きかたくり粉でとろみをつけ、1分ほど煮る。

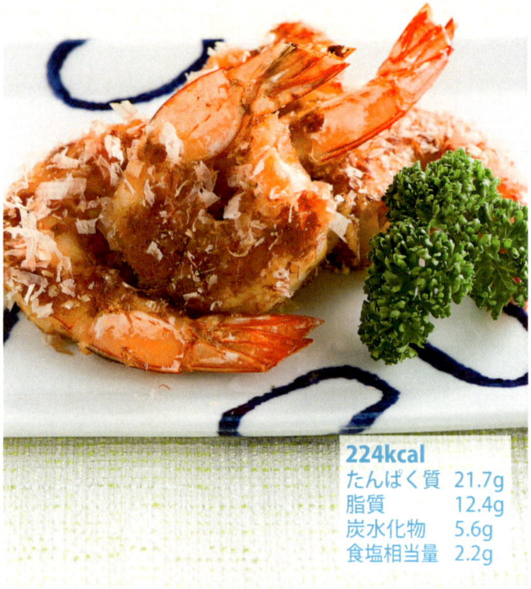
224kcal
たんぱく質 21.7g
脂質 12.4g
炭水化物 5.6g
食塩相当量 2.2g

えびのおかか焼き

えびは殻ごと焼けば、ボリューム感はそのまま。
削りがつおで風味がよくなります。

材料（1人分）

えび（無頭）……………… 4尾（100g）

A
- 酒、みりん ………… 各小さじ1
- しょうゆ ……………… 小さじ2
- かたくり粉 ………… 小さじ1/2

削りがつお ……………………… 適量
サラダ油 …………………… 大さじ1
パセリ ………………………… 適量

作り方

1. えびは尾の部分を残して殻と背わたをとり除き、Aをもみ込む。
2. **1**の表面に削りがつおを薄くまぶし、サラダ油を熱したフライパンに入れ、途中返しながらこんがりと焼く。
3. 器に盛り、削りがつお少々を振り、パセリを添える。

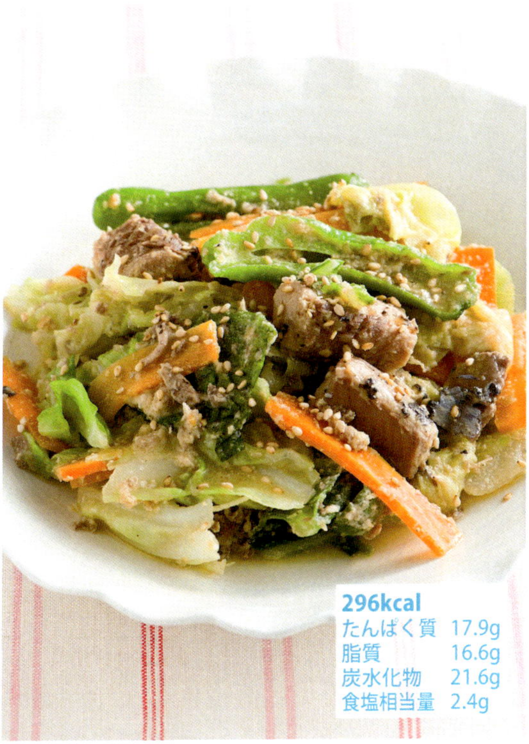

296kcal
たんぱく質 17.9g
脂質 16.6g
炭水化物 21.6g
食塩相当量 2.4g

さんま缶とキャベツのごまみそ蒸し

ごまとみその風味で缶詰とは思えないほど、奥深い味に。
野菜もたっぷり合わせましょう。

材料（1人分）

さんま水煮缶……70g
キャベツ…………1枚
にんじん…………30g
ししとうがらし…3本

A
- みそ………大さじ1/2
- ねりごま……小さじ2
- 酒、みりん‥各小さじ1
- しょうゆ…小さじ1/2
- だし…………大さじ1

いり白ごま……………少々

作り方

1 キャベツは大きくちぎり、にんじんは短冊切りに、ししとうは縦半分に切る。

2 フライパンに、キャベツ、にんじん、ししとう、さんま缶の順にのせて広げる。Aをまぜたものをかけ、ふたをして5～6分蒸し煮する。

3 全体をまぜ合わせて器に盛り、ごまを振る。

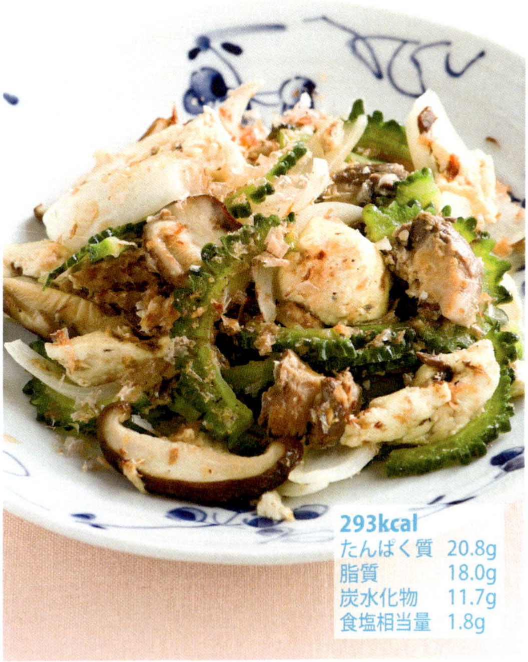

293kcal
たんぱく質 20.8g
脂質 18.0g
炭水化物 11.7g
食塩相当量 1.8g

さば缶入りチャンプルー

缶詰なら魚の油も栄養も丸ごと、手軽にとれます。
価格もお手頃ですから、じょうずにとり入れましょう。

材料（1人分）

さば水煮缶 …………60g
木綿どうふ …………80g
ゴーヤー ……………60g
塩 ………………………少々
玉ねぎ……………1/4個
生しいたけ…………1個
サラダ油 ………小さじ2
酒………………小さじ2

A
- だし………大さじ1
- めんつゆ（市販・3倍濃縮）‥小さじ2

削りがつお ………少々

作り方

1 とうふはペーパータオルに包み、水きりする。ゴーヤーはわたをとって半月切りにし、塩をまぶす。玉ねぎはくし形に切り、生しいたけはそぎ切りにする。

2 フライパンにサラダ油小さじ1を熱し、とうふを入れて両面を焼きつけ、いったんとり出す。

3 2のフライパンに残りの油を熱し、玉ねぎ、ゴーヤー、しいたけをいため、少ししんなりしたらさば缶を加えていため合わせる。続いて酒とAを回し入れ、とうふを戻し入れて全体をまぜる。器に盛り、削りがつおを振る。

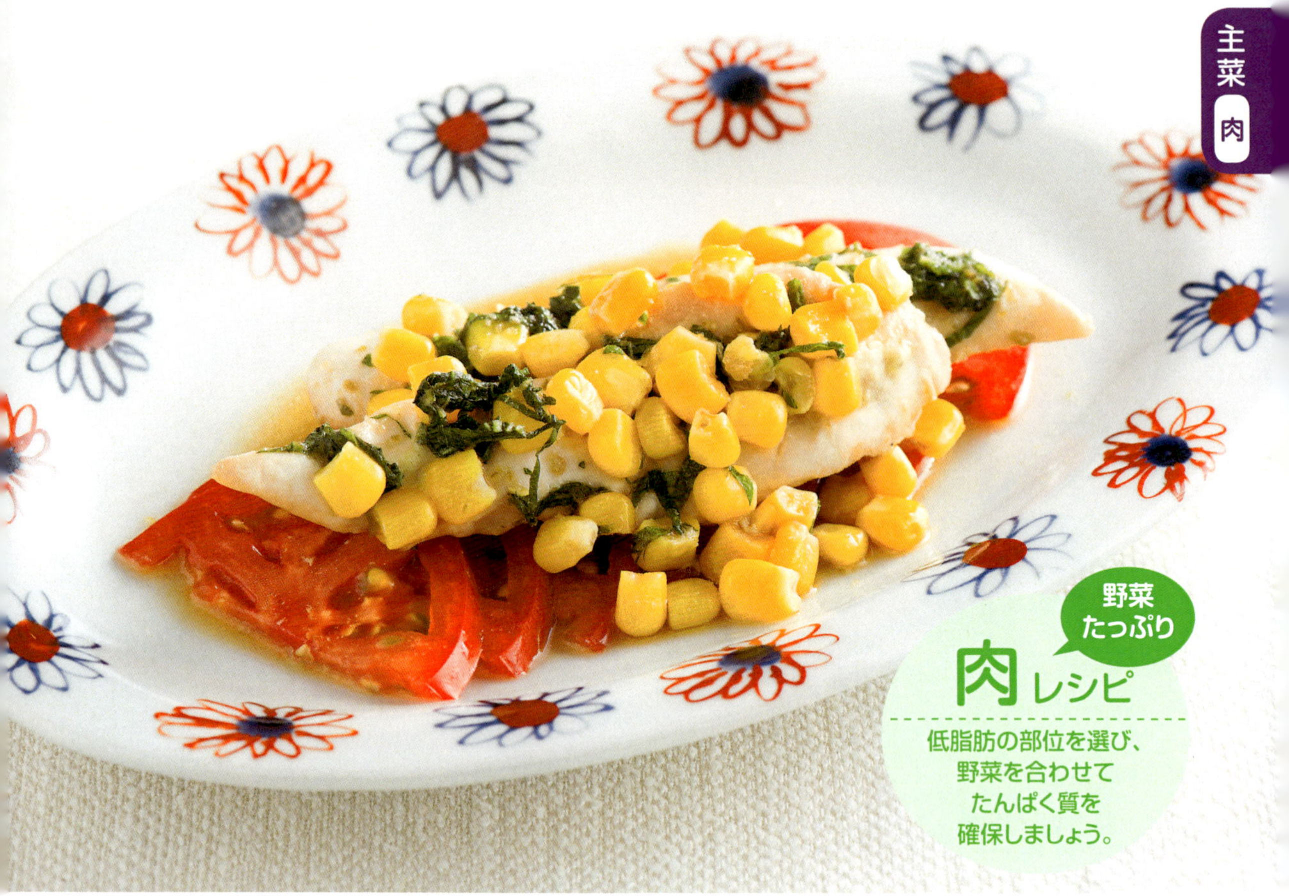

野菜たっぷり
肉レシピ

低脂肪の部位を選び、
野菜を合わせて
たんぱく質を
確保しましょう。

鶏ささ身の香味焼き

177kcal
たんぱく質 23.1g
脂質 5.2g
炭水化物 8.9g
食塩相当量 2.5g

ささ身はたれといっしょに蒸し焼きに。
しっとりとジュシーに仕上がります。トマトが彩りとボリュームをプラス！

材料（1人分）

鶏ささ身……………………………2本
A ┌酒……………………………小さじ1
A │しょうゆ……………………小さじ2
A └だし…………………………大さじ1
B ┌ゆずこしょう……小さじ1/2
B │酒……………………………小さじ1
B │ごま油………………………小さじ1
B │青じそ（せん切り）……2枚分
B └ホールコーン………大さじ2
トマト……………………………1/2個

作り方

1 鶏ささ身は筋をとり除き、Aをもみ込む。

2 アルミホイルを広げて**1**をのせ、Bをまぜ合わせてかけて包み、オーブントースターで5～6分蒸し焼きにする。

3 トマトは薄い半月切りにして器に広げ、蒸し上がった**2**を盛る。

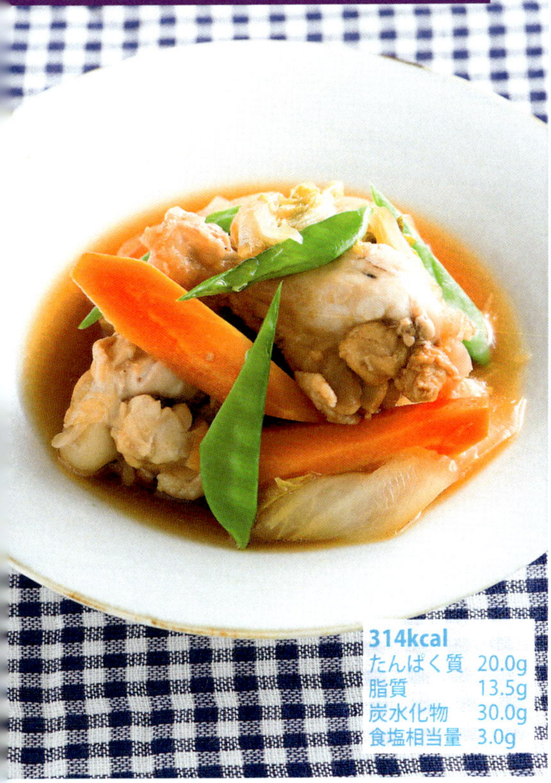

314kcal
たんぱく質　20.0g
脂質　13.5g
炭水化物　30.0g
食塩相当量　3.0g

鶏手羽の黒酢煮込み

鶏手羽元を抗酸化力の強い黒酢で煮込みます。
黒酢のうまみとコクで、短時間で味わい深い1品に。

材料（1人分）

鶏手羽元……………………3本
白菜…………………………180g
にんじん……………………50g
　だし……………1カップ
　黒酢…………1/4カップ
A
　酒……………………大さじ2
　みりん……大さじ1と1/2
　しょうゆ…………大さじ1
　赤唐辛子（種をとる）…1/2本
絹さや…………………………2枚

作り方

1 白菜はそぎ切りにし、にんじんは細めの乱切りにする。

2 なべに鶏肉と**1**を入れ、Aを加えて強火にかける。煮立ったら中火にしてアクをとり除き、途中まぜながら汁けが少なくなるまで20分ほど煮込む。

3 器に盛り、ゆでて斜め半分に切った絹さやを添える。

＊黒酢は酢にかえても。

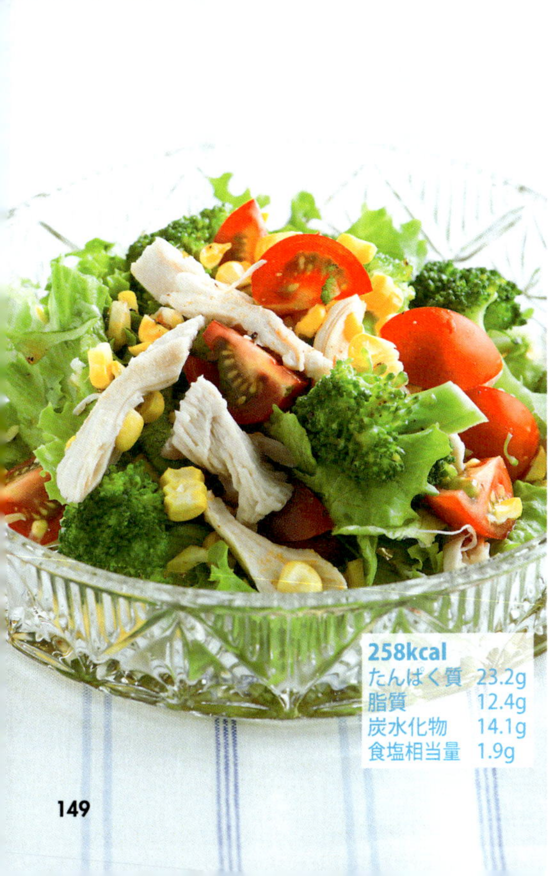

258kcal
たんぱく質　23.2g
脂質　12.4g
炭水化物　14.1g
食塩相当量　1.9g

蒸し鶏のおかずサラダ

鶏胸肉は低エネルギーですが、パサつくのが難点。
蒸し汁ごと冷ましておくと、しっとりと仕上がります。

材料（1人分）

鶏胸肉……………1/2枚（90g）
A
　しょうが（薄切り）2～3枚
　長ねぎ（青い部分）……適量
　酒、水…………各大さじ1
ブロッコリー………………60g
とうもろこし…………1/4本
ミニトマト…………………3個
リーフレタス………………1枚
B
　鶏肉の蒸し汁 ….大さじ1
　しょうゆ…………小さじ2
　黒こしょう、ラー油
　……………………各少々

作り方

1 鶏肉は耐熱皿にのせ、Aを加えてふんわりとラップをかけ、電子レンジで3分加熱する。そのままおいて味をなじませ、食べやすく裂く。

2 ブロッコリーは小房に分けてゆで、とうもろこしもゆでて実をこそげとる。ミニトマトは4等分に切り、リーフレタスはちぎる。

3 **1**の鶏肉と**2**をさっくりと混ぜ、器に盛り、まぜたBをかける。

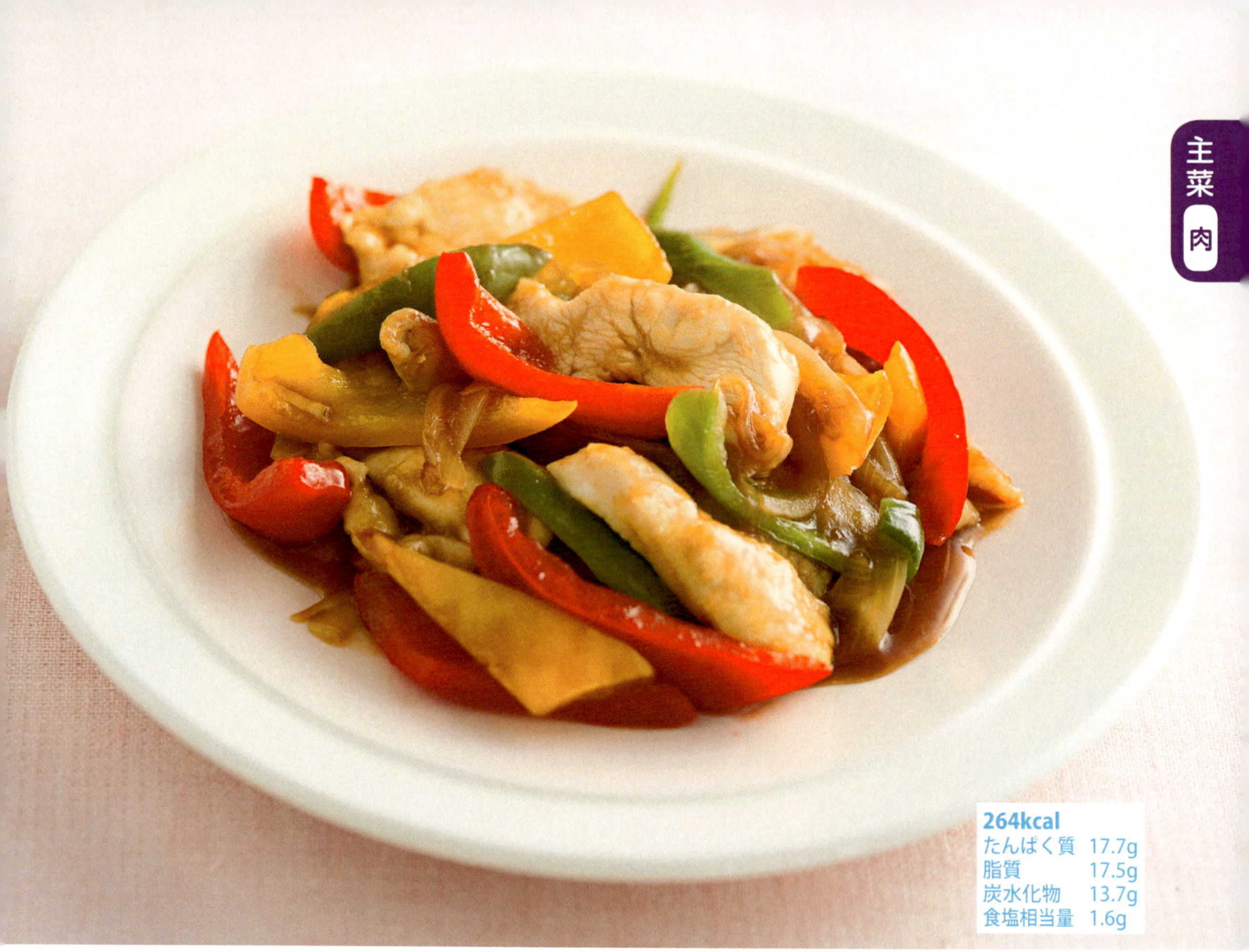

264kcal
たんぱく質　17.7g
脂質　17.5g
炭水化物　13.7g
食塩相当量　1.6g

鶏肉とパプリカのオイスターソースいため

風味のよいごま油でいためて、味つけにオイスターソースを加えることでコクが出て、塩分を抑えます。

材料（1人分）

	鶏胸肉	80g
	かたくり粉	少々
	玉ねぎ	1/6個
	ピーマン	1/2個
	パプリカ（赤・黄）	各1/4個
	にんにく（薄切り）	1/2片分
	ごま油	大さじ1/2
A	酒	小さじ2
A	みりん、しょうゆ	各小さじ1
A	オイスターソース	小さじ1
A	水	大さじ2

作り方

1 鶏肉は食べやすい大きさのそぎ切りにし、薄くかたくり粉をまぶす。

2 玉ねぎは薄切りにし、ピーマンとパプリカは細めの乱切りにする。

3 フライパンにごま油とにんにくを入れて弱火にかけ、香りが立ったら**2**の野菜を加えていためる。

4 野菜がしんなりしたらAを加え、煮立ったら**1**の鶏肉を加え、汁けがなくなるまで2～3分いためる。

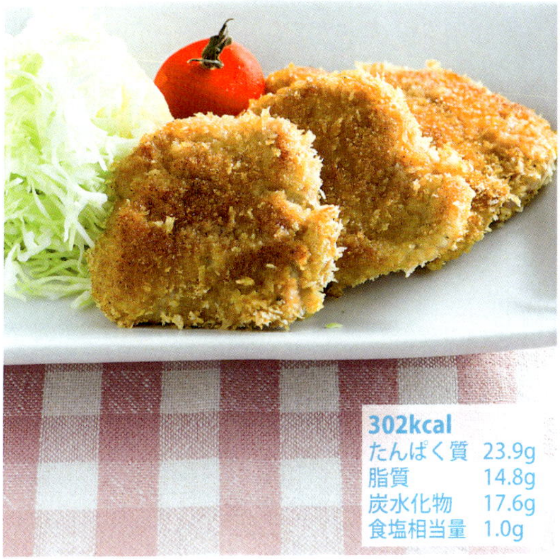
302kcal
たんぱく質　23.9g
脂質　14.8g
炭水化物　17.6g
食塩相当量　1.0g

豚ヒレ肉のカレーパン粉焼き

カレー粉をまぜたパン粉をまぶして、少量の油で焼きます。
揚げ物のような食感はそのままに、エネルギーはダウン！

材料（1人分）

- 豚ヒレ肉……………90g
- 塩、こしょう………各少々
- A［小麦粉………大さじ1
  水……………小さじ2］
- B［カレー粉、パン粉
  ………………各少々］
- オリーブ油……大さじ1
- キャベツ（せん切り）
  ……………………1枚分
- ミニトマト…………1個

作り方

1 豚肉は3～4切れに切り、軽くたたいて厚みを均等にする。塩、こしょうを振り、まぜたAをからめる。さらに、まぜたBを表面にまぶす。

2 フライパンにオリーブ油を熱し、**1**を入れ、中火で両面をこんがり焼く。

3 器に盛り、キャベツとミニトマトをつけ合わせる。

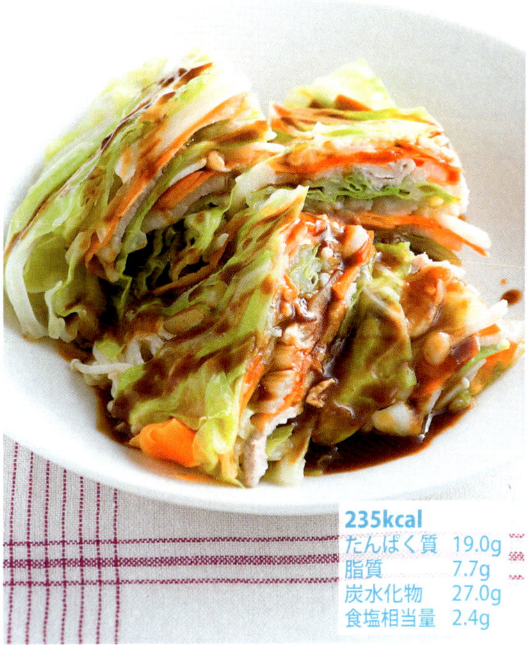
235kcal
たんぱく質　19.0g
脂質　7.7g
炭水化物　27.0g
食塩相当量　2.4g

豚肉とキャベツの重ね蒸し

油を使わず蒸し上げるので低エネルギー。
肉のうまみが野菜にしみて、味わい深く仕上がります。

材料（1人分）

- 豚もも薄切り肉………60g
- キャベツ…………2～3枚
- にんじん………………40g
- えのきだけ…………1/2袋
- かたくり粉……………少々
- 酒……………………大さじ2
- A［豚肉の蒸し汁、みそ
  ………各大さじ1
  砂糖………小さじ1］

作り方

1 キャベツは半分に切り、芯はそぎ切りにする。にんじんは皮むき器で薄くリボン状にする。えのきだけは根元を落としてほぐす。

2 なべにキャベツの半量を入れ、かたくり粉を薄く振る。豚肉、にんじん、えのきだけの半量を順に重ね、これを繰り返す。最後は残りのキャベツを上に重ねる。酒を回しかけてふたをして、中火で5～6分蒸し煮にする。

3 切り分けて器に盛り、Aをまぜてかける。

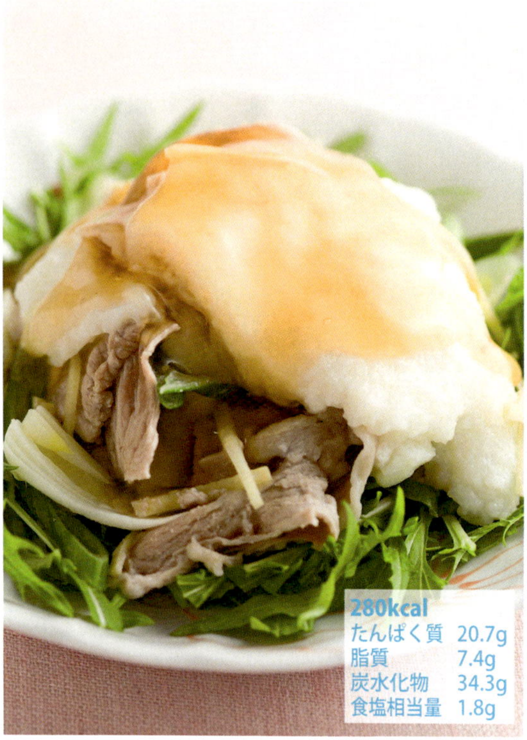
280kcal
たんぱく質 20.7g
脂質 7.4g
炭水化物 34.3g
食塩相当量 1.8g

豚肉とねぎのとろろ蒸し

肉は蒸すと脂質を大幅にカットできますが、
それでも食べられるのは70g程度。
とろろと水菜と合わせてボリュームを出します。

材料（1人分）

- 豚もも薄切り肉……70g
- 長ねぎ……1/3本
- 水菜……70g
- 山いも……80g
- だし……大さじ1
- しょうが（せん切り）……6g
- A
  - ポン酢しょうゆ……大さじ1
  - 酒、酢……各小さじ2
  - みりん……小さじ1
  - かたくり粉……小さじ1/2

作り方

1 豚肉は半分に切る。ねぎは斜め切りにし、水菜は5～6㎝長さに切る。

2 山いもはすりおろし、だしとまぜ合わせる。

3 耐熱皿にねぎとしょうがを敷いて豚肉をのせ、**2**をかけ、蒸し器に入れて4分ほど蒸す。蒸し上がったら汁けをきり、水菜を敷いた器に盛る。

4 残った蒸し汁はAとともになべに入れ、まぜながら温める。とろみがついたら1分ほど温め、**3**にかける。

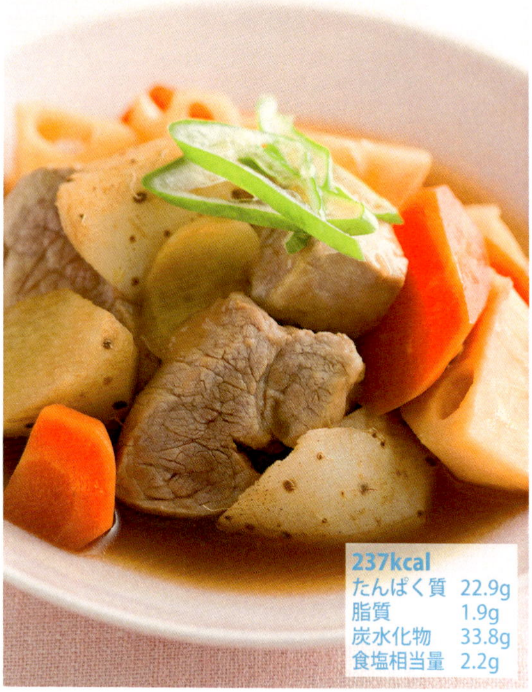
237kcal
たんぱく質 22.9g
脂質 1.9g
炭水化物 33.8g
食塩相当量 2.2g

豚ヒレ肉と根菜の煮物

ヒレ肉はかたくり粉をまぶしてから煮るとジューシーに。
根菜もたっぷりでボリュームも大満足！

材料（1人分）

- 豚ヒレ肉……80g
- かたくり粉……少々
- れんこん……50g
- にんじん……30g
- 長いも……60g
  - しょうが（薄切り）……8g
  - だし……1と1/2カップ
- A
  - 酒、しょうゆ…各小さじ2
  - みりん……大さじ1
  - 黒酢（または酢） 大さじ2
  - 黒こしょう……少々
- 長ねぎ（青い部分・斜め薄切り）……少々

作り方

1 豚肉は一口大に切り、かたくり粉を薄くまぶす。れんこん、にんじん、長いもは乱切りにする。

2 なべにA、れんこん、にんじんを入れて火にかけ、煮立ったら中火にして7～8分煮る。

3 長いもを加えて3～4分、豚肉を加えて2～3分煮たら、途中まぜながら汁けが少なくなるまで煮る。

4 器に盛り、ねぎを添える。

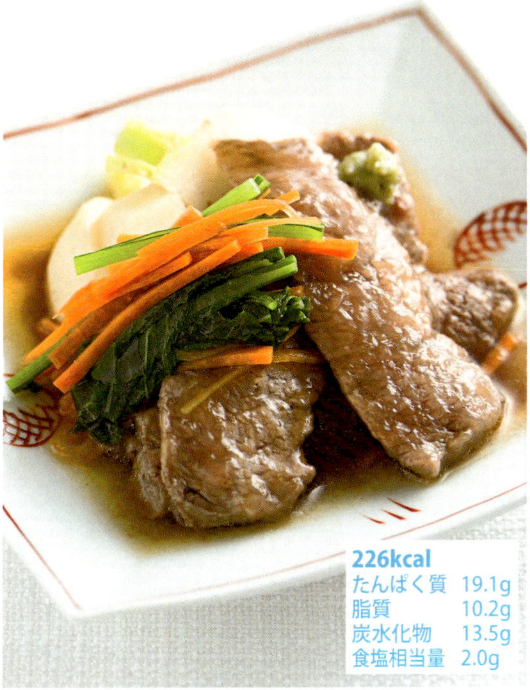

226kcal
たんぱく質　19.1g
脂質　10.2g
炭水化物　13.5g
食塩相当量　2.0g

牛ヒレ肉と野菜のめんつゆ蒸し

低脂肪の牛ヒレ肉ですが、パサつきがち。
野菜と蒸せばジュシーに仕上がり、ボリュームも出ます。

材料（1人分）

牛ヒレ肉……………80g
かたくり粉…………少々
にんじん……………25g
かぶ…………………1個
かぶの葉………2〜3本

A
- めんつゆ（市販・3倍濃縮）…………大さじ1
- だし、酒……各大さじ1
- ごま油…小さじ1/2

ねりわさび…………少々

作り方

1 牛肉は食べやすい大きさに薄く切り、薄くかたくり粉をまぶす。

2 にんじんはせん切りにし、かぶはくし形に切り、かぶの葉は4〜5㎝長さに切る。

3 耐熱皿に**2**の野菜を均等に広げ、**1**の牛肉をのせる。まぜたAを回しかけ、蒸気の上がった蒸し器で5分ほど蒸す。

4 器に盛り、わさびを添える。

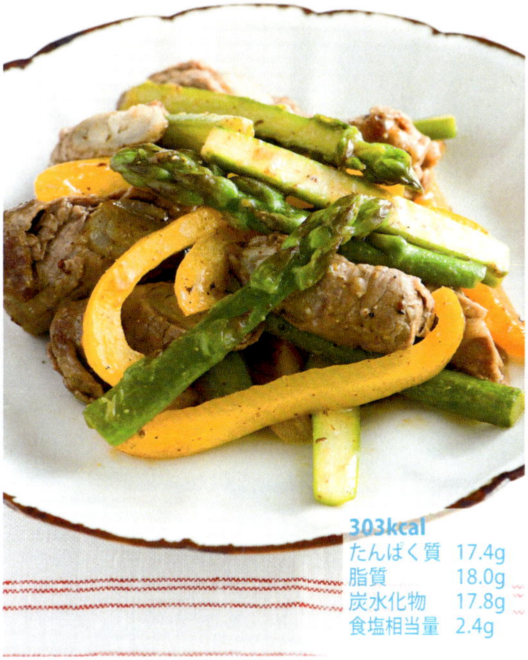

303kcal
たんぱく質　17.4g
脂質　18.0g
炭水化物　17.8g
食塩相当量　2.4g

牛肉のごぼう巻きマスタードいため

肉は少なめにして、歯ごたえのあるごぼうを巻いて
ボリュームを出します。マスタードが味のアクセントに。

材料（1人分）

牛もも薄切り肉……70g
塩、こしょう……各少々
小麦粉……………少々
ごぼう……………60g
グリーンアスパラガス‥2本
パプリカ（黄）……1/3個
サラダ油………小さじ2

A
- 白ワイン、しょうゆ………各小さじ2
- 粒マスタード、みりん……各小さじ1/2
- 水…………小さじ1

作り方

1 ごぼうとアスパラガスは3等分にして縦半分に切り、ごぼうはゆでる。パプリカは細切りにする。

2 牛肉は塩、こしょうを振って薄く小麦粉を振り、ごぼうをのせて巻き、表面にも小麦粉をまぶす。

3 フライパンにサラダ油を熱し、**2**を転がしながら表面を焼き、アスパラガスとパプリカは肉の脇でいため、Aを加えて汁けがなくなるまでいため合わせる。

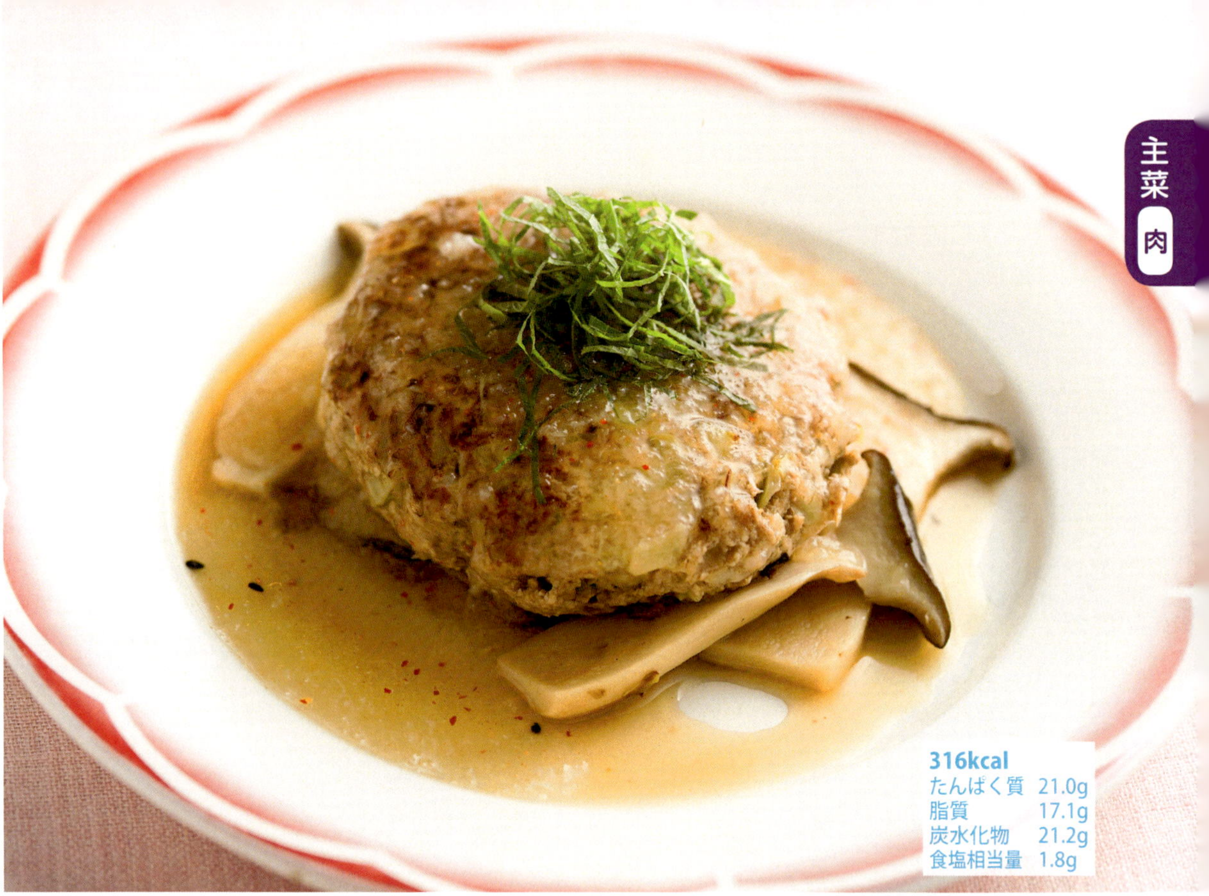

316kcal
たんぱく質 21.0g
脂質 17.1g
炭水化物 21.2g
食塩相当量 1.8g

塩もみキャベツととうふ入りハンバーグ

ひき肉の量を少なめにし、キャベツととうふをまぜ込みます。
キャベツは塩でもみ、かさを減らしてから加えるのがポイントです。

材料（1人分）

- 合いびき肉……………………60g
- キャベツ…………小1枚（60g）
- 塩……………………………少々
- 木綿どうふ……………………80g
- エリンギ……………………1本

A
- 玉ねぎ（みじん切り）…… 1/6個分
- しょうが（すりおろし）……小さじ1
- だし、パン粉……各大さじ1
- 酒……………………小さじ2
- かたくり粉…………小さじ1

- ごま油……………………小さじ1

B
- だし………………1/2カップ
- ポン酢しょうゆ……小さじ2
- かたくり粉………小さじ1/2
- 大根おろし………………60g
- 七味唐辛子………………少々

- 青じそ（せん切り）……………2枚分

作り方

1. キャベツはあらく刻んで塩でもみ、水けをきる。とうふはペーパータオルに包み、電子レンジで2分加熱して水きりする。エリンギは縦薄切りにする。
2. ボウルにひき肉、キャベツ、とうふ、Aを入れてよくねりまぜ、小判形にととのえる。
3. フライパンにごま油を熱し、**2**を入れて両面を焼き、脇でエリンギもいためる。Bを回し入れてふたをし、4〜5分蒸し焼きにする。器に盛り、青じそをのせる。

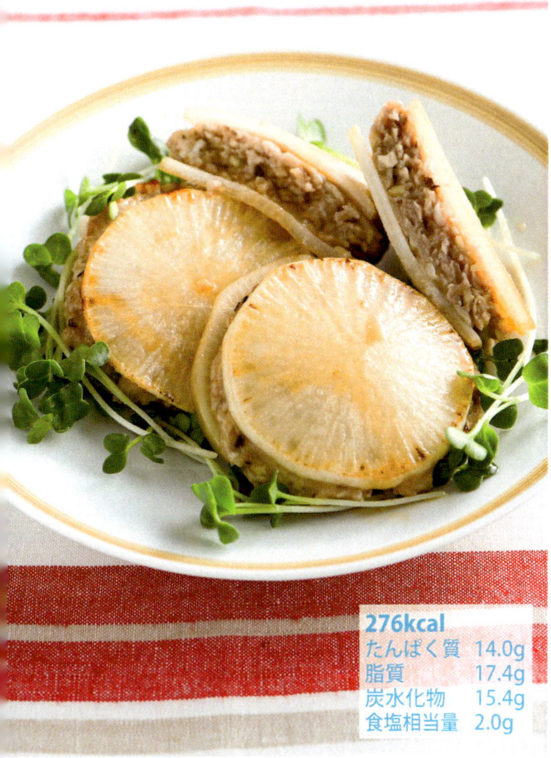

276kcal
たんぱく質　14.0g
脂質　17.4g
炭水化物　15.4g
食塩相当量　2.0g

豚ひき肉と大根のはさみ焼き

ひき肉ダネを大根ではさんで蒸し焼きに。
ヘルシーでごちそう感たっぷりの1品です。

材料（1人分）

A
- 豚ひき肉……60g
- しょうが（みじん切り）…10g
- 長ねぎ（みじん切り）……15g
- 生しいたけ（あらみじん）……1個分
- 酒、かたくり粉、しょうゆ……各小さじ1

- 大根……150g
- 小麦粉……少々
- ごま油……小さじ2

B
- 水……大さじ2
- ポン酢しょうゆ…大さじ3
- 酒……小さじ2

- 貝割れ菜……1/2パック

作り方

1 ボウルにAを合わせ、よく練りまぜる。

2 大根は6枚の輪切りにし、片面に薄く小麦粉を振り、2枚1組にして**1**をはさむ。

3 フライパンにごま油を熱し、**2**を入れて両面をこんがり焼く。Bを加えてふたをし、途中返して汁けがなくなるまで蒸し焼きにする。

4 貝割れ菜を器に広げ、**3**を盛る。

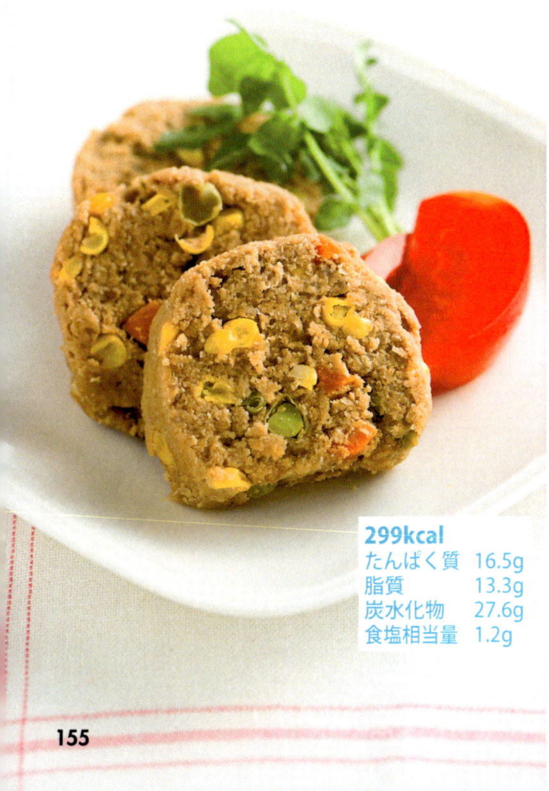

299kcal
たんぱく質　16.5g
脂質　13.3g
炭水化物　27.6g
食塩相当量　1.2g

おから入りミートローフ

食物繊維が豊富なおからをたっぷり入れて、
肉が少なめでもボリューム満点です。

材料（作りやすい分量：2人分）

- 合いびき肉……120g
- おから……80g
- 玉ねぎ……1/4個
- ミックスベジタブル……80g
- サラダ油……少々

A
- パン粉、牛乳、かたくり粉、ソース……各大さじ1
- ケチャップ……大さじ2

- トマト……1/2個
- クレソン……少々

作り方

1 おからは耐熱皿に広げ、ラップなしで電子レンジで2分加熱してほぐす。玉ねぎはみじん切りにし、ラップをかけて電子レンジで1分加熱する。

2 ボウルにひき肉、**1**、ミックスベジタブル、Aを入れてよくまぜる。

3 アルミホイルを広げて薄くサラダ油を塗り、**2**をのせて筒状に包み、180度に熱したオーブンで30分ほど焼く。

4 あら熱がとれたら切り分けて器に盛り、クレソンとくし形に切ったトマトを添える。

毎日
食べたい
大豆レシピ

植物性たんぱく質が豊富な大豆。とうふや厚揚げなどの大豆製品とともに飽きずに食べるくふうを紹介します。

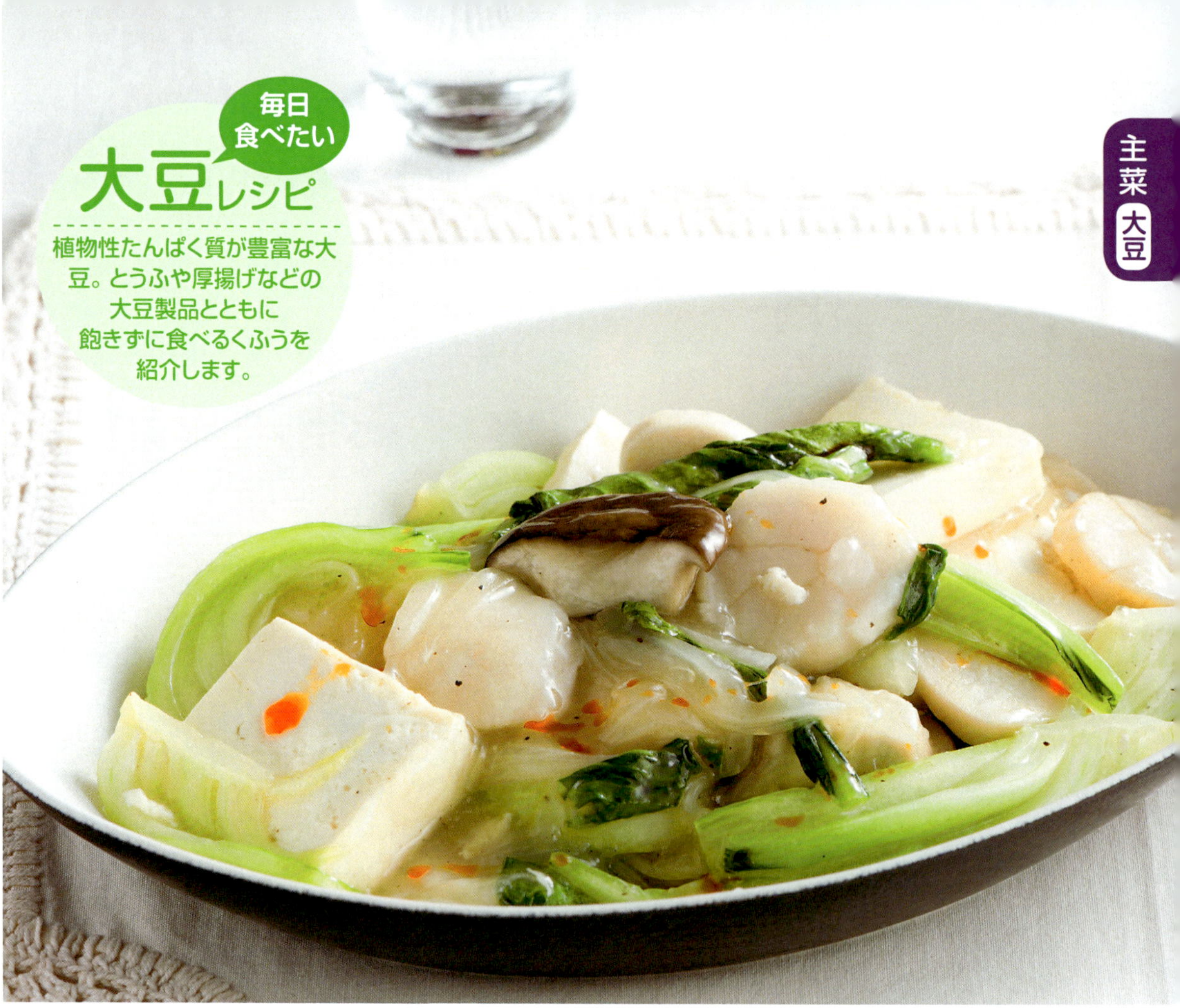

とうふとほたてのうま煮

288kcal
たんぱく質 25.1g
脂質 13.8g
炭水化物 17.7g
食塩相当量 2.0g

とうふとほたては、かたくり粉をまぶしていためるのがコツ。
うまみが閉じ込められ、とろみもついて本格的な味わいに。

材料（1人分）

木綿どうふ……2/3丁
ほたて貝柱……50g
かたくり粉……少々
玉ねぎ……1/4個
エリンギ……1本
チンゲンサイ……1株
ごま油……小さじ1
A
- 水……3/4カップ
- 鶏ガラスープの素…小さじ1/3
- 薄口しょうゆ……小さじ1

塩、こしょう、ラー油……各少々

作り方

1 とうふはペーパータオルに包んで水きりし、1cm幅に切る。ほたては厚みを半分に切る。以上は薄くかたくり粉をまぶす。

2 玉ねぎは薄切りにし、エリンギは輪切りにする。チンゲンサイは長さを半分に切り、根元は縦4等分に切る。

3 なべにごま油を熱して玉ねぎをいため、しんなりしてきたらエリンギとチンゲンサイも加えていためる。

4 Aを加えて煮立て、**1**を1切れずつ加える。全体をまぜ合わせ、塩、こしょうで味をととのえる。器に盛り、ラー油をかける。

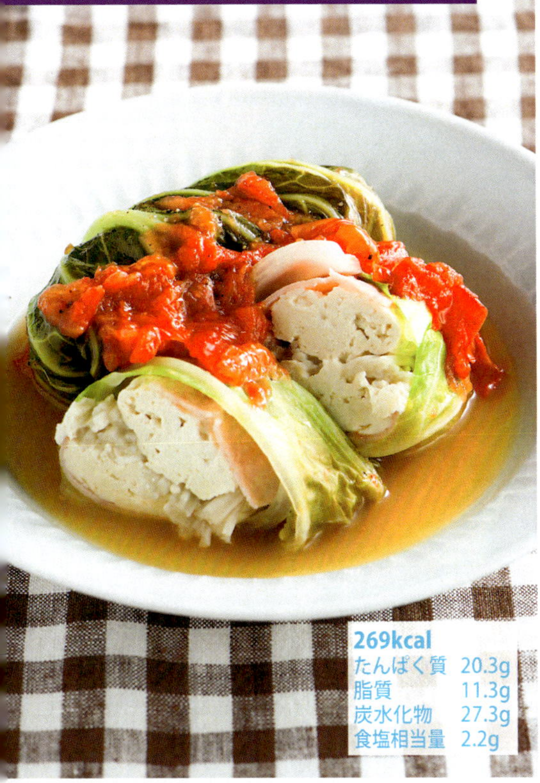

269kcal
たんぱく質　20.3g
脂質　11.3g
炭水化物　27.3g
食塩相当量　2.2g

とうふのロールキャベツ

ひき肉のかわりにとうふを巻いて、エネルギーダウン。いっしょに煮込んだトマトで抗酸化力もアップ！

材料（1人分）

- 木綿どうふ……1/2丁
- キャベツ……2枚
- ハム（薄切り）……2枚
- えのきだけ……50g
- トマト……1個
- 小麦粉……少々
- A
  - 顆粒コンソメ……小さじ1/2
  - 水……80mℓ
- 塩、こしょう……各少々

作り方

1 とうふはペーパータオルに包んで水きりし、1cm幅に切る。キャベツはゆでて水けをふきとり、芯はそぎ切りにする。ハムは半分に切り、えのきだけは根元を落とす。トマトはざく切りにする。

2 キャベツを広げて薄く小麦粉を振り、ハム、とうふ、えのきだけ、キャベツの芯をのせて包み込む。

3 なべに**2**、トマト、Aを入れ、落としぶたをして中火で7～8分煮て、塩、こしょうで味をととのえる。

245kcal
たんぱく質　13.6g
脂質　8.7g
炭水化物　28.9g
食塩相当量　1.3g

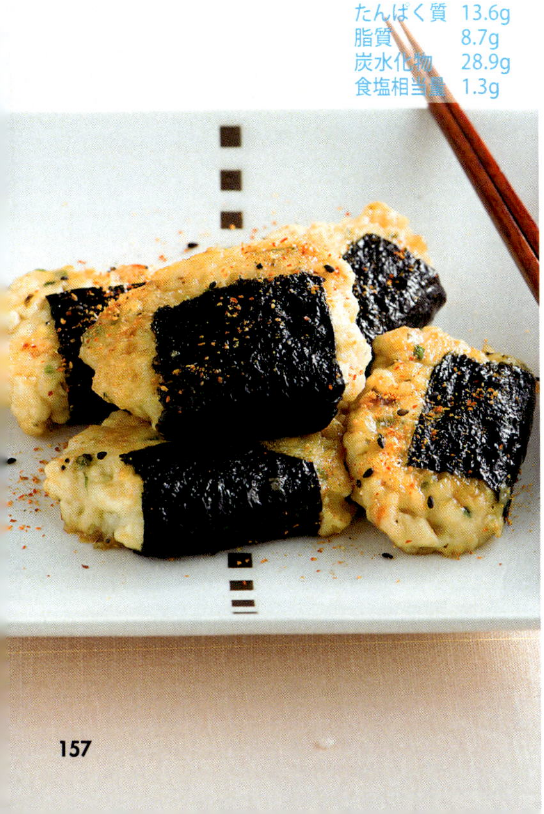

とうふと山いもの磯辺焼き

山いもはすりおろして焼くと、もちもちした食感が生まれます。風味のよい桜えびで味わいもアップ！

材料（1人分）

- 木綿どうふ……1/3丁
- 山いも……80g
- A
  - 桜えび（あらみじん）……3g
  - 万能ねぎ（小口切り）……2本分
  - 小麦粉……小さじ1
  - 薄口しょうゆ……小さじ1/2
- 焼きのり……適量
- ごま油……小さじ1
- B
  - 酒……小さじ1
  - 和風ドレッシング（市販）……小さじ2
- 七味唐辛子……少々

作り方

1 ボウルにとうふをくずし入れ、すりおろした山いも、Aを加えてよくまぜる。5等分にしてまとめ、表面にのりをはりつける。

2 フライパンにごま油を熱し、**1**を入れて両面をこんがりと焼く。

3 Bを加えて味をからめ、器に盛り、七味唐辛子を振る。

大豆といかのしょうがいため

かみごたえのある大豆でボリューム感を出します。
いかとアスパラとも好相性。

材料（1人分）

大豆（水煮缶）……………80g
いか（胴）……………………80g
酒……………………大さじ1
長ねぎ…………………1/3本
グリーンアスパラガス…2本
しょうが（せん切り）………10g
ごま油………………小さじ2
A［酒………………小さじ1
　 だし………………小さじ2
　 ポン酢しょうゆ…大さじ1］

作り方

1 いかは輪切りにして酒をまぶし、ねぎとアスパラガスは小口切りにする。

2 フライパンにごま油、しょうがを入れて弱火にかけ、香りが立ったら **1** と大豆を加えていため合わせる。

3 全体に油が回ったらAを加え、汁けがなくなるまでいため合わせる。

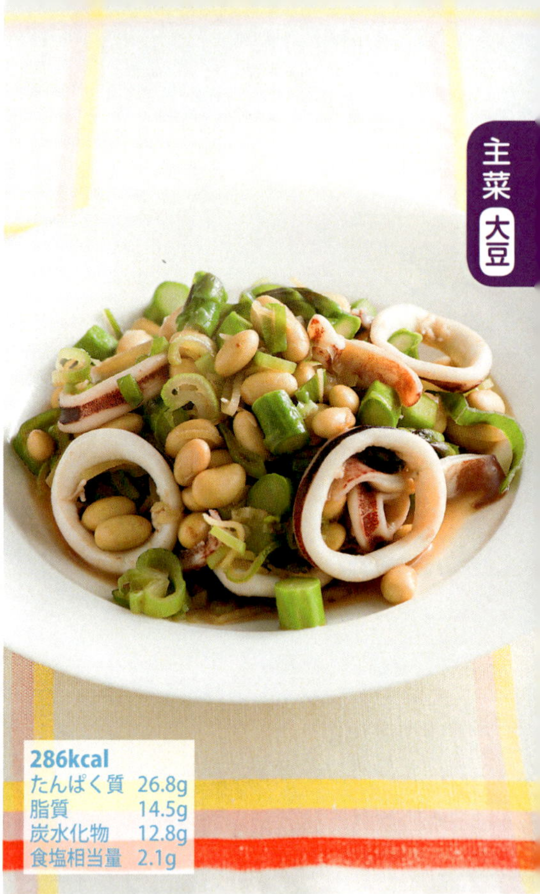

286kcal
たんぱく質 26.8g
脂質 14.5g
炭水化物 12.8g
食塩相当量 2.1g

黒豆と根菜のコンソメ煮

289kcal
たんぱく質 14.0g
脂質 14.3g
炭水化物 27.7g
食塩相当量 2.0g

豆と根菜をコンソメでじっくり煮て、薄味に仕立てます。
食べごたえもじゅうぶん！

材料（1人分）

黒豆（水煮缶）………………90g
れんこん……………………50g
にんじん……………………40g
ごぼう………………………50g
にんにく（みじん切り）……1/2片分
オリーブ油…………小さじ2
A［顆粒コンソメ
　 ……………小さじ1/2
　 水………………1カップ
　 ローリエ……………1枚］
塩、こしょう…………各少々
パセリ（あらみじん）………少々

作り方

1 れんこん、にんじん、ごぼうは1.5㎝角に切る。

2 フライパンにオリーブ油とにんにくを入れて弱火にかけ、香りが立ってきたら **1** と黒豆を加えて軽くいためる。

3 Aを加え、アクをとり除きながら10分ほど煮込み、塩、こしょうで味をととのえる。器に盛り、パセリを振る。

＊黒豆は大豆にかえても。

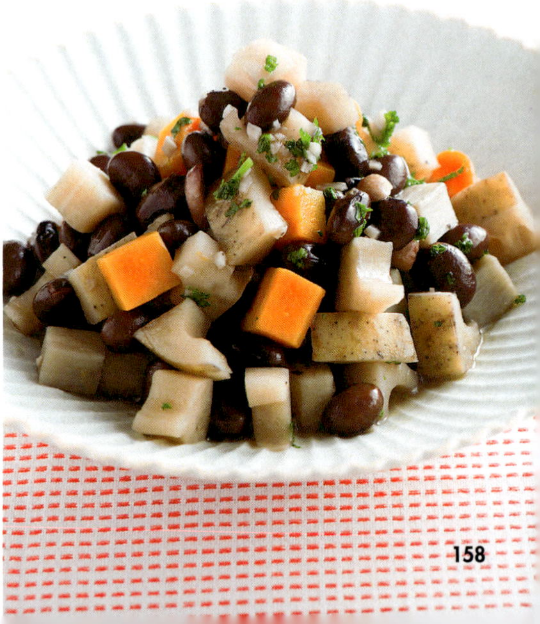

厚揚げのさんしょういため

粉ざんしょうをひと振りで
味わいがぐ〜んとアップします。

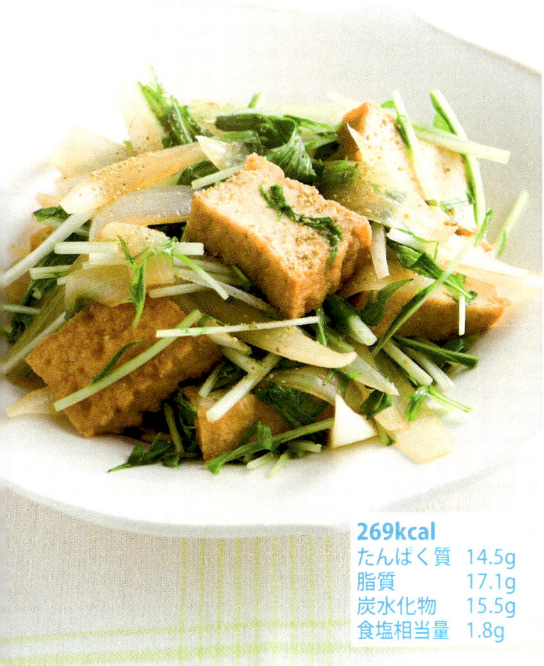

269kcal
たんぱく質　14.5g
脂質　17.1g
炭水化物　15.5g
食塩相当量　1.8g

材料（1人分）

厚揚げ……………………100g
玉ねぎ……………………1/2個
水菜………………………80g
サラダ油…………小さじ2
A［だし……………大さじ1
　 酒、しょうゆ…各小さじ2
粉ざんしょう……………少々

作り方

1 厚揚げは熱湯を回しかけて油抜きし、一口大に切る。玉ねぎはくし形に切り、水菜は3〜4cm長さに切る。

2 フライパンにサラダ油を熱し、玉ねぎ、厚揚げの順に加えていため、Aを加えて汁けがなくなるまでいためる。

3 水菜を加えていため合わせ、さんしょうを振り入れてさっといためる。

262kcal
たんぱく質　16.9g
脂質　15.2g
炭水化物　17.2g
食塩相当量　1.7g

納豆の油揚げ巻き焼き

オーブントースターでできるお手軽な1品。
カリッと焼いた油揚げと納豆のねばねば感がマッチ！

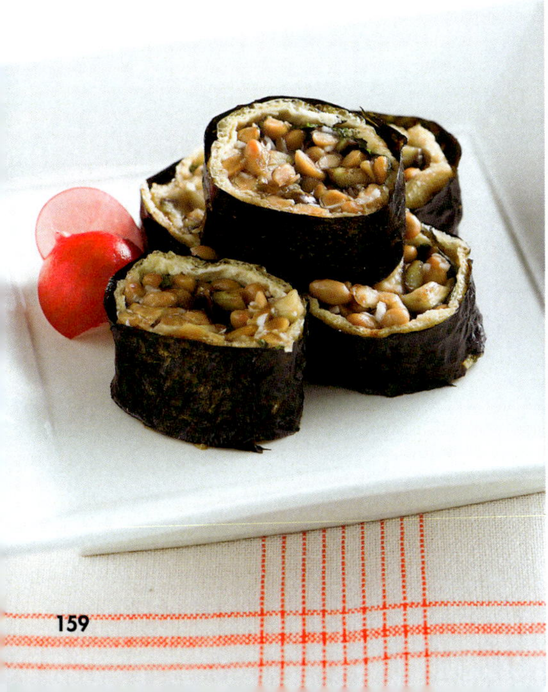

材料（1人分）

なす…………………………1個
塩……………………………少々
A［納豆……………1パック
　 長ねぎ（みじん切り）‥10g
　 小麦粉…………………少々
油揚げ………………………1枚
B［酒………………小さじ1
　 めんつゆ(市販・3倍濃縮)、水
　 ……………………各小さじ2
焼きのり……………………1枚
青じそ………………………3枚
ラディッシュ………………1個

作り方

1 なすは5mm角に切って塩でもみ、水けをしぼる。ボウルに入れ、AとBを加えてよくまぜる。

2 のりを広げ、切り開いた油揚げ、青じそ、**1**を順にのせて均一に広げる。ロール状に巻き、アルミホイルで包む。

3 **2**をオーブントースターで5〜6分焼き、食べやすい大きさに切る。器に盛り、半分に切ったラディッシュを添える。

とうふといかのチリソースいため

高カロリーになりがちな中華のいため物。低カロリーのいかととうふをメインに、野菜で食べごたえを出します。

材料（1人分）

木綿どうふ……1/2丁（150g）
小麦粉………………少々
いか（胴）………………50g
にんにくの芽……………40g
レタス………………２枚
にんにく（薄切り）…1/2片分
しょうが（せん切り）…………６g
ごま油…………………小さじ２
A
- 酒、しょうゆ……各小さじ１
- チリソース……大さじ1と1/2
- 鶏ガラスープの素……小さじ1/3
- 水…………………大さじ２
- かたくり粉……小さじ1/2

作り方

1. とうふはペーパータオルに包み、電子レンジで２分加熱して水きりする。１㎝幅の一口大に切り、薄く小麦粉をまぶす。
2. いかは格子状に切れ目を入れ、一口大に切る。にんにくの芽は３～４㎝長さに切り、レタスは適当な大きさにちぎる。
3. フライパンにごま油小さじ１を熱し、とうふの両面を焼き、一度とり出す。フライパンに残りのごま油、しょうが、にんにくを入れ、にんにくの芽、いかの順にいためる。Aを加えてとうふを戻し入れ、レタスも加えてさっといためる。

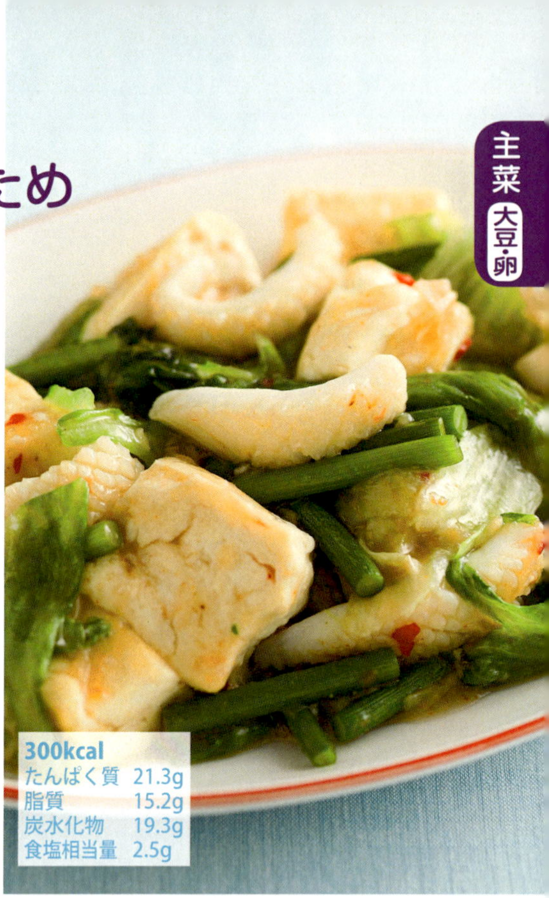

300kcal
たんぱく質 21.3g
脂質 15.2g
炭水化物 19.3g
食塩相当量 2.5g

高野どうふとえび、小松菜の含め煮

大豆の栄養が凝縮した高野どうふ。少ない量でたんぱく質、食物繊維がとれるので積極的に活用しましょう。

材料（1人分）

高野どうふ……１枚（16g）
干ししいたけ…………２個
えび（無頭）………４尾（80g）
A
- 酒……………小さじ２
- かたくり粉……小さじ１

小松菜…………………50g
B
- だし………1/2カップ
- 酒……………大さじ１
- みりん、しょうゆ…各小さじ2

削りがつお……………少々

作り方

1. 高野どうふはぬるま湯でもどし、三角形の４等分に切る。しいたけは水１カップでもどして半分に切る。
2. えびは殻と背わたをとり除き、Aをもみ込む。小松菜は４～５㎝長さに切る。
3. なべにBとしいたけをもどし汁ごと入れて火にかけ、煮立ったら高野どうふを加え、中火で３～４分煮る。さらに小松菜とえびも加えて２～３分煮る。
4. 仕上げに削りがつおを加え、火を止める。

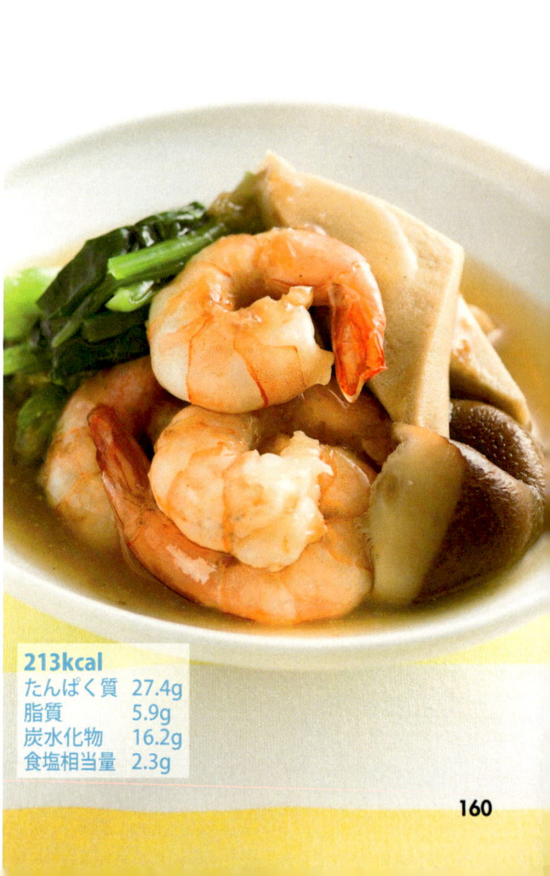

213kcal
たんぱく質 27.4g
脂質 5.9g
炭水化物 16.2g
食塩相当量 2.3g

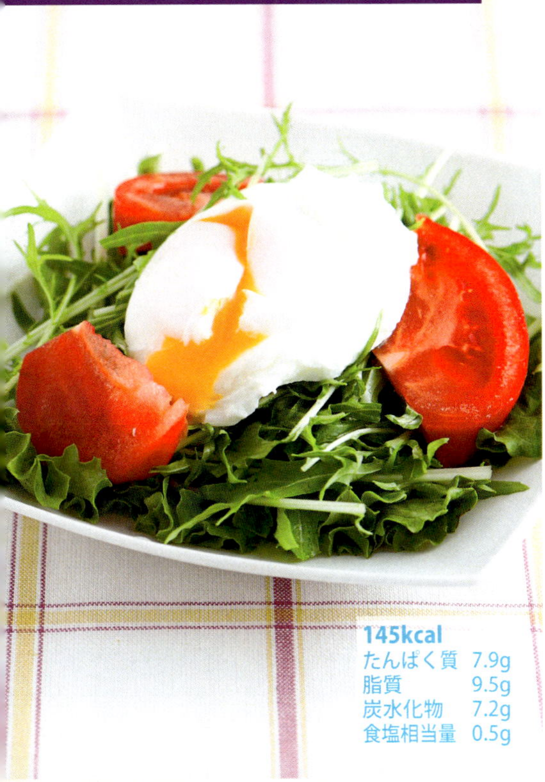

145kcal
たんぱく質 7.9g
脂質 9.5g
炭水化物 7.2g
食塩相当量 0.5g

栄養満点の食材

卵レシピ

1日1個程度を目安に食べてOK。野菜でボリュームを出すと満足が得られます。

生野菜サラダ ポーチドエッグのせ

とろとろの半熟卵をソースがわりにして野菜たっぷりのサラダに仕立てます。

材料（1人分）

卵……………………1個
水菜…………………40g
リーフレタス………1枚
トマト……………1/2個
A ┌ フレンチドレッシング（市販）……………小さじ2
　 └ 黒こしょう………少々

作り方

1 なべに酢少々（分量外）を入れて湯を沸かし、中火にして卵を割り入れる。1分ほどゆでて冷水にとり出す。トマトはくし形に切る。
2 水菜は4㎝長さに切り、レタスは適当な大きさにちぎる。
3 **2**をAであえて器に盛り、**1**とトマトをのせる。

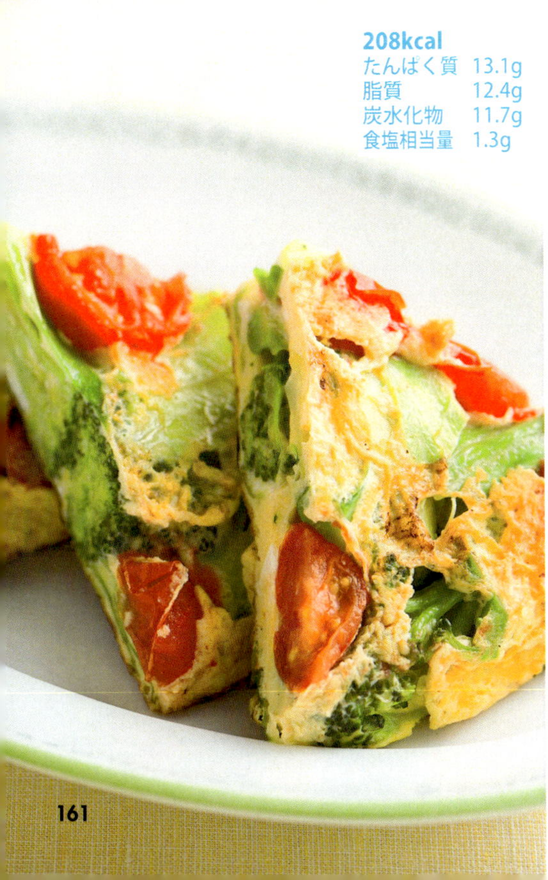

208kcal
たんぱく質 13.1g
脂質 12.4g
炭水化物 11.7g
食塩相当量 1.3g

野菜たっぷりのオムレツ

野菜をたくさん加えたスペイン風オムレツ。
野菜でボリュームと彩りもアップします。

材料（作りやすい分量：2人分）

卵……………………3個
A ┌ 牛乳………大さじ1
　 │ ケチャップ‥小さじ2
　 │ 塩………小さじ1/4
　 └ 黒こしょう……少々
キャベツ…………大1枚
ブロッコリー………100g
ミニトマト…………8個
オリーブ油……小さじ2

作り方

1 キャベツは小さくちぎり、ブロッコリーは小房に分ける。以上はゆでて、水けをきっておく。ミニトマトはへたをとり、半分に切る。
2 ボウルに卵を割りほぐし、Aをまぜ合わせる。
3 フライパンにオリーブ油をなじませ、キャベツとブロッコリーをいためる。**2**の半量を加えてまわりから大きくまぜ合わせる。残りも加え、上にミニトマトを均等にのせ、ふたをして弱火で7～8分蒸し焼きにする。
4 底面が焼けたら返し、さらに3～4分焼く。食べやすく切り分け、器に盛る。

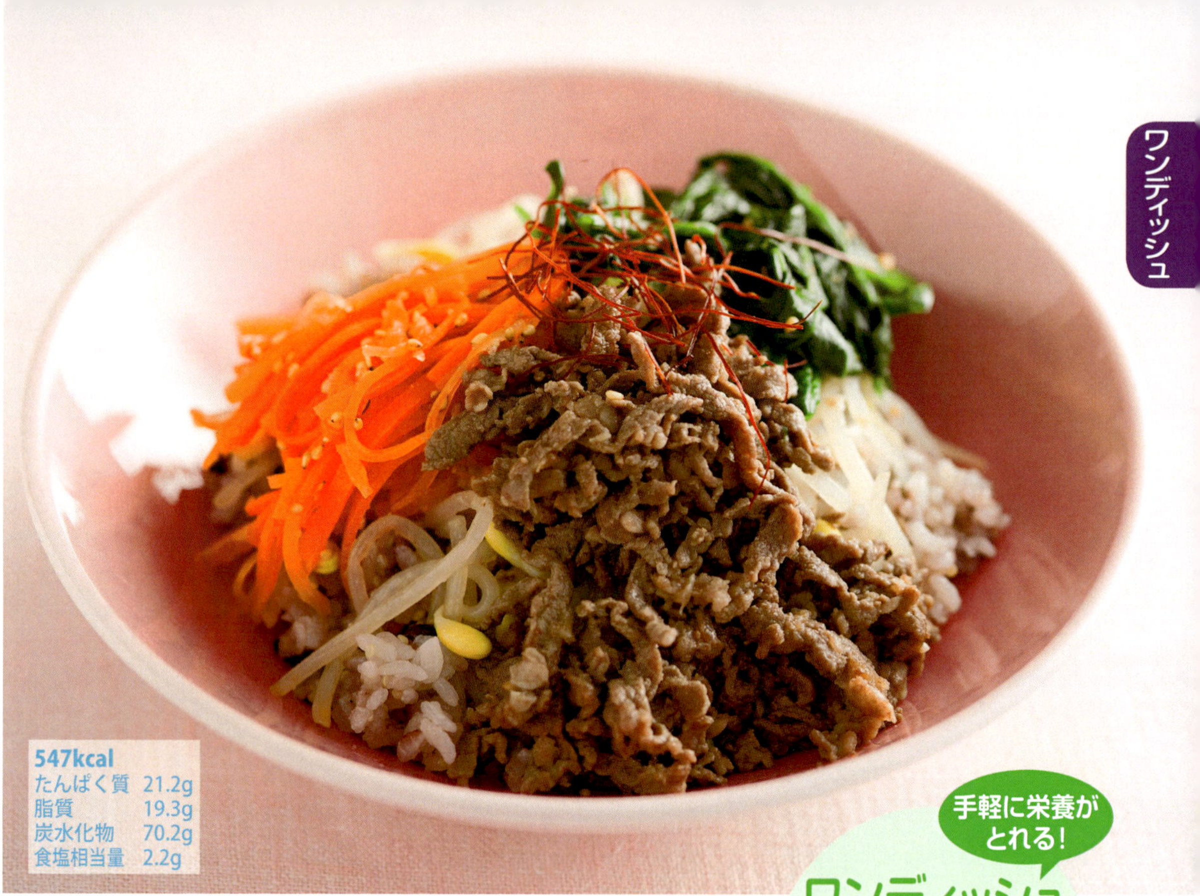

547kcal
たんぱく質 21.2g
脂質 19.3g
炭水化物 70.2g
食塩相当量 2.2g

牛肉と野菜のビビンバ

脂身の多い部位を避け、赤身の肉でビビンバに仕立てて。
野菜は肉の倍量合わせましょう。

材料（1人分）

牛もも薄切り肉……………………60g
A ごま油……………小さじ1/2
A ポン酢しょうゆ………小さじ2
A にんにく（すりおろし）…小さじ1/2
にんじん…………………………20g
大豆もやし………………………50g
ほうれんそう……………………50g
B ごま油………………小さじ1
B にんにく（すりおろし）…小さじ1/2
B 砂糖、いり白ごま……各小さじ1
B 塩、こしょう……………各少々
雑穀ごはん…………………………150g
糸唐辛子……………………………少々

作り方

1 牛肉は細く切ってAをよくもみ込み、熱したフライパンでいためて火を通す。

2 にんじんはせん切りにし、30秒ほどゆでる。もやし、ほうれんそうもそれぞれ30秒ほどゆで、ほうれんそうは水にとり、水けをしぼって4～5㎝長さに切る。

3 Bをまぜ合わせて3等分にし、**2**の野菜を別々にあえる。

4 器にごはんを盛り、**1**と**3**を彩りよく盛り合わせ、糸唐辛子を添える。

手軽に栄養がとれる！

ワンディッシュレシピ

時間がないときでも、しっかりと食事ができる丼物や麺類。バランスのよいレシピを増やしましょう。

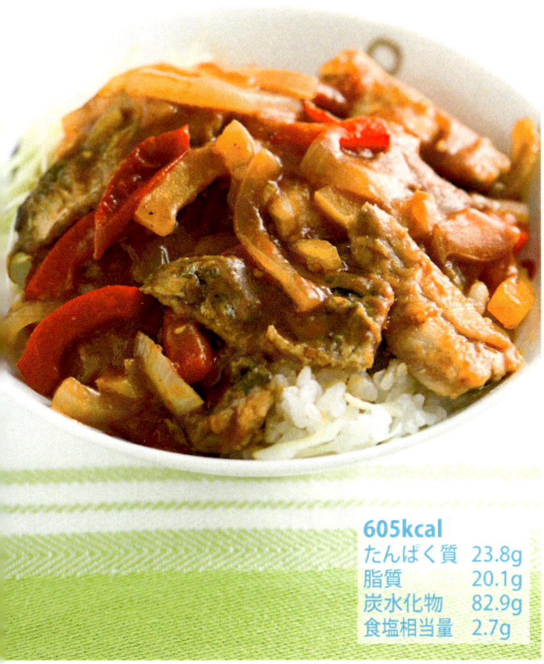

605kcal
たんぱく質　23.8g
脂質　20.1g
炭水化物　82.9g
食塩相当量　2.7g

いわしとパプリカのカレー丼

いわしは青背の魚のなかでは高カロリー。80gに抑え、パプリカとトマトを加えて彩りと栄養価をアップ！

材料（1人分）

いわし（三枚におろしたもの）……………小2尾分（80g）
小麦粉……………………少々
玉ねぎ…………………1/4個
パプリカ（赤・黄）…各1/4個
ミニトマト……………… 4個
サラダ油…………… 小さじ1
カレールー（市販）………15g
しょうゆ…………… 小さじ1
水溶きかたくり粉…… 小さじ1
キャベツ（せん切り）…… 1枚分
ごはん…………………… 150g

作り方

1 いわしは薄く小麦粉をまぶす。玉ねぎとパプリカは横薄切りに、ミニトマトはへたをとって半分に切る。
2 フライパンにサラダ油を熱していわしを入れ、両面を焼いてとり出す。
3 2のフライパンで玉ねぎとパプリカをいため、水1/2カップとミニトマトを加える。煮立ったらカレールーを加え、3〜4分煮てしょうゆで味をととのえ、水溶きかたくり粉でとろみをつける。
4 器にごはんを盛ってキャベツを敷き、いわしをのせ、3をかける。

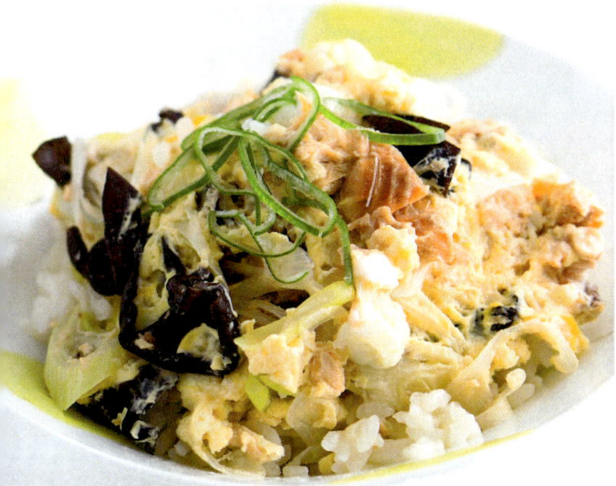

462kcal
たんぱく質　25.1g
脂質　10.0g
炭水化物　64.8g
食塩相当量　1.9g

鮭缶とねぎの卵とじ丼

親子丼の鶏肉を鮭缶にかえ、ねぎをたっぷり使って仕上げました。簡単で栄養豊富な一品になります。

材料（1人分）

鮭缶……………………50g
長ねぎ……………… 1/2本
きくらげ（乾燥）……… 2g
A ┌卵………………… 1個
　 └卵白……………1個分
B ┌だし……1/2カップ
　 │酒、めんつゆ（市販・3倍濃縮）
　 └……… 各小さじ2
長ねぎ（青い部分）…… 少々
ごはん……………… 150g

作り方

1 鮭缶はあらくほぐし、ねぎは小口切りにする。きくらげは水でもどし、かたい部分はとり除く。
2 Aは合わせて溶きほぐしておく。
3 フライパンにBを煮立てて1を入れ、中火で2〜3分煮る。2の2/3量を回し入れ、ふたをして1〜2分火を通す。残りの卵液を回し入れ、火を止めてふたをして30秒ほど蒸らす。
4 器にごはんを盛り、3をのせ、斜め薄切りにしたねぎをのせる。

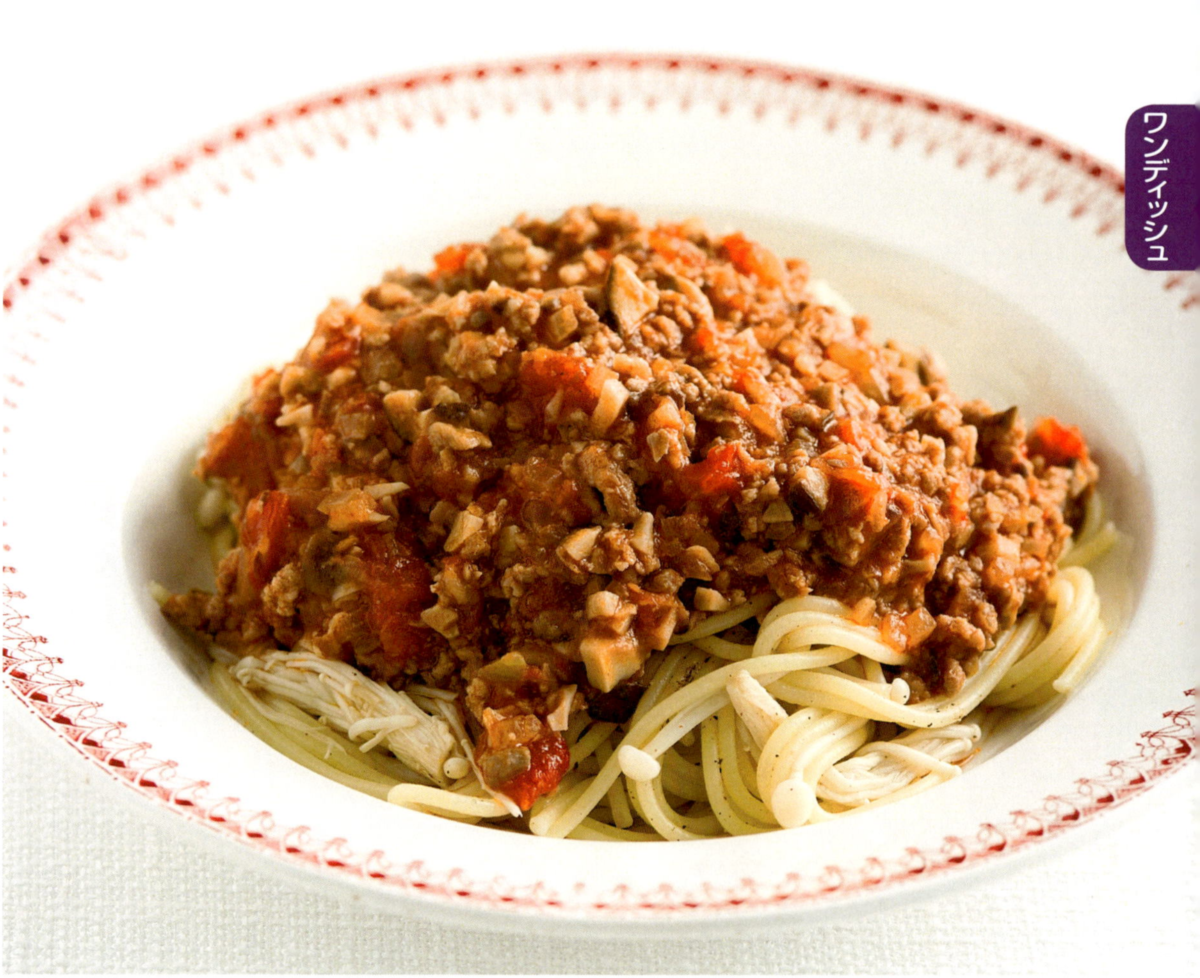

ミートソーススパゲッティ

ひき肉の量は控えめにし、きのこでかさ増ししてカロリーを抑えます。

564kcal
たんぱく質　25.1g
脂質　18.7g
炭水化物　76.7g
食塩相当量　2.5g

材料（1人分）

パスタ（乾燥・太めのスパゲッティ）……80g
えのきだけ……80g
A
- 豚ひき肉……50g
- 玉ねぎ（みじん切り）……1/6個分
- 生しいたけ（あらみじん）……2個分
- マッシュルーム（あらみじん）……2個分

B
- 顆粒コンソメ……小さじ1/2
- 赤ワイン……大さじ1
- 水……1/4カップ
- トマト（水煮缶）……100g

にんにく（みじん切り）……1/2片分
サラダ油……小さじ2
小麦粉……小さじ1
塩、こしょう……各少々

作り方

1 パスタを表示どおりにゆでる。ゆで上がる30秒前に根元を切ってほぐしたえのきだけを加える。

2 フライパンにサラダ油とにんにくを入れて弱火にかけ、香りが立ったらAを加えて中火でいためる。小麦粉を振り入れ、粉っぽさがなくなるまでいためたら、Bを加えて7～8分煮、塩、こしょうで味をととのえる。

3 1の湯をきって器に盛り、2のソースをかける。

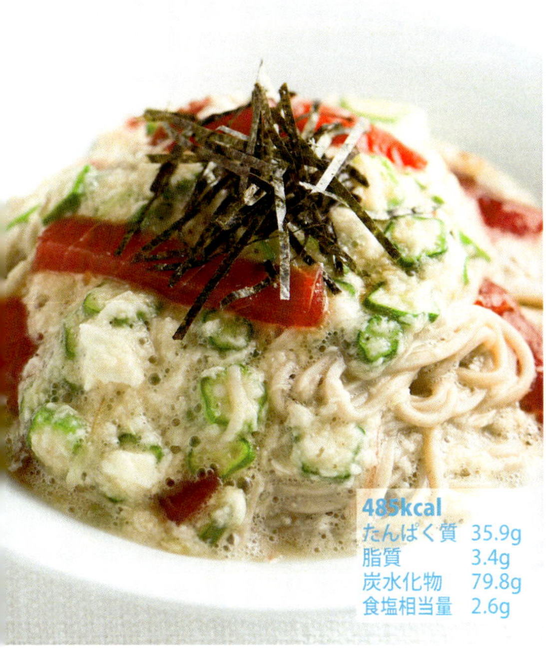

485kcal
たんぱく質　35.9g
脂質　3.4g
炭水化物　79.8g
食塩相当量　2.6g

漬けまぐろととろろあえそば

夕食で残ったお刺し身に山いもと香味野菜を合わせました。
そばは食物繊維が豊富で噛みごたえもあるので、満足度大です。

材料（1人分）

ゆでそば……………1玉（170g）
まぐろ（赤身・刺し身用）……80g
A
- 酒……………………小さじ2
- みりん………………小さじ1
- しょうゆ、ねりわさび……………各小さじ1/2

山いも……………………………90g
みょうが…………………………1個
オクラ……………………………4本
B
- だし………………………80mℓ
- めんつゆ（市販・3倍濃縮）……………大さじ1

刻みのり……………………少々

作り方

1 そばは流水でよく洗い、水けをしっかりときる。
2 耐熱ボウルにAを入れ、電子レンジで1分加熱する。あら熱がとれたら、まぐろをそぎ切りにして加え、20分ほど漬け込む。
3 山いもはすりおろし、みょうがは細切りに、オクラはゆでて小口切りにする。
4 ボウルに**3**、Bを入れてよくまぜ、そばと**2**の半量も加えてあえる。器に盛り、残りのまぐろを盛り、刻みのりを添える。

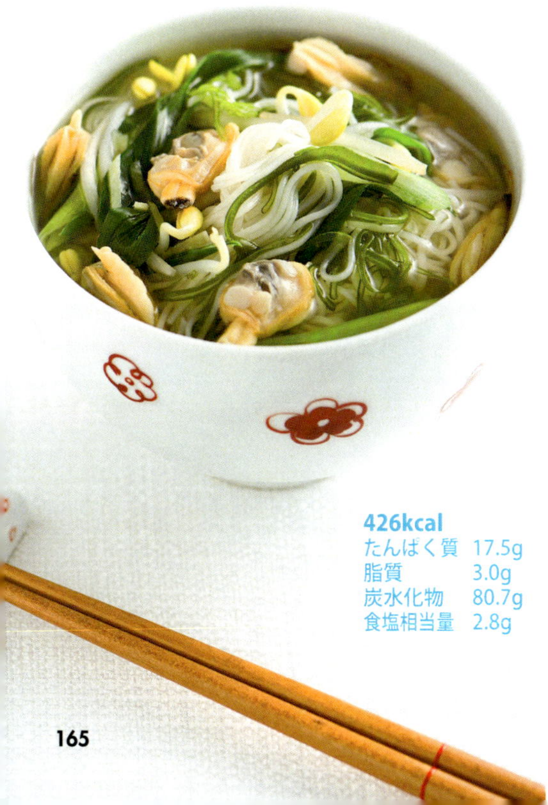

426kcal
たんぱく質　17.5g
脂質　3.0g
炭水化物　80.7g
食塩相当量　2.8g

あさりとめかぶの温麺《にゅうめん》

あさりから出るうまみでだしを使わなくても
おいしくできます。

材料（1人分）

そうめん…………………100g
あさり（殻つき・砂出ししたもの）……………………………150g
しょうが（せん切り）………6g
大豆もやし………………80g
わけぎ（小口切り）…………30g
めかぶ……………………80g
しょうゆ…………小さじ1/3
黒こしょう………………少々

作り方

1 そうめんは表示どおりにゆで、流水で洗い、水けをきる。
2 なべに水2カップとあさり、しょうがを入れて煮立て、貝の口が開いたら火を止める。一度こして、あさりの身を貝からとり出す。
3 なべに**2**の汁を戻して温め、もやしを加えて1〜2分煮る。わけぎとしょうゆも加え、あさりの身を戻し入れ、再度煮立ったらこしょうを振り入れる。
4 **1**とめかぶを合わせて器に盛り、熱々の**3**をかける。

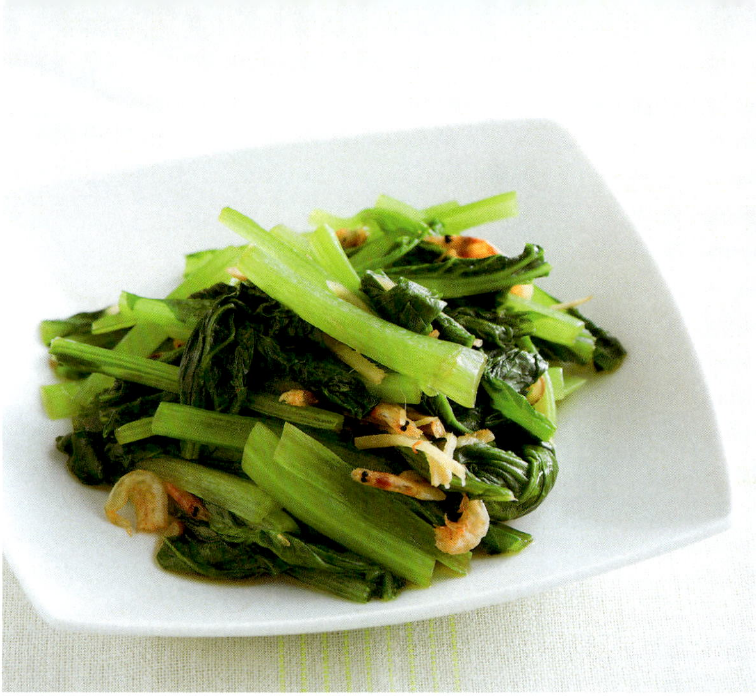

野菜で
抗酸化力アップ!

副菜

野菜レシピ

1日400gが目標

抗酸化力のある緑黄色野菜やねぎ類、食物繊維が豊富な根菜など、いろいろとりあわせてたっぷりとりましょう。

桜えびでうまみと風味をプラス

小松菜と桜えびのしょうゆいため

53kcal
食塩相当量 1.9g

材料(1人分)

小松菜……………80g
桜えび………………4g
しょうが(せん切り)…6g
ごま油………小さじ1/2
A 酒…………小さじ1
　 だし………大さじ1
　 しょうゆ…小さじ2

作り方

1 小松菜は3~4㎝長さに切る。
2 フライパンにごま油を熱し、しょうがと桜えびをいため、香りが立ってきたら1を加えていためる。
3 油が回ったらAを順番に加え、汁けがなくなるまでいためる。

香ばしく焼いた油揚げがアクセント

水菜とカリカリ油揚げのサラダ

84kcal
食塩相当量 1.3g

材料(1人分)

水菜……………80g
塩………………少々
油揚げ………1/2枚
A ポン酢しょうゆ……小さじ2
　 練りわさび……小さじ1/3
削りがつお…………………少々

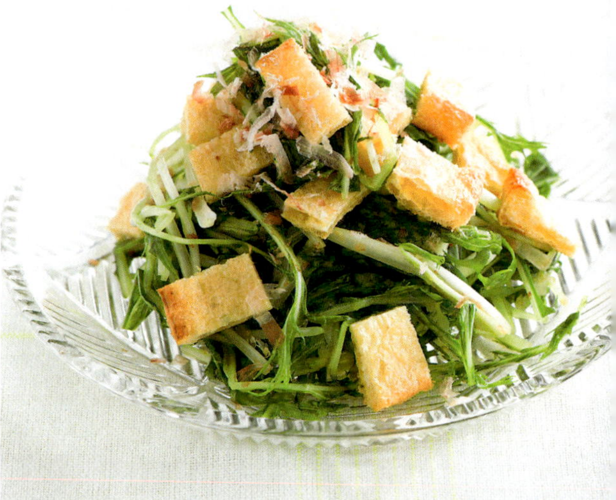

作り方

1 水菜は4㎝長さに切り、塩で軽くもみ、水けをしぼる。
2 油揚げは熱湯を回しかけて油抜きし、オーブントースターでこんがりと焼き、一口大に切る。
3 Aをまぜて1と2をあえ、削りがつおを振る。

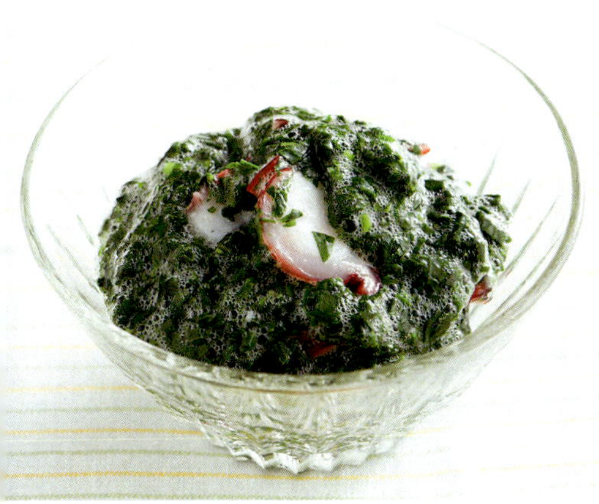

モロヘイヤで抗酸化力がアップ

モロヘイヤとたこの酢の物

66kcal
食塩相当量 1.0g

材料（1人分）

モロヘイヤ………1/2束
たこ（ゆで）…………40g
A
- 酢 ………大さじ1
- 砂糖……小さじ2/3
- 塩 ……………少々

作り方

1 モロヘイヤは葉先を摘みとり、ゆでて細かく刻む。

2 たこは薄いそぎ切りにする。

3 Aとモロヘイヤをよくまぜ、**2**を加えてあえる。

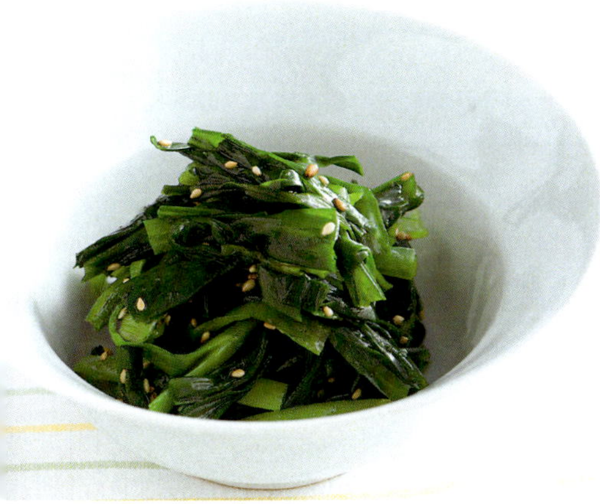

プラス油でにらのβ-カロテンの吸収率がアップ

にらのごまナムル

43kcal
食塩相当量 0.8g

材料（1人分）

にら……………………60g
A
- ごま油、砂糖 ………各小さじ1/2
- 塩……………………少々
- いり白ごま …………小さじ1/3

作り方

1 にらは4㎝長さに切り、さっと熱湯に通し、水けをよくしぼる。

2 Aをよくまぜ、**1**を加えてあえる。

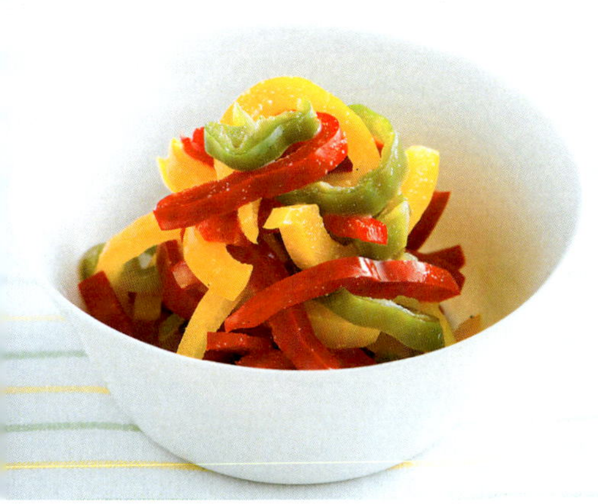

はちみつなら少量でもコクが出ます

ピーマンとパプリカのマスタードマリネ

59kcal
食塩相当量 0.9g

材料（1人分）

ピーマン…………………1個
パプリカ（赤・黄）……各1/3個
A
- りんご酢…………大さじ1
- はちみつ…………小さじ1
- マスタード……小さじ1/2
- 塩…………………………少々

作り方

1 ピーマンとパプリカは横薄切りにし、20秒ほどさっとゆで、水けをきる。

2 Aをまぜ、**1**を加えてあえ、味がなじむまで15分ほどおく。

風味のよい焼きのりであえて

ほうれんそうののりあえ

38kcal
食塩相当量 0.9g

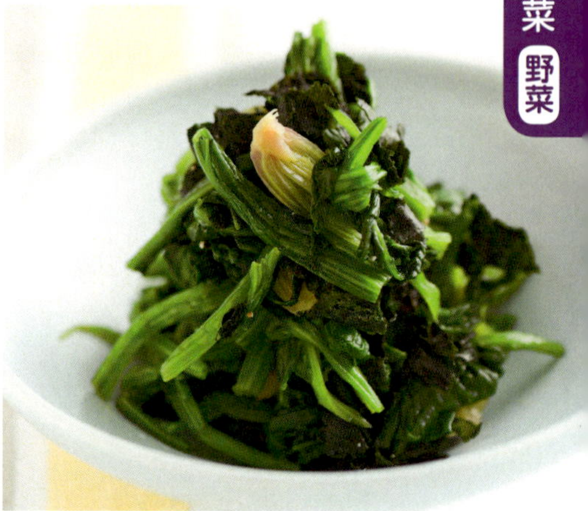

材料（1人分）

ほうれんそう……………80g
A ┌みりん………小さじ1
　└しょうゆ……小さじ1
焼きのり……………1/2枚

作り方

1 ほうれんそうは4～5㎝長さに切り、ゆでて水けをよくしぼる。

2 1にAを加え、のりをちぎりながら加えてあえる。

さんしょうの香りと風味がアクセント

しゅんぎくのさんしょうあえ

36kcal
食塩相当量 0.7g

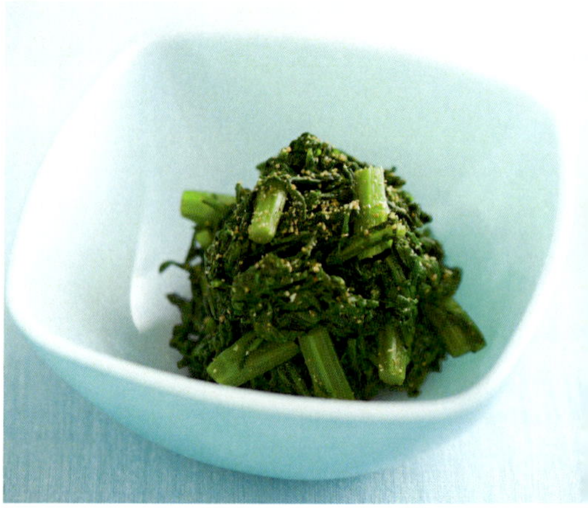

材料（1人分）

しゅんぎく……………80g
A ┌みりん………小さじ1
　│しょうゆ……小さじ2/3
　└粉ざんしょう……少々

作り方

1 しゅんぎくはゆでてこまかく刻み、水けをよくしぼる。

2 Aをまぜ合わせ、1をあえる。

ゆかりで味つけして減塩！

アスパラとオクラのゆかり風味

17kcal
食塩相当量 0.2g

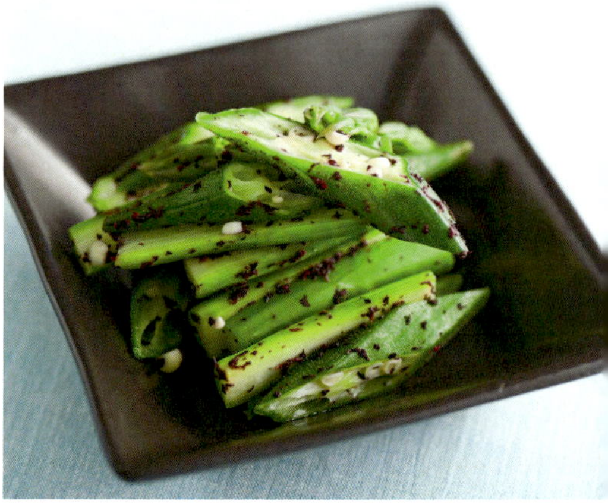

材料（1人分）

グリーンアスパラガス
………………………2本
オクラ…………………3本
ゆかり…………小さじ1/4

作り方

1 アスパラガスは4～5㎝長さの縦半分に切り、オクラといっしょにゆで、オクラは斜め切りに切る。

2 水けをきり、ゆかりをまぶす。

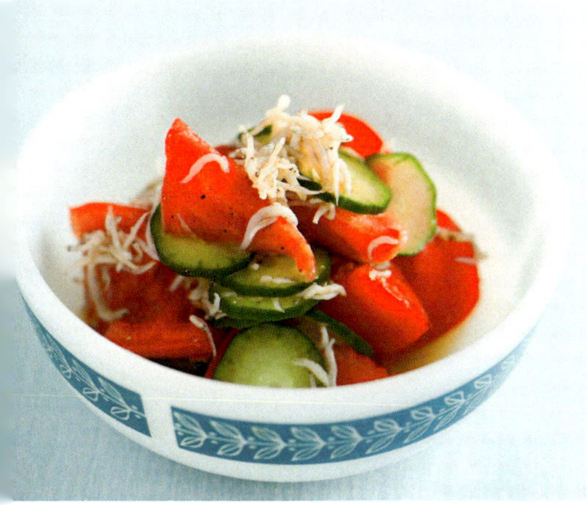

しらすのほどよい塩気がアクセントに

トマトとしらすの和風サラダ

48kcal
食塩相当量 1.1g

材料（1人分）

トマト……………小1個
しらす干し…………6g
きゅうり…………1/2本
A 和風ドレッシング（市販）…………小さじ2
A 黒こしょう……少々

作り方

1 トマトはへたをとって一口大に、きゅうりは薄い小口切りにする。

2 1としらすを合わせ、Aであえる。

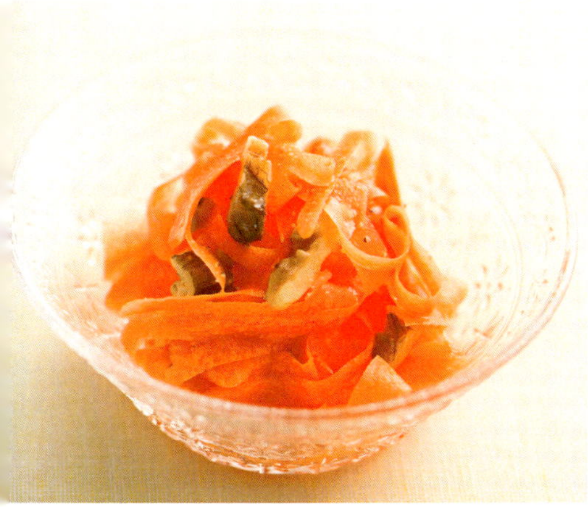

にんじんは生で歯ごたえよく！

にんじんとくるみのサラダ

99kcal
食塩相当量 0.3g

材料（1人分）

にんじん……………35g
くるみ………………6g
A フレンチドレッシング（市販）……小さじ2
A レモン汁…小さじ1
A 砂糖……ひとつまみ
A こしょう………少々

作り方

1 にんじんは皮むき器で薄いリボン状に切る。くるみはからいりし、あらく刻む。

2 Aをよくまぜ合わせ、1を加えてあえる。

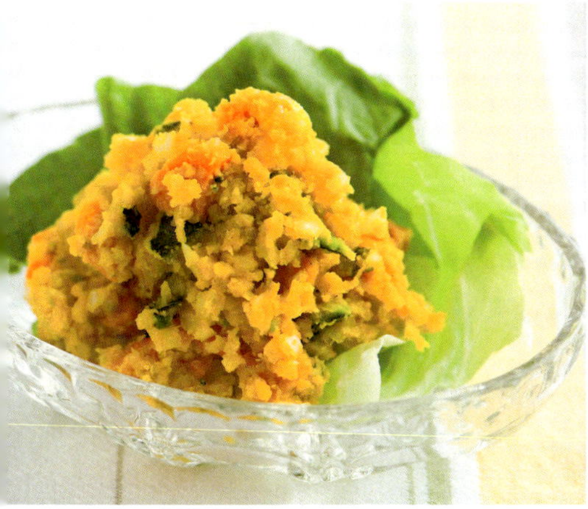

カレーの香りがアクセント

かぼちゃのカレー風味サラダ

96kcal
食塩相当量 0.2g

材料（1人分）

かぼちゃ……………60g
にんじん……………20g
玉ねぎ………………15g
塩……………………少々
A オリーブ油、カレー粉……各小さじ1/2
A レモン汁…小さじ1
A 砂糖、黒こしょう…………各少々
サラダ菜……………適量

作り方

1 かぼちゃは種をとって一口大に、にんじんはいちょう切りにする。以上を耐熱皿にのせてラップをかけ、電子レンジで2分30秒加熱する。熱いうちにあらくつぶす。

2 玉ねぎはみじん切りにして塩でもみ、水けをきって1に加える。Aも加えてまぜ、サラダ菜を敷いた器に盛る。

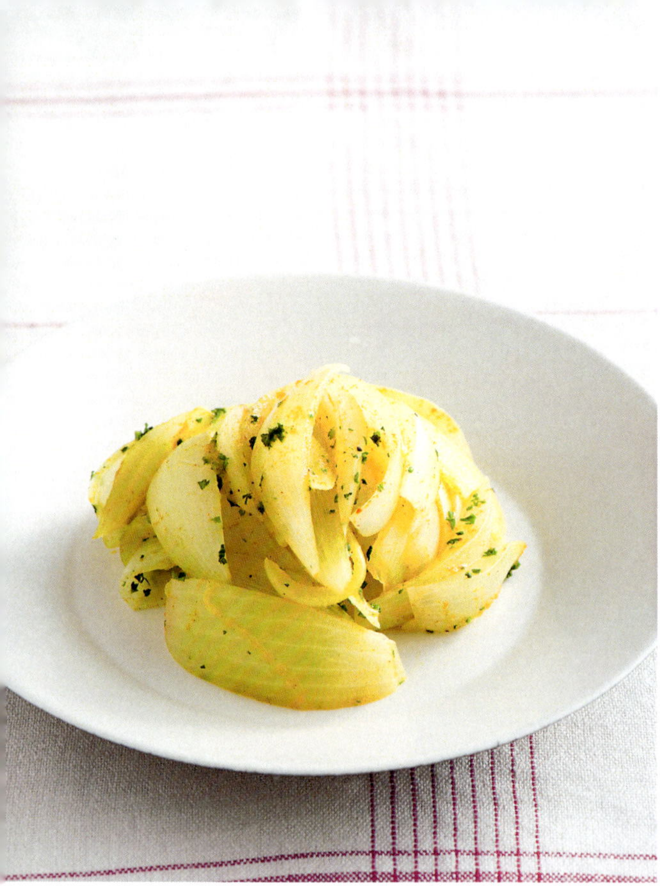

カレー粉ひと振りで減塩効果大

玉ねぎのカレー蒸し

64kcal
食塩相当量 1.0g

材料（1人分）

玉ねぎ……………………………3/4個
A ┌ カレー粉…………小さじ1/2
　│ 白ワイン……………大さじ1
　└ 塩、こしょう…………各少々
パセリ（みじん切り）……………少々

作り方

1 玉ねぎはくし形に切り、耐熱皿にのせて広げる。Aを回しかけ、ラップをかけて電子レンジで3分加熱する。

2 全体をまぜてあら熱をとり、パセリを加えてまぜる。

ボリュームがあるのにヘルシー

レンジ玉ねぎのチーズのせ

80kcal
食塩相当量 1.1g

材料（1人分）

玉ねぎ………………………………1/2個
ミニトマト（半分に切る）……2個分
塩、こしょう……………………各少々
酒……………………………………大さじ1
スライスチーズ…………………1/2枚
黒こしょう…………………………少々

作り方

1 玉ねぎは横薄切りにし、耐熱皿に広げる。塩、こしょうを振って酒を回しかけ、ラップをかけて電子レンジで2分半加熱する。

2 トマトと1を器に盛り、チーズをのせ、オーブントースターで3〜4分焼き、黒こしょうを振る。

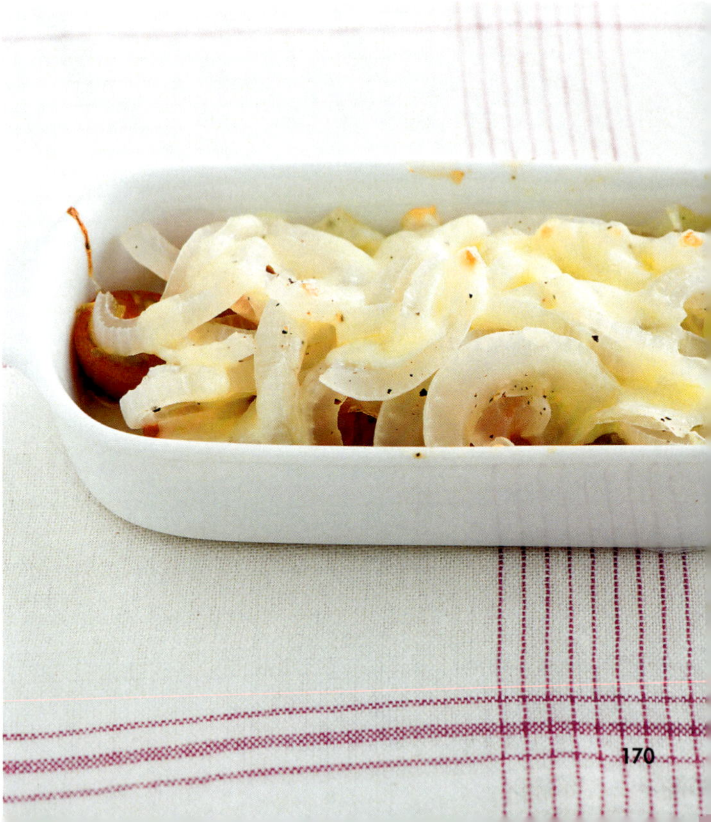

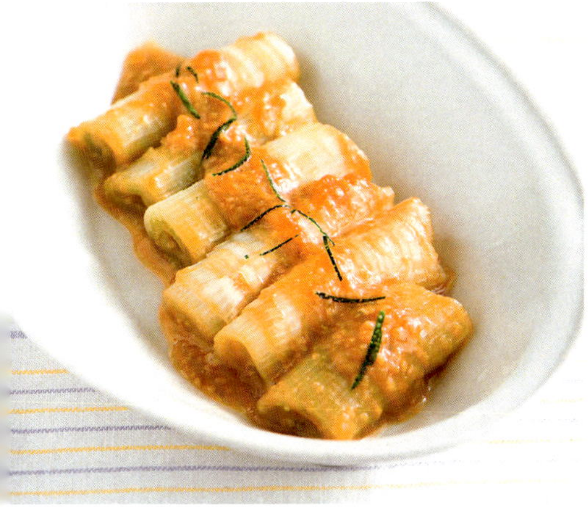

黒砂糖の甘みで味わい深い1品に

長ねぎのゆずみそ焼き

82kcal
食塩相当量 1.5g

材料（1人分）

長ねぎ……………………1本
A［みそ…………小さじ2
酒、黒砂糖（粉）、だし
…………各小さじ1
サラダ油……小さじ1/2
ゆず果汁…………少々］
ゆずの皮（せん切り）……少々

作り方

1 ねぎはこまかい切り目を入れ、3～4㎝長さに切る。
2 Aをよくまぜて1をあえ、アルミホイルにのせ、オーブントースターでこんがりと焼く。仕上げにゆずの皮を散らす。

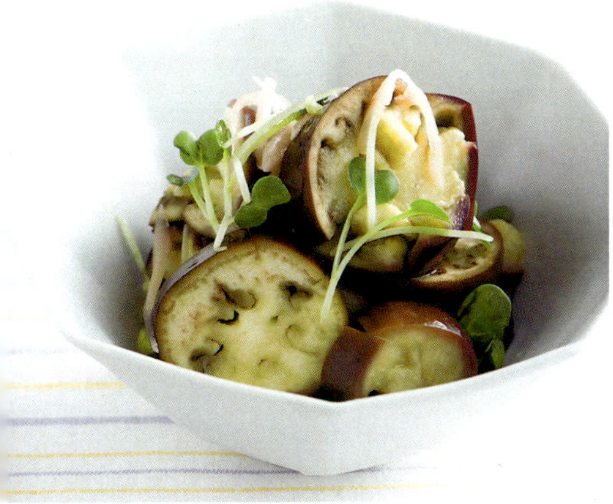

蒸しなすもレンジ加熱ならお手軽

蒸しなすの甘酢漬け

53kcal
食塩相当量 1.4g

材料（1人分）

なす………………………2本
貝割れ菜 …………………10g
甘酢しょうが（せん切り）……10g
すし酢（市販）………大さじ1

作り方

1 なすは1本ずつラップに包み、電子レンジで2分加熱し、輪切りにする。
2 貝割れ菜は根を落として半分に切り、1、甘酢しょうがと合わせ、すし酢であえる。

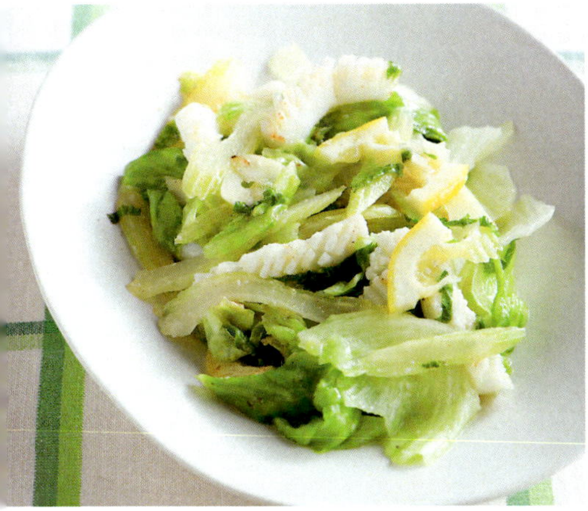

レモンでさわやかな味わいに

セロリといかのレモンいため

122kcal
食塩相当量 0.8g

材料（1人分）　＊写真は2人分

セロリ…………………………40g
いか（胴・格子状に切り込みを入れる）…50g
酒……………………小さじ1/2
A［にんにく（薄切り）……1/4片分
オリーブ油……大さじ1/2］
レタス…………………………2枚
B［白ワイン………小さじ1/2
レモン（いちょう切り）…1～2枚
レモン汁………大さじ1/2
セロリの葉（せん切り）……少々］
塩、こしょう……………各少々

作り方

1 セロリは斜め切りにし、いかは1㎝幅に切り、酒をまぶす。
2 フライパンにAを入れて弱火にかけ、香りが立ったら1とちぎったレタスを加えて強火でいためる。Bを加え、塩、こしょうで味をととのえる。

なすのうまみをシンプルに味わって

焼きなすのポン酢あえ

33kcal
食塩相当量 1.1g

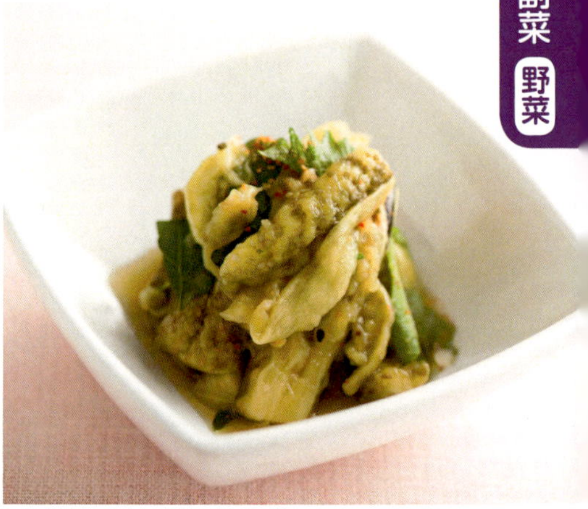

材料（1人分）

なす……………………1本
青じそ…………………2枚
A ┌ポン酢しょうゆ
　│　…………小さじ2
　└削りがつお……少々

作り方

1 なすは縦に切り込みを入れ、オーブントースターかグリルでこんがりと焼く。皮をむいて縦にあらく裂き、長さを半分に切る。

2 青じそはちぎって**1**と合わせ、Aを加えてあえる。

ねぎはじっくりと焼いて甘みを引き出します

焼きねぎと桜えびの昆布茶あえ

62kcal
食塩相当量 0.5g

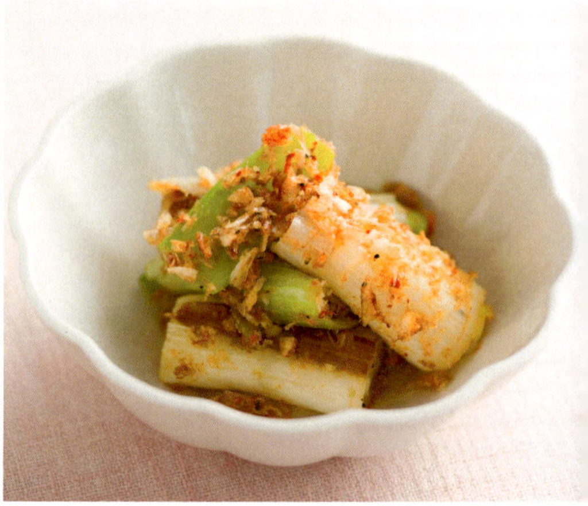

材料（1人分）

長ねぎ…………………2/3本
ごま油…………小さじ1
A ┌桜えび（あらみじん）
　│　…………………2g
　└昆布茶……小さじ1/4
しょうゆ……小さじ1/3

作り方

1 ねぎは細かい切り込みを入れ、3～4㎝長さに切る。ごま油を熱したフライパンに入れ、転がしながら弱火でじっくりと焼く。

2 Aを合わせた中に**1**を入れ、しょうゆも加えてあえる。

ヨーグルトの酸味でさっぱり味に

きゅうりとクレソンのサラダ

41kcal
食塩相当量 0.2g

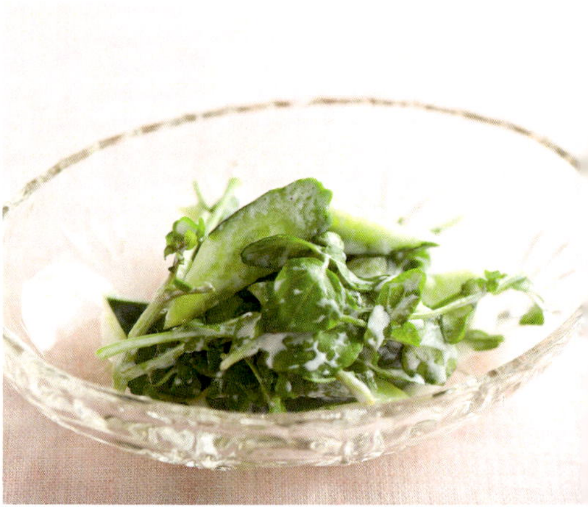

材料（1人分）

きゅうり…………1/2本
クレソン……1/2束（20g）
A ┌プレーンヨーグルト
　│　…………大さじ1
　│フレンチドレッシング（市販）
　│　…………小さじ1
　└こしょう………少々

作り方

1 きゅうりは乱切りにする。クレソンは葉先を摘み、茎は細かく刻む。

2 Aをまぜ合わせ、**1**を加えてあえる。

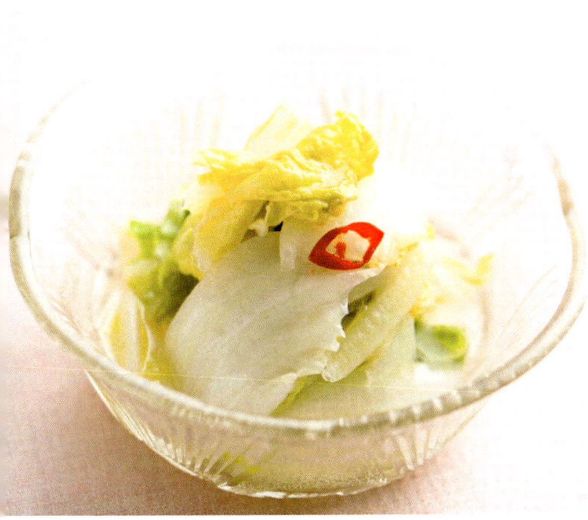

風味のよいごま油を加えて塩分を抑えます

白菜の甘酢漬け

32kcal
食塩相当量 0.6g

材料（作りやすい分量：2人分）

白菜……………………2枚

A
- 水………………80mℓ
- 鶏ガラスープの素 …………小さじ1/3
- 酢…………大さじ2
- ごま油……小さじ1/2
- 砂糖……ひとつまみ
- 塩………………少々
- 赤とうがらし（輪切り） …………1/2本分

作り方

1 白菜は一口大のそぎ切りにする。

2 なべにAを入れて煮立て、砂糖を溶かす。熱いうちに白菜と合わせ、1時間ほど漬け込む。

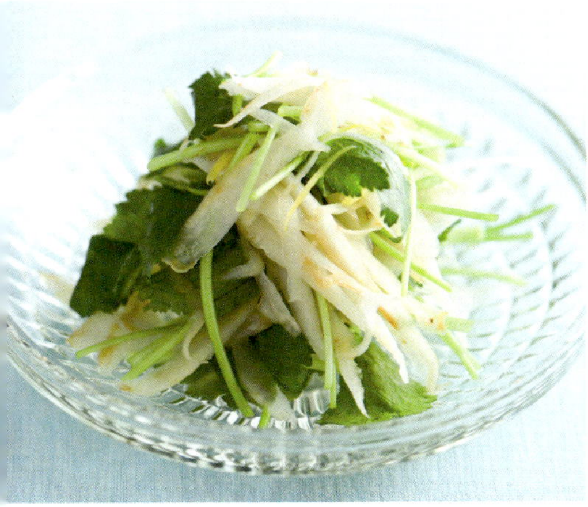

レモンの香りが広がります

ごぼうと三つ葉のレモンあえ

33kcal
食塩相当量 0.3g

材料（1人分）

ごぼう………………30g
三つ葉………………20g

A
- レモン汁、酢 ………各小さじ2
- 砂糖……小さじ1/2
- レモンの皮、塩 ……………各少々

作り方

1 ごぼうはささがきにし、さっとゆでる。三つ葉は4㎝長さに切る。

2 Aをまぜ合わせ、ごぼうが熱いうちにあえ、三つ葉も加えてあえる。

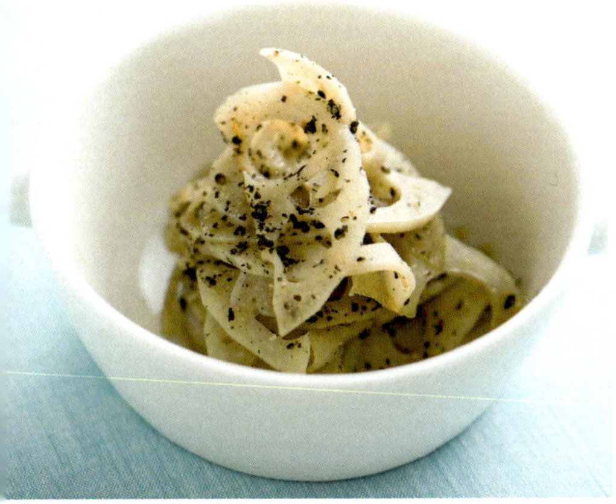

甘みは少量のはちみつでつけて

れんこんのごまあえ

48kcal
食塩相当量 0.5g

材料（1人分）

れんこん……………40g

A
- すり黒ごま、はちみつ、しょうゆ ……各小さじ1/2

作り方

1 れんこんは薄い半月切りにしてさっとゆで、水けをきる。

2 Aをまぜ合わせ、**1**を加えてあえる。

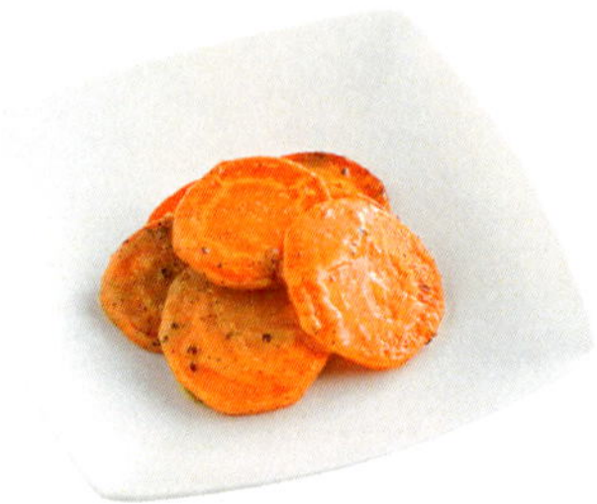

にんじんのマスタードいため

60kcal
食塩相当量 1.0g

材料（1人分）と作り方

1 にんじん80gは輪切りにし、サラダ油小さじ1/2を熱したフライパンに入れていためる。

2 水大さじ1、白ワイン小さじ2、マスタード小さじ1/2、砂糖ひとつまみを加え、ふたをして2〜3分蒸し煮し、塩、こしょう各少々で味をととのえる。

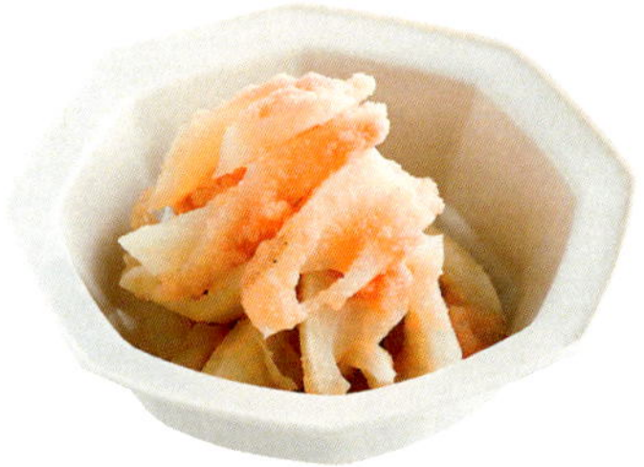

れんこんの明太しょうゆあえ

79kcal
食塩相当量 2.0g

材料（1人分）と作り方

1 れんこん60gは乱切りにし、1分ほどゆでて水けをきる。

2 明太子30gは身をしごき出し、だし小さじ1、しょうゆ少々と合わせてまぜ、**1**を加えてあえる。

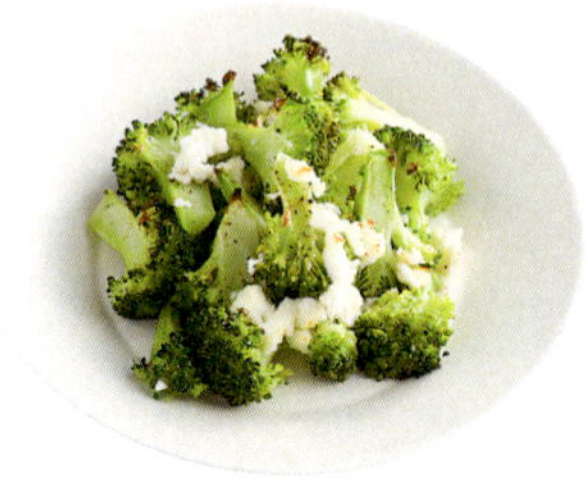

ブロッコリーのチーズ焼き

70kcal
食塩相当量 1.4g

材料（1人分）と作り方

1 ブロッコリー100gは小房に分け、フライパンに入れる。塩、こしょう各少々、白ワイン大さじ1を振り入れ、ふたをして2分ほど蒸し煮にする。

2 **1**を耐熱皿に移し、カッテージチーズ30gとレモン汁小さじ2をまぜたものをのせ、オーブントースターで5〜6分焼く。

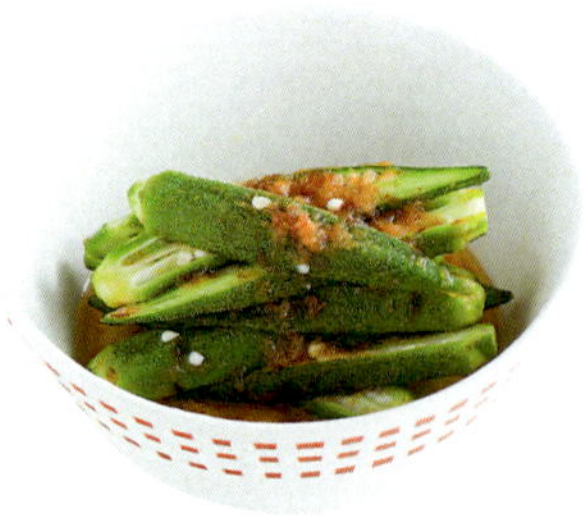

オクラの甘酢漬け

31kcal
食塩相当量 1.3g

材料（1人分）と作り方

1 オクラ5本は塩少々でもみ、ゆでて縦半分に切る。

2 なべに酢大さじ1、砂糖小さじ1/2、しょうゆ大さじ1/2、水小さじ2を入れて煮立て、バットに移す。ここに**1**、削りがつお少々を加えてまぜ、30分ほど漬け込む。

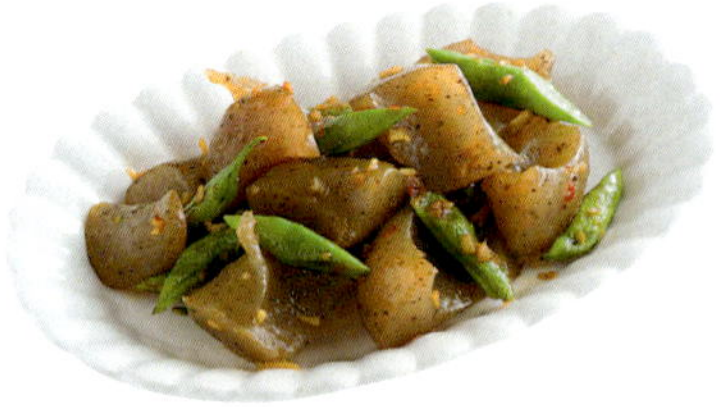

こんにゃくといんげんの豆板醤いため

53kcal
食塩相当量 1.3g

材料（1人分）と作り方

1 こんにゃく150gは一口大にちぎり、さっとゆでる。さやいんげん2本は斜め切りにする。

2 フライパンにごま油小さじ1/2、しょうがのみじん切り6g、豆板醤小さじ1/3を入れて弱火にかけ、香りが立ったら**1**を加えていためる。油が回ったら、だし大さじ2、酒、しょうゆ各小さじ1、みりん小さじ2を加え、汁けがなくなるまでいためる。

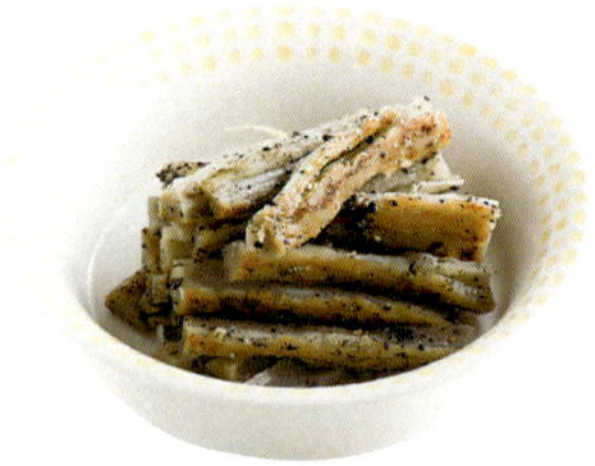

たたきごぼう

59kcal
食塩相当量 0.8g

材料（1人分）と作り方

1 ごぼう60gは縦半分に切り、すりこ木などであらくたたいて5〜6cm長さに切ってゆでる。

2 黒酢大さじ1、砂糖小さじ2/3、塩少々、すり黒ごま小さじ1/2をまぜ、**1**を加えてあえる。

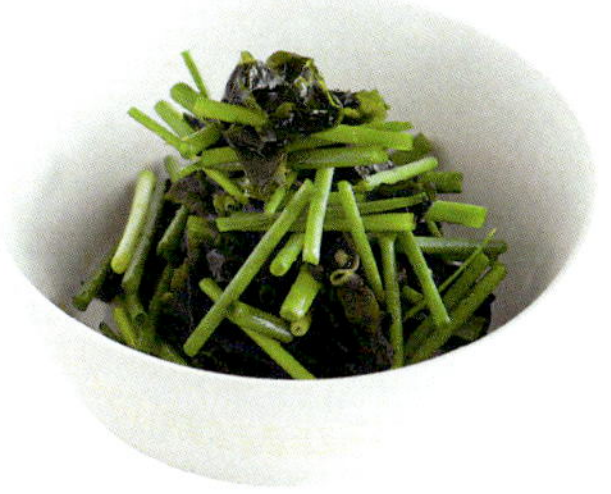

わかめと万能ねぎのゆずこしょうあえ

18kcal
食塩相当量 1.9g

材料（1人分）と作り方

1. カットわかめ（乾燥）4gは水でもどし、水けをきる。万能ねぎ1/4束は3〜4㎝長さに切る。
2. ポン酢しょうゆ大さじ1、ゆずこしょう小さじ1/3をまぜ合わせ、**1**を加えてあえる。

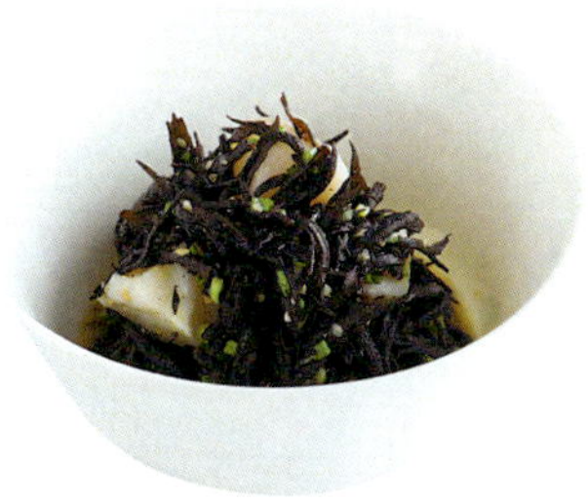

ひじきとほたてのみそあえ

72kcal
食塩相当量 1.7g

材料（1人分）と作り方

1. ひじき（乾燥）4gは水でもどし、1分ほどゆでて水けをきる。ほたて貝柱2個はさっと湯通しして一口大に切る。
2. 酒小さじ1、みりん小さじ2/3、みそ小さじ2、ほたてのゆで汁小さじ1をまぜ、**1**を加えてあえる。

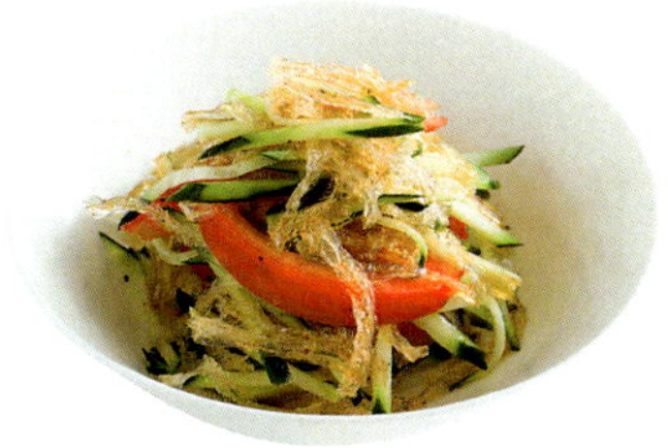

糸寒天とトマトのサラダ

36kcal
食塩相当量 1.1g

材料（1人分）と作り方

1. 糸寒天2gは水でもどす。トマト1/2個はくし形切りにし、きゅうり1/3本はせん切りにする。
2. 和風ドレッシング（市販）大さじ1、黒こしょう少々をまぜ合わせ、**1**を加えてあえる。

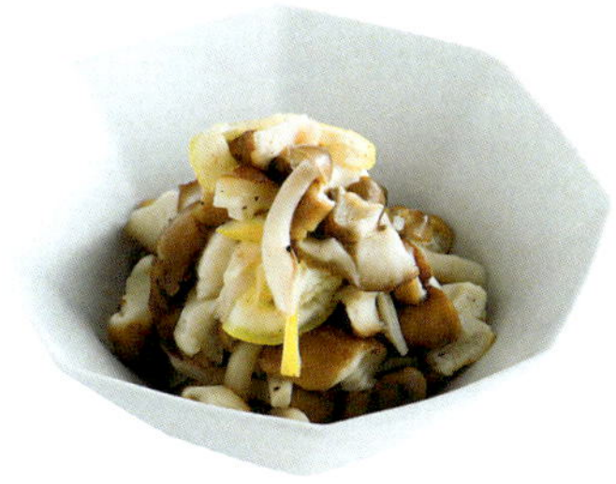

きのこのピクルス

32kcal
食塩相当量 1.8g

材料（1人分）と作り方

1. 生しいたけ2個は一口大にちぎり、しめじ1/2パックはほぐす。
2. 耐熱皿に**1**とレモンのいちょう切り4〜5切れをのせて広げる。レモン汁、酢、水各大さじ1、塩、こしょう各少々をまぜて回しかけ、ラップをかけて電子レンジで2分加熱する。そのままおいてあら熱をとり、味をなじませる。

海藻・きのこレシピ

毎食とりたい

ビタミン・ミネラル、食物繊維などを含み、低エネルギー。
海藻ときのこは動脈硬化予防に最適の食材です。

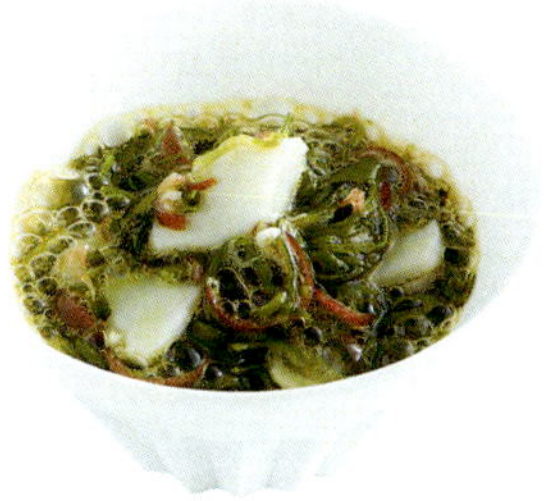

ゆでいかのめかぶあえ

52kcal
食塩相当量 1.5g

材料（1人分）と作り方

1. いか（胴）40gは一口大に切り、ゆでる。みょうが1本は小口切りにする。
2. めかぶ1パック、だし大さじ1、しょうゆ小さじ1をまぜ合わせ、**1**、七味唐辛子少々を加えてあえる。

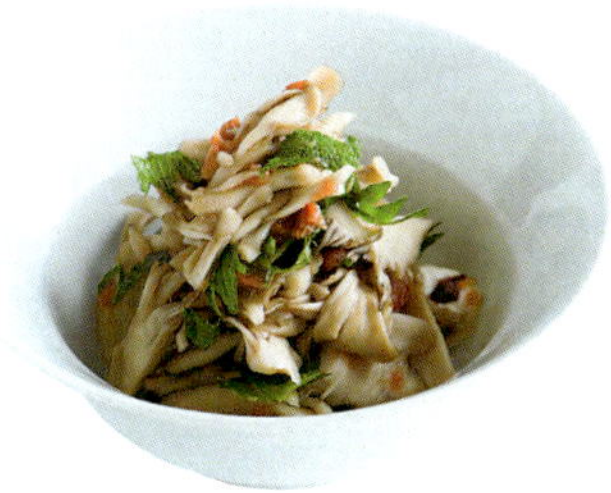

まいたけの梅あえ

25kcal
食塩相当量 1.6g

材料（1人分）と作り方

1. まいたけ1パックはほぐし、さっとゆでて水けをきる。青じそ2枚は手でちぎる。
2. 酒小さじ1、梅肉1個分、しょうゆ小さじ1/2をまぜ、**1**を加えてあえる。

豆・乾物で作りおき

常備菜レシピ

たんぱく質が豊富な豆、ミネラルや食物繊維が豊富な乾物で作るおかず。まとめて作りおきしておくと、手軽に栄養バランスがとれます。

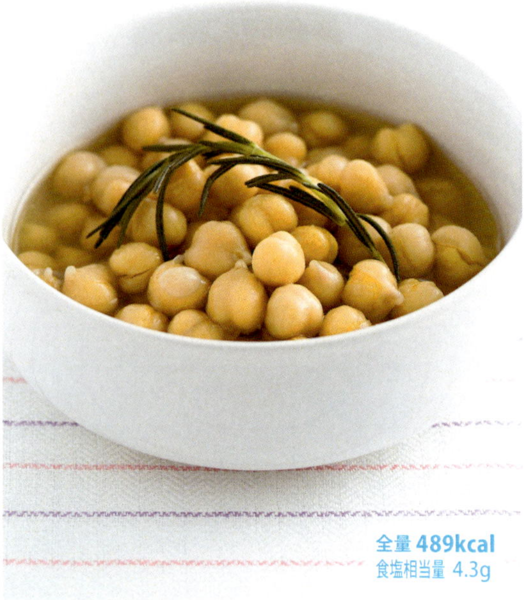

全量 489kcal
食塩相当量 4.3g

ひよこ豆と玉ねぎのハーブ塩煮

ひよこ豆に含まれるたんぱく質は大豆に匹敵します。
くせがなく食べやすいのが魅力。

材料（作りやすい分量）

- ひよこ豆缶（ドライパック）‥ 2缶（260g）
- 玉ねぎ ………………… 1/2個
- ローズマリー ………………… 1枝
- A
  - 水 ………………… 1カップ
  - 塩 ………………… 小さじ1/2
  - 顆粒コンソメ ……… 小さじ1

作り方

1 玉ねぎはあらみじんにする。

2 なべにひよこ豆、1、ローズマリー、Aを入れて火にかけ、煮立ったら中火で3～4分ほど煮る。

3 あら熱がとれたら、保存容器に移す。

☆冷蔵庫で1週間ほど保存可能。

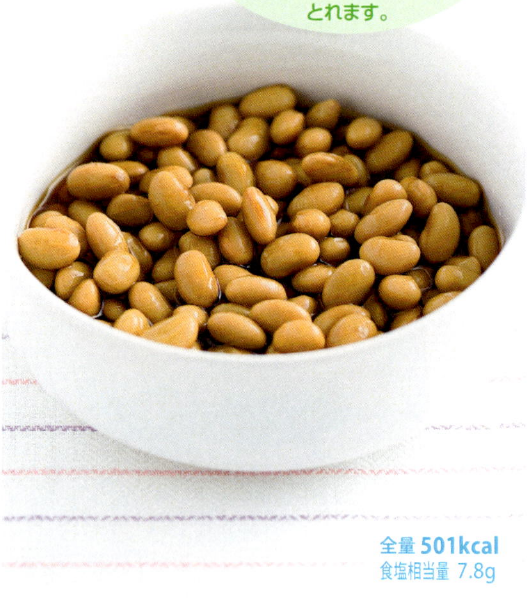

全量 501kcal
食塩相当量 7.8g

大豆の黒酢漬け

ドライパックや水煮缶を使えば
豆をもどす手間が省けて調理が簡単です。

材料（作りやすい分量）

- 大豆缶（ドライパック）…… 2缶（240g）
- A
  - だし ………………… 1/2カップ
  - 黒酢 ………………… 60mℓ
  - 砂糖 ………………… 大さじ3
  - しょうゆ …… 大さじ2と1/2

作り方

1 なべにAを入れて火にかけ、煮立って砂糖が溶けたら火からおろす。

2 1に大豆を加え、あら熱がとれたら、保存容器に移す。

☆冷蔵庫で1週間ほど保存可能。

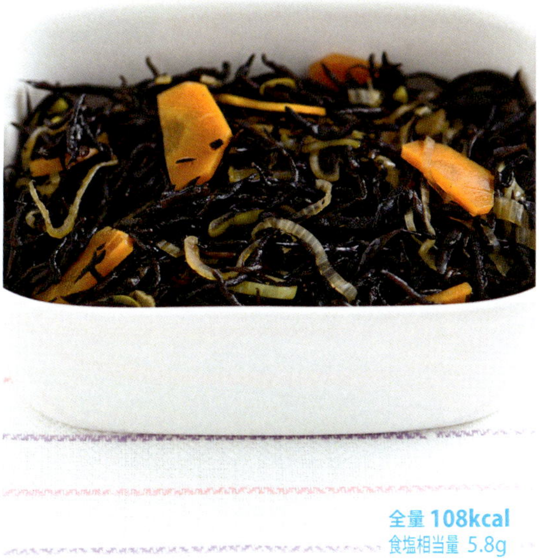

全量 108kcal
食塩相当量 5.8g

ひじきと長ねぎの煮物

常備菜の定番、ひじきの煮物。
ねぎの香りを生かして仕上げました。

材料（作りやすい分量）

ひじき（乾燥）……………………20g
長ねぎ……………………………1/2本
にんじん…………………………50g
A
┌だし………………… 1カップ
│酒…………………… 大さじ1
│みりん……………… 小さじ2
└しょうゆ…………… 大さじ2

作り方

1 ひじきは水でもどし、ねぎは小口切りに、にんじんはいちょう切りにする。

2 なべに **1** とAを入れて火にかけ、煮立ったら中火にして、アクをとりながら7〜8分ほど煮含める。

☆冷蔵庫で3〜4日保存可能。

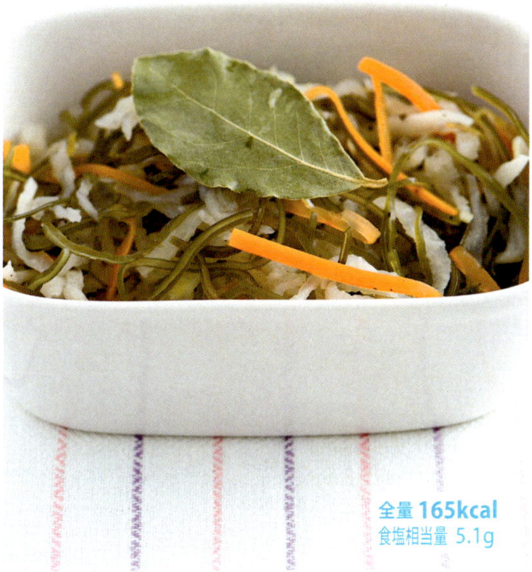

全量 165kcal
食塩相当量 5.1g

切り干し大根と刻み昆布のマリネ

鉄分、カルシウムが豊富な一品。
低エネルギーなのも魅力です。

材料（作りやすい分量）

切り干し大根……………………20g
刻み昆布（乾燥）………………10g
にんじん…………………………40g
A
┌すし酢（市販）、水‥各大さじ4
│黒こしょう……………… 少々
└ローリエ………………… 1枚

作り方

1 切り干し大根、刻み昆布は水でもどし、30秒ほどゆでる。にんじんはせん切りにする。

2 なべにAを入れて火にかけ、煮立ったら火からおろす。

3 **1** の水けをしぼり、**2** が熱いうちに漬け込む。

☆冷蔵庫で4〜5日保存可能。

手軽に
抗酸化力アップ

野菜だれ2種

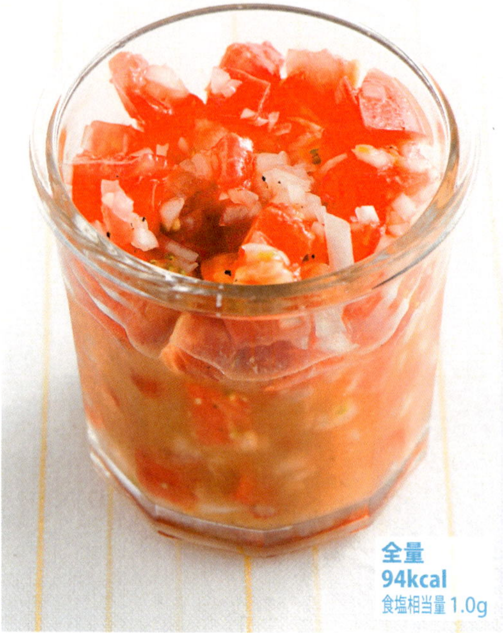

全量
94kcal
食塩相当量 1.0g

トマトだれ

トマトの赤い色はリコピンという成分。
強力な抗酸化作用があり、β-カロテン、ビタミンC・Eも豊富。油を補うとビタミンB群の吸収率も高まります。

材料（作りやすい分量）と作り方

1 トマト1個はざく切り、玉ねぎ1/6個はみじん切りにし、サラダ油、砂糖各小さじ1、レモン汁大さじ1、塩、こしょう各少々とまぜ合わせる。

2 保存容器に移し、冷蔵庫に入れる。

☆冷蔵庫で2～3日保存可能。

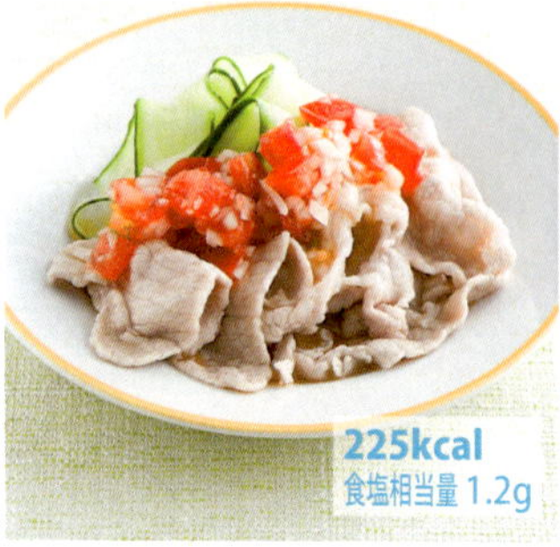

225kcal
食塩相当量 1.2g

ゆで豚トマトだれ

材料（1人分）と作り方

1 豚ロース薄切り肉3枚は塩、こしょう各少々を振り、半分に切って薄くかたくり粉をまぶす。きゅうり1/2本は皮むき器でリボン状に切る。

2 なべに湯を沸かし、豚肉を1枚ずつ入れてゆで、冷水にとる。水けをふきとり、きゅうりと盛り合わせ、トマトだれ1/4量をかける。

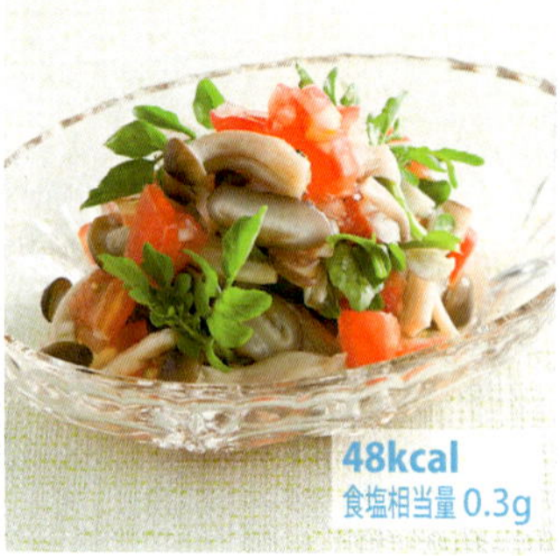

48kcal
食塩相当量 0.3g

蒸しきのこのトマトだれ

材料（1人分）と作り方

1 生しいたけ2枚、しめじ1/3パック、エリンギ1本は食べやすい大きさに切る。耐熱皿に広げて白ワイン小さじ2を振り、ラップをかけて電子レンジで2分加熱し、あら熱をとる。

2 トマトだれ1/4量、黒こしょう少々をまぜ、**1**を加えてあえる。器に盛り、クレソン少々を添える。

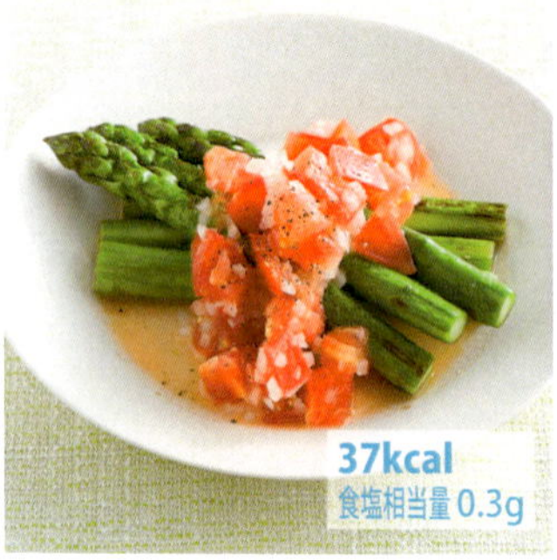

37kcal
食塩相当量 0.3g

焼きアスパラのトマトだれ

材料（1人分）と作り方

1 グリーンアスパラガス3本は半分に切り、グリルで香ばしく焼く。

2 **1**を器に盛り、トマトだれ1/4量をかける。

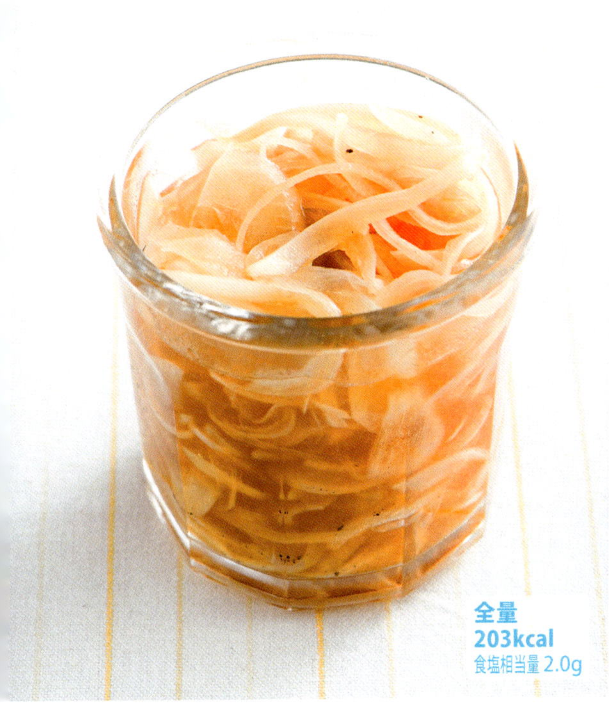

全量
203kcal
食塩相当量 2.0g

玉ねぎだれ

玉ねぎ特有の辛み成分、硫化アリルは血液サラサラ効果があり、動脈硬化予防に作用します。
ここでは、玉ねぎはレンジで加熱して辛みをやわらげ、亜麻仁油を加えました。常備しておくと便利です。

材料（作りやすい分量）と作り方

1 玉ねぎ１個は薄切りにして耐熱皿に広げ、はちみつ小さじ２を回しかける。ラップをかけて電子レンジで２分加熱し、あら熱をとる。

2 亜麻仁油（またはオリーブ油）小さじ２、しょうゆ大さじ１、黒こしょう各少々をまぜ、**1** を加えてあえる。保存容器に移し、冷蔵庫に入れる。

☆冷蔵庫で３～４日保存可能。

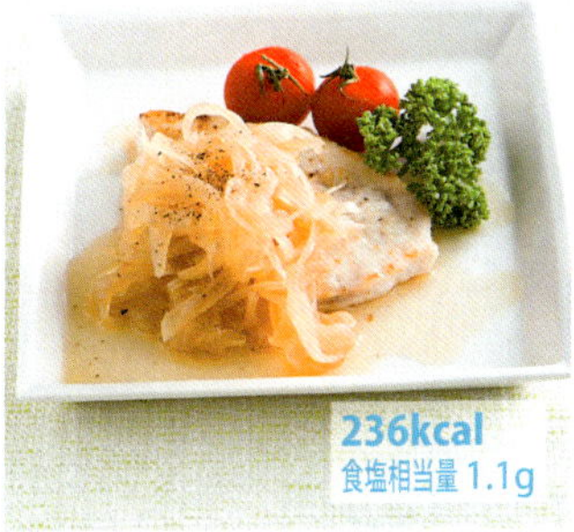

236kcal
食塩相当量 1.1g

かじきのムニエル 玉ねぎだれ

材料（１人分）と作り方

1 かじき１切れは塩、こしょう各少々を振り、薄く小麦粉をまぶす。オリーブ油小さじ２を熱したフライパンで両面をこんがり焼く。

2 器に **1** とミニトマト２個を盛り、玉ねぎだれ1/6量をかけ、黒こしょう少々を振る。好みでパセリ適宜を添える。

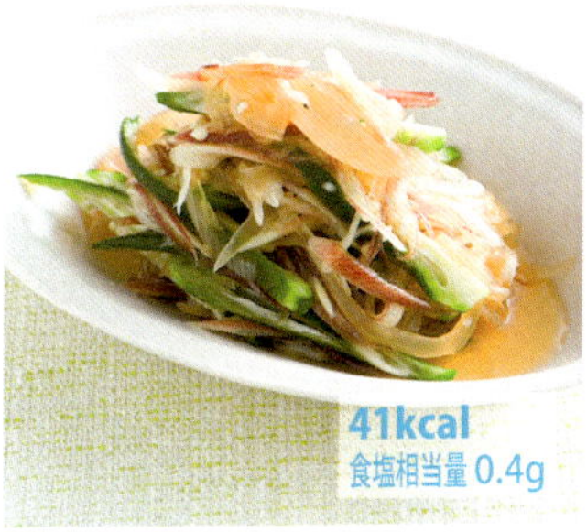

41kcal
食塩相当量 0.4g

オクラとみょうがの 玉ねぎだれあえ

材料（１人分）と作り方

1 オクラ３本は塩少々をまぶしてゆで、縦６等分に切る。みょうが１個はせん切りにする。

2 **1** を玉ねぎだれ1/6量であえる。

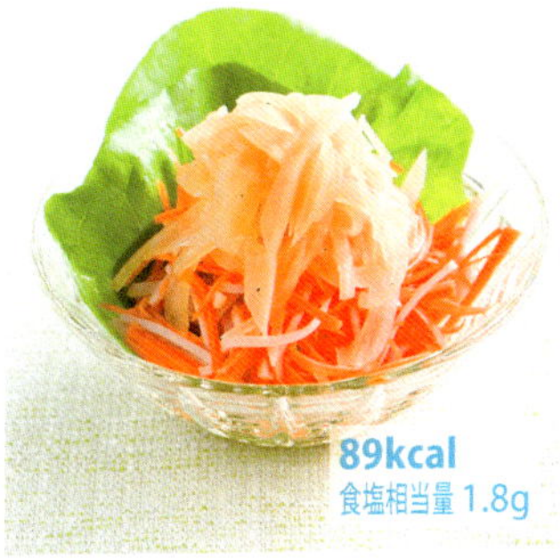

89kcal
食塩相当量 1.8g

にんじんの 玉ねぎだれサラダ

材料（１人分）と作り方

1 にんじん40gはせん切りにして塩少々をまぶし、水けをきる。

2 ハムの薄切り１枚は細く切り、**1** と合わせてまぜる。サラダ菜２枚を敷いた上に盛り、玉ねぎだれ1/6量をかける。

汁物

汁物は１日１杯、野菜、きのこ、海藻をとり合わせて、
できるだけ薄味に仕立てましょう。
素材の持つうまみを生かしてだしをきかせることで、
風味もよくなり、薄味でもおいしく仕上がります。

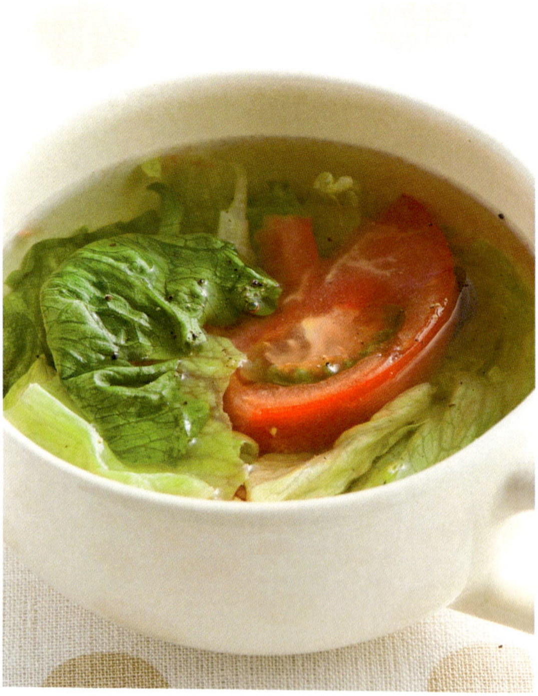

トマトとレタスのスープ

21kcal
食塩相当量 1.0g

材料（２人分）

トマト……………………………１個
レタス……………………………２枚
顆粒コンソメ……………小さじ１
塩、こしょう………………各少々

作り方

1 トマトはくし形に切り、レタスは手でちぎる。

2 なべに顆粒コンソメと水２カップを入れて火にかけ、温まってきたら**1**を加えて１分ほど煮て、塩、こしょうで味をととのえる。

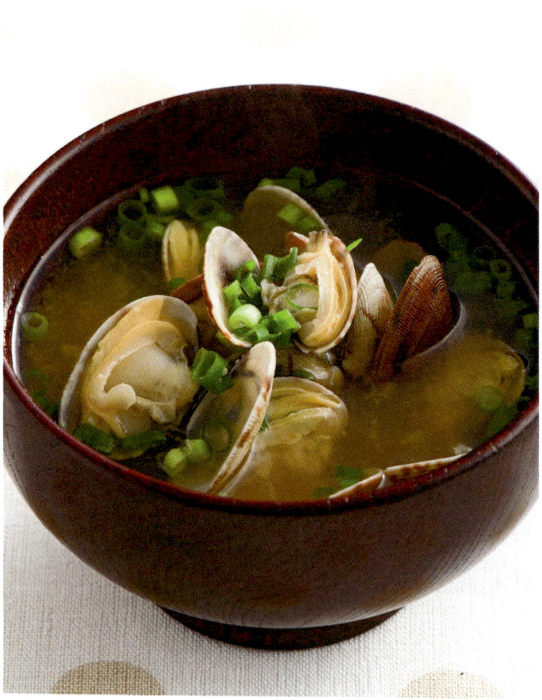

あさりのみそ汁

33kcal
食塩相当量 2.1g

材料（２人分）

あさり…………………………150g
みそ………………大さじ１と1/3
万能ねぎ…………………２～３本

作り方

1 あさりは砂抜きしておく。ねぎは小口切りにする。

2 なべにあさりと水２カップを入れて火にかけ、中火で温める。アクをとり除き、貝の口が開いたら火を弱めて、みそを溶かし入れる。

3 器に盛り、ねぎを散らす。

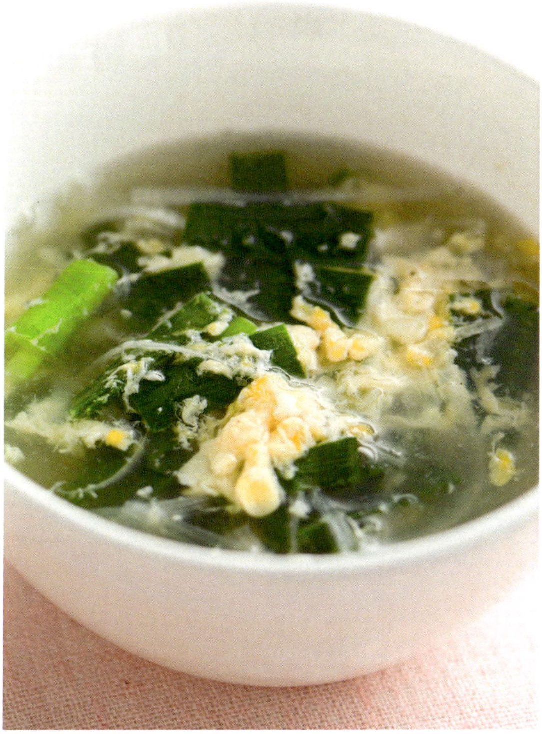

にらのかき玉汁

50kcal
食塩相当量 0.6g

材料（1人分）

にら……………………………… 30g
長ねぎ……………………………15g
A ┌鶏ガラスープの素……… 少々
　 └水…………………… 1カップ
溶き卵…………………… 1/2個分
塩、こしょう……………… 各少々

作り方

1 にらは3㎝長さに切り、ねぎはせん切りにする。

2 なべにAを入れて火にかけ、煮立ったら**1**を加えて1分ほど煮、塩、こしょうで味をととのえる。

3 **2**に卵を回し入れ、すぐに火を止める。

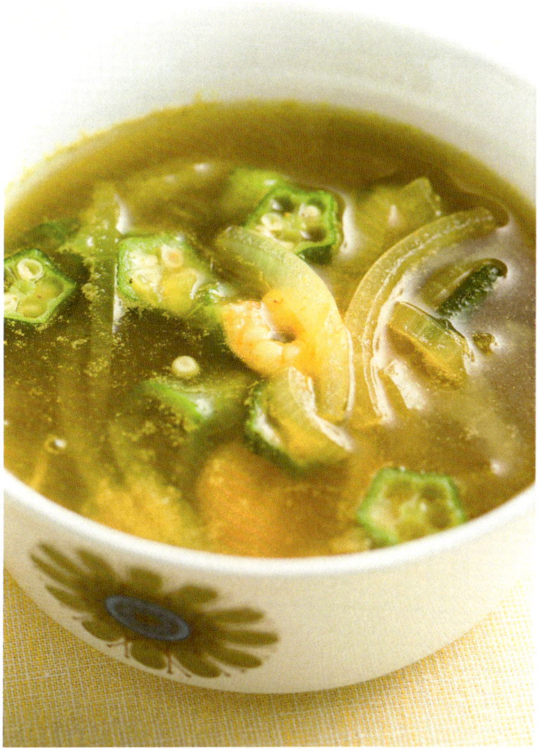

えびと玉ねぎのカレースープ

82kcal
食塩相当量 1.1g

材料（1人分）

むきえび…………… 30g
玉ねぎ…………… 1/4個
オクラ……………… 2本
オリーブ油、カレー粉
　………… 各小さじ1/2
A ┌水………… 1カップ
　 │顆粒コンソメ
　 └……… 小さじ1/3
B ┌めんつゆ（市販・3倍濃縮）
　 │………… 小さじ1
　 └黒こしょう…… 少々

作り方

1 玉ねぎは薄切りに、オクラは小口切りにする。

2 なべにオリーブ油を熱して**1**をいため、しんなりしたらえびも加えていため、カレー粉を振り入れる。

3 粉っぽさがなくなったらAを加え、温まったらBで味をととのえる。

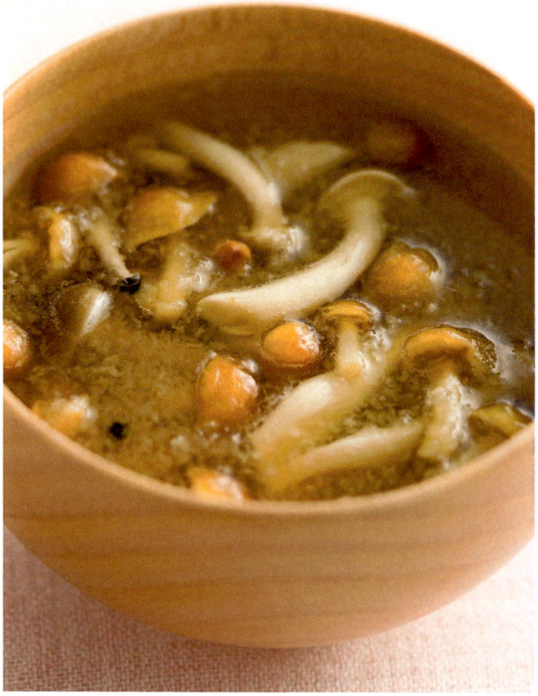

きのこのみぞれ汁

32kcal
食塩相当量 1.0g

材料（1人分）

しめじ……………………………30g
なめこ……………………………30g
大根おろし………………………80g
A［だし………………2/3カップ
　 酒、しょうゆ……各小さじ1

作り方

1 しめじはほぐし、なめこは熱湯をかける。

2 なべにAを入れて温め、きのこ類を加えて1分ほど煮る。さらに大根おろしを加え、さっと煮る。

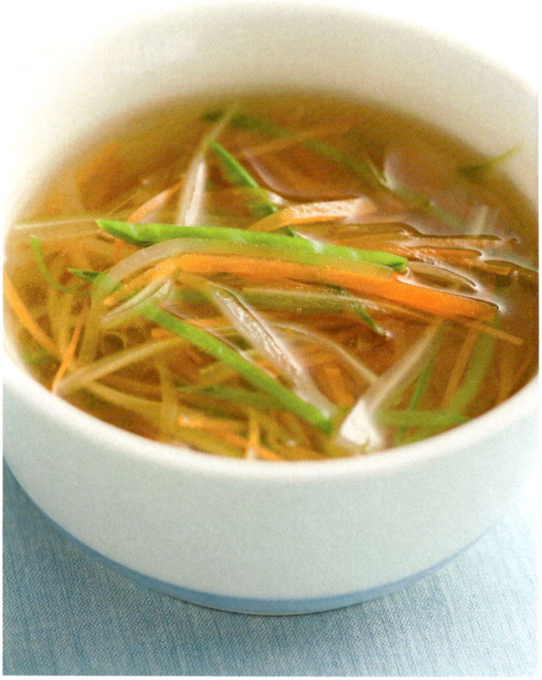

セロリとにんじんのコンソメスープ

17kcal
食塩相当量 1.2g

材料（1人分）

セロリ……………………………30g
にんじん…………………………15g
絹さや……………………………3枚
A［顆粒コンソメ……ひとつまみ
　 水……………………1カップ
塩、こしょう……………………各少々

作り方

1 セロリと絹さやは筋をとって縦細切りに、にんじんはせん切りにする。

2 なべにA、にんじん、セロリを入れて火にかけ、煮立ったら絹さやを加えて中火で2分ほど煮て、塩、こしょうで味をととのえる。

みそ汁＆スープの減塩のコツ

天然のだしを使う

「あさりのみそ汁」はあさりからうまみが出るので、だしを使わずに仕上げましたが、基本はだしを使います。天然だしの食塩相当量は1人分で約0.13g。インスタントの顆粒だしの素の食塩相当量は1人分約0.3g。0.17gの差ですが、天然だしには自然なうまみがあり、薄味でもおいしく仕上がります。

調味料は量を控えめにする

みその量はみそ汁1杯で、だし180㎖に対してみそ小さじ2が目安。さらに、ふつうみそ＋みその中では塩分が控えめの白みそで「合わせみそ」にすると塩分が抑えられます。スープもお吸い物程度の薄味にととのえます。目安はだし1カップに対して塩、しょうゆ各少々。洋風なら水1カップに対して顆粒コンソメ小さじ1/2です。

具は野菜や海藻・きのこをとり合わせる

具は野菜や海藻・きのこ類をとり合わせて、みそ汁、スープともに1杯で約25～50kcal、塩分は1gをめざしましょう。さらに、具を油でいためるけんちん汁などは、エネルギー、脂質量ともに多いので、全体量を減らすなどのくふうが必要です。

[具のバリエ]

＊具の分量、栄養価はすべて1人分です。それぞれ食べやすい大きさに切ります。

【みそ汁の具】

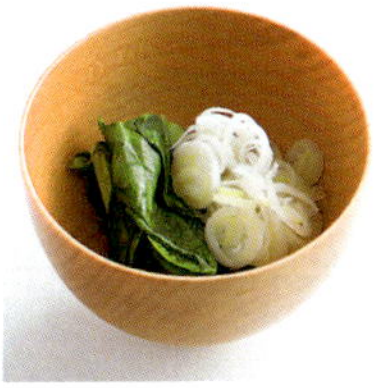

ほうれんそう40g
＋
長ねぎ3cm

30kcal
食塩相当量 1.5g

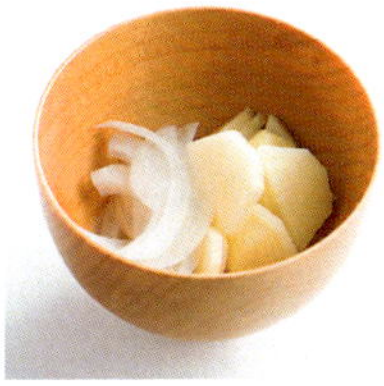

じゃがいも1/4個
＋
玉ねぎ1/8個

39kcal
食塩相当量 1.5g

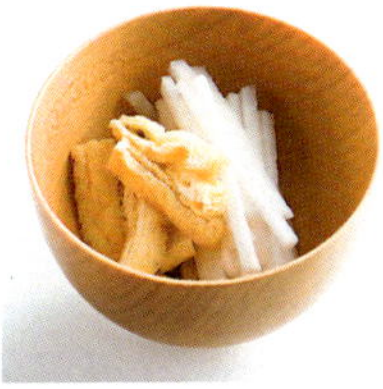

大根60g
＋
油揚げ1/4枚

75kcal
食塩相当量 1.5g

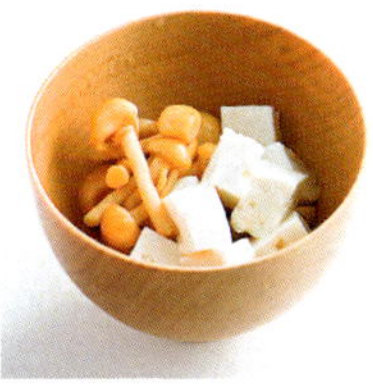

とうふ1/6丁
＋
なめこ1/4袋

47kcal
食塩相当量 1.5g

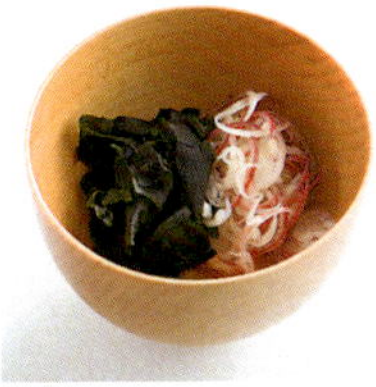

カットわかめ（乾燥）2g＋
みょうが1/2個

4kcal
食塩相当量 1.5g

【スープの具】

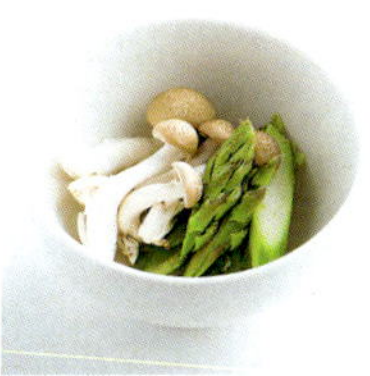

グリーンアスパラガス1本＋
しめじ1/4パック

11kcal
食塩相当量 1.0g

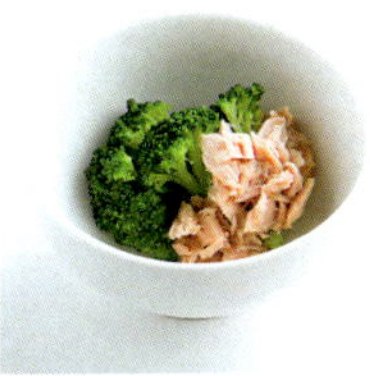

ブロッコリー50g
＋
ツナ水煮缶20g

39kcal
食塩相当量 1.0g

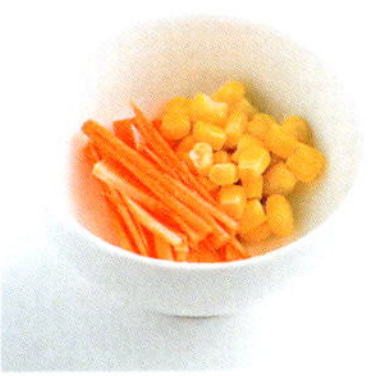

にんじん15g
＋
ホールコーン50g

50kcal
食塩相当量 1.0g

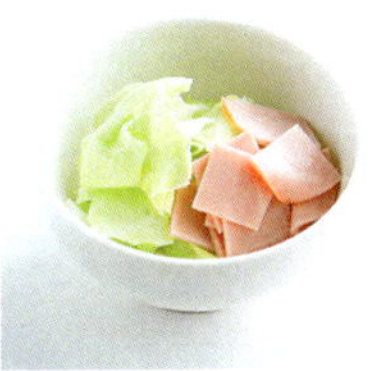

キャベツ1/2枚
＋
薄切りハム1枚

80kcal
食塩相当量 1.0g

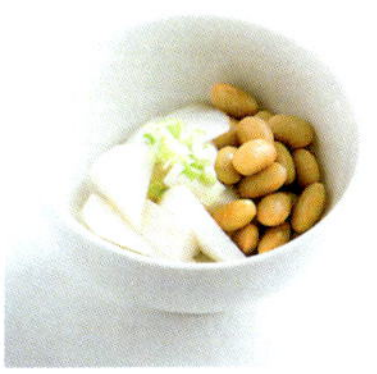

大豆水煮缶大さじ1
＋
かぶ1/2個

19kcal
食塩相当量 1.0g

	朝	昼	夜
8(日) 1日合計 1656 kcal 食塩相当量 10.9g	主食 ごはん 主菜 納豆(+もずく) 副菜1 れんこんの明太しょうゆあえ(P.174) 汁 ほうれんそうと長ねぎのみそ汁(P.183)	[外食] ●麺類ー鍋焼きうどん(みそ煮込み) *麺類はうどんよりそばがおすすめだが、うどんの場合は鍋焼きうどんなど、具だくさんのメニューを選んで。全体量を減らして、エネルギーと塩分を調整。	主食 ごはん 主菜 あじのレモン南蛮漬け(P.142) 副菜1 焼きアスパラのトマトだれ(P.178) 副菜2 モロヘイヤとたこの酢の物(P.167)
9(月) 1日合計 1632 kcal 食塩相当量 11.0g	主食 トースト 主菜 目玉焼き(+レタス) 副菜1 蒸しきのこのトマトだれ(P.178) 汁 にんじんとコーンのスープ(P.183)	[弁当] 主食 ごはん 主菜 あじのレモン南蛮漬け(P.142) 副菜1 蒸しきのこのトマトだれ(P.178) 副菜2 れんこんの明太しょうゆあえ(P.174)	主食 ごはん 主菜 蒸し鶏のおかずサラダ(P.149) 副菜1 わかめと万能ねぎのゆずこしょうあえ(P.175)
10(火) 1日合計 1756 kcal 食塩相当量 10.5g	主食 ごはん 主菜 焼き魚(さんま+大根おろし) 副菜1 蒸しなすの甘酢漬け(P.171) 汁 ほうれんそうと長ねぎのみそ汁(P.183)	[中食] ●ミックスサンドイッチ *揚げ物が入っているものは避け、野菜が多く入っているものを選ぶこと。ゆでたチキンを使ったチキンサンドも、たんぱく質がとれるのでおすすめ。	主食 ごはん 主菜 とうふとほたてのうま煮(P.156) 副菜1 水菜とカリカリ油揚げのサラダ(P.166) 副菜2 きのこのピクルス(P.175) *副菜2は倍量作って翌日の昼食に活用。
11(水) 1日合計 1654 kcal 食塩相当量 10.2g	主食 ごはん 主菜 納豆(+オクラ) 副菜1 ほうれんそうとさんま缶のポン酢煮(P.130) 副菜2 たたきごぼう(P.174)	主食 ごはん 主菜 えびのおかか焼き(P.146) 副菜1 きのこのピクルス(P.175) 間食 フルーツヨーグルト *副菜1は前日のおかずを活用。フルーツは好みで。	主食 ごはん 主菜 豚肉とキャベツの重ね蒸し(P.151) 副菜1 ゆでいかのめかぶあえ(P.175) 汁 じゃがいもと玉ねぎのみそ汁(P.183)
12(木) 1日合計 1656 kcal 食塩相当量 11.0g	主食 トースト 主菜 目玉焼き(+ゆでブロッコリー) 副菜1 オクラの甘酢漬け(P.174) 汁 とうふとなめこのみそ汁(P.183)	[中食] ●おにぎり *たんぱく質の具が入った鮭やこぶのおにぎりがおすすめ。たらこはコレステロールが多いので避けるのが賢明。野菜サラダやヨーグルトをプラスして、栄養バランスをとる。	主食 ごはん 主菜 豚ひき肉と大根のはさみ焼き(P.155) 副菜1 糸寒天とトマトのサラダ(P.175) 副菜2 きのこのピクルス(P.175) *副菜2は倍量作って翌日の弁当に活用。
13(金) 1日合計 1712 kcal 食塩相当量 9.9g	主食 ごはん 主菜 焼き鮭(+蒸しきのこ) 副菜1 にんじんの玉ねぎだれサラダ(P.179) 汁 グリーンアスパラガスとしめじのスープ(P.183)	[弁当] 主食 ごはん 主菜 ぶりのおかかみそ焼き(P.142) 副菜1 わかめと万能ねぎのゆずこしょうあえ(P.175) 副菜2 きのこのピクルス(P.175) *副菜2は前日のおかずを活用。	主食 ごはん 主菜 豚ヒレ肉のカレーパン粉焼き(P.151) 副菜1 オクラの甘酢漬け(P.174)
14(土) 1日合計 1733 kcal 食塩相当量 10.9g	主食 ごはん 主菜 納豆(+塩もみなす) 副菜1 ゆでいかのめかぶあえ(P.175) 汁 あさりのみそ汁(P.180)	[外食] ●定食ー肉どうふ定食 *とうふをメインにしたメニューでおすすめの肉どうふ。たんぱく質がしっかりとれる。味が濃いめなので、煮汁は残して塩分を抑えて。	主食 ごはん 主菜 牛肉のごぼう巻きマスタードいため(P.153) 副菜1 焼きアスパラのトマトだれ(P.178) 副菜2 こんにゃくといんげんの豆板醤いため(P.174)
15(日) 朝・昼合計 1091 kcal 食塩相当量 5.9g	主食 トースト 主菜 目玉焼き(+トマト) 副菜1 玉ねぎのカレー蒸し(P.170) 間食 フルーツ *フルーツは好みで。	[外食] ●麺類ーカレーそば(肉入り) *そばはざるそばより、具が多いものを選んで。カレーそばは肉が入っているので、たんぱく質がとれるが野菜が不足がち。青菜のおひたしなどプラスして調整を。	

2週間の献立例 （＊1日の適正エネルギー1800kcalの場合）

主食 主菜 副菜1 副菜2 汁

	朝	昼	夜
1（日） 夕食合計 659 kcal 食塩相当量 3.0g	＊本書では3日単位を目安に献立を組み立てています。1日目に買い物をして、その日の夕食作りからスタートする設定です（詳細は127ページ参照）。 ＊昼食は外食、中食（市販の弁当類など）も含み、アドバイスをもとに、ごはんを残すなどしてエネルギーや塩分を調整しました。 ＊フルーツ類は間食として朝食後、昼食後にとるのが基本ですが、ここでは献立に組み込んでいます。		主食 ごはん 主菜 さばのトマト煮（P.128） 副菜1 切り干し大根の煮物（P.128） 副菜2 しめじのソテー（P.128） ＊副菜1は倍量作って翌日の弁当に活用。
2（月） 1日合計 1865 kcal 食塩相当量 10.4g	主食 ごはん 主菜 塩もみきゅうりの納豆あえ（P.130） 副菜1 ほうれんそうとさんま缶のポン酢煮（P.130） 汁 ねぎとわかめのみそ汁（P.130） 間食 フルーツヨーグルト（P.130）	[弁当] 主食 ごはん（P.131） 主菜 鮭の焼き漬け（P.131） 副菜1 切り干し大根入り卵焼き（P.131） 副菜2 ミニトマトのピクルス（P.131） ＊副菜の卵焼きは前日夕食の副菜1を具にして。	主食 ごはん 主菜 豚肉の野菜巻き焼き（P.132） 副菜1 じゃがいものきんぴら（P.132） 副菜2 もずく酢のおろしあえ（P.132）
3（火） 1日合計 1883 kcal 食塩相当量 9.6g	主食 トースト（P.135） 主菜 目玉焼きほうれんそう添え（P.135） 副菜1 キャベツとさんま缶のドレッシングあえ（P.135） 汁 野菜のせん切りスープ（P.135）	[外食] ●定食―ミックスフライ定食 ＊全体量を減らして、エネルギーと塩分を調整。 （アドバイスはP.135参照）	主食 ごはん 主菜 豚肉と野菜の蒸し煮（P.136） 副菜1 とうふとわかめのおろしサラダ（P.136） 副菜2 野菜の甘酢漬け（P.136）
4（水） 1日合計 1765 kcal 食塩相当量 10.8g	主食 ごはん 主菜 焼き鮭（P.139） 副菜1 ほうれんそうとしめじのおひたし（P.139） 汁 じゃがいものみそ汁（P.139） 間食 フルーツヨーグルト（P.139）	[中食] ●市販の弁当―幕の内弁当 ＊全体量を減らして、エネルギーと塩分を調整。 （アドバイスはP.139参照）	主食 ごはん 主菜 黒豆と根菜のコンソメ煮（P.158） 副菜1 にんじんのマスタードいため（P.174） 副菜2 糸寒天とトマトのサラダ（P.175）
5（木） 1日合計 1736 kcal 食塩相当量 10.4g	主食 ごはん 主菜 納豆（＋大根おろし） 副菜1 小松菜と桜えびのしょうゆいため（P.166） 汁 わかめとみょうがのみそ汁（P.183）	[外食] ●定食―豚肉のしょうが焼き定食 ＊しょうが焼きはキャベツたっぷりでPFCバランスもよいメニュー。ごはんを1/3量、漬け物は残してエネルギーと塩分を調整して。	主食 ごはん 主菜 かつおのたたきサラダ（P.140） 副菜1 ピーマンとパプリカのマスタードマリネ（P.167） 副菜2 ブロッコリーのチーズ焼き（P.174） ＊副菜1は倍量作って翌日の朝食に活用。
6（金） 1日合計 1710 kcal 食塩相当量 10.0g	主食 トースト 主菜 目玉焼き（＋焼きミニトマト） 副菜1 ピーマンとパプリカのマスタードマリネ（P.167） 汁 キャベツとハムのスープ（P.183）	[弁当] 主食 ごはん 主菜 セロリといかのレモンいため（P.171の倍量） 副菜1 にんじんのマスタードいため（P.174） 副菜2 きのこのピクルス（P.175）	主食 ごはん 主菜 いわしの香りマリネ（P.141） 副菜1 ブロッコリーのチーズ焼き（P.174） 副菜2 オクラとみょうがの玉ねぎだれあえ（P.179） ＊主菜はまとめて作りおきもおすすめ。翌日の朝食などに活用しても。
7（土） 1日合計 1780 kcal 食塩相当量 9.9g	主食 ごはん 主菜 焼き魚（いわし＋大根おろし） 副菜1 まいたけの梅あえ（P.175） 間食 フルーツ ＊主菜は前日のおかずを活用してもOK。フルーツは好みで。	[外食] ●定食―麻婆どうふ ＊とうふでたんぱく質がじゅうぶんにとれる。副菜がわかめの酢の物などの場合は、ごはん量を調整するだけでOK。副菜に野菜がない場合は、野菜ジュースを追加して。	主食 ごはん 主菜 鶏手羽の黒酢煮込み（P.149） 副菜1 オクラの甘酢漬け（P.174） 副菜2 にらのごまナムル（P.167）

食材別エネルギーガイド

＊（　）内の数字は廃棄分を除いた正味です。

主食

主食の食べすぎは糖質のとりすぎにつながります。「適正エネルギー量」（74ページ参照）に基づいて、食べられる量をしっかりと把握しておきましょう。

食品名	目安量	エネルギー量 (kcal)	食塩相当量(g)	食物繊維(g)
ごはん（精白米）	ごはん茶わん1杯(150g)	252	0.0	0.5
食パン	6枚切り1枚(60g)	158	0.8	1.4
そば（乾燥）	80g	275	1.8	3.0
うどん（乾燥）	80g	278	3.4	1.9
スパゲッティ(乾燥)	80g	302	0.0	2.2
中華麺（生）	100g	281	1.0	2.1

肉類

良質のたんぱく質やミネラルを含む肉類ですが、脂肪も多く含むので、脂肪の少ない部位を選ぶのが鉄則です。

たとえば鶏肉。ももより胸肉を選んで、脂質をカット。皮をとり除けばさらにエネルギーが抑えられます。

食品名	1回の目安量	エネルギー量 (kcal)	たんぱく質(g)	脂質(g)
鶏胸肉（皮つき）	1/2枚(115g)	220	22.4	13.3
鶏胸肉（皮なし）	1/2枚(95g)	103	21.2	1.4
鶏もも肉（皮つき）	1/2枚(115g)	230	18.6	16.1
鶏もも肉（皮なし）	1/2枚(95g)	110	17.9	3.7
鶏手羽先	1本(45g)	95	7.9	6.6
鶏ささ身	2本(90g)	95	20.7	0.7
鶏ひき肉	60g	100	12.5	5.0
豚もも薄切り肉（脂身つき）	2～3枚(60g)	110	12.3	6.1
豚ヒレ肉	60g	69	13.7	1.1
豚バラ薄切り肉	60g	232	8.5	20.8
豚ひき肉	60g	132	11.2	9.1
牛もも薄切り肉（脂身つき）	60g	125	11.7	8.0
牛肩ロース薄切り肉	60g	191	9.7	15.8
牛ヒレ肉	60g	111	12.8	5.9
ロースハム（薄切り）	1枚(15g)	29	2.5	2.1
ボンレスハム（薄切り）	1枚(20g)	24	3.7	0.8
ウインナソーセージ	中1本(25g)	80	3.3	7.1
ベーコン（薄切り）	1枚(15g)	61	1.9	5.9

魚介類

青背の魚には血中脂質を下げるDHA（ドコサヘキサエン酸）やEPA（エイコサペンタエン酸）が豊富。1日に1皿はとるようにしましょう。

ただし、さんまやぶりなどは脂が乗っている分、高エネルギー。量を抑えるなどして、適正エネルギー量の範囲内に調整しましょう。

食品名	1回の目安量	エネルギー量 (kcal)	たんぱく質(g)	脂質(g)
あじ	1尾(81g)	98	16.8	2.8
いわし	1尾(55g)	119	10.9	7.6
さんま	1/2尾(53g)	164	9.8	13.0
さば	1切れ(80g)	162	16.6	9.7
かつお（春・刺し身）	5～6切れ(80g)	91	20.6	0.4
鮭（生）	1切れ(120g)	160	26.8	4.9
ぶり	1/2切れ(60g)	154	12.8	10.6
まぐろ（赤身・刺し身）	5切れ(60g)	75	15.8	0.8
めかじき	1切れ(100g)	141	18.3	6.7
たら	1切れ(100g)	77	17.6	0.2
きんめだい	1切れ(100g)	160	17.8	9.0
かれい	1尾(100g)	95	19.6	1.3
いか（するめ）	1ぱい(113g)	99	20.5	1.4
えび（ブラックタイガー）	3尾(105g)	86	19.3	0.3
たこ（足・ゆで）	1/2本(100g)	99	21.7	0.7
ほたて貝柱	3個(90g)	87	16.1	0.1
あさり（殻つき）	20個(72g)	22	4.3	0.2

大豆・大豆製品、卵、乳製品

植物性たんぱく源として欠かせない大豆・大豆製品。主菜や副菜などに積極的にとり入れましょう。
卵、乳製品はたんぱく質が豊富な食材。卵は1日おきに1個を目安にとり、乳製品は不足しがちなカルシウムの補給源として利用しましょう。

食品名	目安量	エネルギー量(kcal)	たんぱく質(g)	食物繊維(g)
大豆(ゆで)	1/4カップ(50g)	90	8.0	3.5
木綿どうふ	1/2丁(150g)	108	9.9	0.6
絹ごしどうふ	1/2丁(150g)	84	7.4	0.5
厚揚げ	1/2枚(110g)	165	11.8	0.8
油揚げ	1枚(20g)	77	3.7	0.2
納豆	1パック(50g)	100	8.3	3.4
豆乳(調製)	200mℓ(210g)	134	6.7	0.6
高野どうふ	1枚(17g)	90	8.3	0.3
おから	50g	56	3.1	5.8
卵(M玉)	1個(50g)	76	6.2	0
普通牛乳	200mℓ(210g)	141	6.9	0
低脂肪牛乳	200mℓ(210g)	97	8.0	0
プレーンヨーグルト	100g	62	3.6	0
プロセスチーズ	1cm厚さ1枚(20g)	68	4.5	0
スライスチーズ	1枚(17g)	58	3.9	0

野菜

野菜は抗酸化食品の代表選手。たくさん食べてもエネルギーオーバーすることはほとんどありません。
1日400g以上を目標に積極的にとりましょう。ただし、じゃがいもなどのいも類やかぼちゃなどは糖質が多く、エネルギーが高いので、注意が必要です。

食品名	目安量	エネルギー量(kcal)	食物繊維(g)
トマト	1個(150g)	29	1.5
きゅうり	1本(100g)	14	1.1
なす	1個(90g)	20	2.0
玉ねぎ	1個(100g)	37	1.6
キャベツ	1枚(100g)	23	1.8
ピーマン	1個(30g)	7	0.7
大根	5cm(150g)	27	2.0
にんじん	1本(100g)	37	2.5
れんこん	1/2節(100g)	66	2.0
かぶ	1個(60g)	13	0.8
ごぼう	1/3本(60g)	39	3.4
かぼちゃ	1/10個(106g)	96	3.7

食品名	目安量	エネルギー量(kcal)	食物繊維(g)
じゃがいも	1個(135g)	103	1.8
里いも	1個(50g)	29	1.2
さつまいも	1/4本(100g)	132	2.3
長いも	1本(110g)	72	1.1
白菜	1枚(100g)	14	1.3
ほうれんそう	1/4束(50g)	10	1.4
チンゲンサイ	1株(100g)	9	1.2
ブロッコリー	1/4個(60g)	20	2.6
グリーンアスパラガス	2本(40g)	9	0.7
さやいんげん	5本(30g)	7	0.7
切り干し大根	10g	28	2.1

きのこ・海藻類

低エネルギーでミネラルが豊富なきのこと海藻類。
主菜のつけ合わせ、副菜、汁物として積極的にとりたい食材です。

食品名	目安量	エネルギー量(kcal)	食物繊維(g)
生しいたけ	3個(30g)	5	1.1
干ししいたけ	3個(9g)	16	3.7
しめじ	1パック(90g)	16	3.3
えのきだけ	1袋(85g)	19	3.3
まいたけ	1パック(90g)	14	2.4
エリンギ	2本(60g)	14	2.6

食品名	目安量	エネルギー量(kcal)	食物繊維(g)
生わかめ	10g	1	0.3
ひじき(乾燥)	5g	7	2.2
昆布	10cm角1枚(10g)	15	3.5
もずく	100g	4	1.4
めかぶ	30g	3	1.0

●副菜●

野菜

エネルギー量 (kcal)		ページ
181	キャベツとさんま缶のドレッシングあえ	135
134	じゃがいものきんぴら	132
122	セロリといかのレモンいため	171
99	にんじんとくるみのサラダ	169
96	かぼちゃのカレー風味サラダ	169
89	にんじんの玉ねぎだれサラダ	179
84	水菜とカリカリ油揚げのサラダ	166
82	長ねぎのゆずみそ焼き	171
80	レンジ玉ねぎのチーズのせ	170
79	れんこんの明太しょうゆあえ	174
70	ブロッコリーのチーズ焼き	174
66	モロヘイヤとたこの酢の物	167
64	玉ねぎのカレー蒸し	170
62	焼きねぎと桜えびの昆布茶あえ	172
60	にんじんのマスタードいため	174
59	たたきごぼう	174
59	ピーマンとパプリカのマスタードマリネ	167
53	小松菜と桜えびのしょうゆいため	166
53	蒸しなすの甘酢漬け	171
53	こんにゃくといんげんの豆板醤いため	174
48	トマトとしらすの和風サラダ	169
48	れんこんのごまあえ	173
45	切り干し大根の煮物	128
43	にらのごまナムル	167
41	きゅうりとクレソンのサラダ	172
41	オクラとみょうがの玉ねぎだれあえ	179
38	ほうれんそうののりあえ	168
37	焼きアスパラのトマトだれ	178
36	しゃんぎくのさんしょうあえ	168
36	野菜の甘酢漬け	136
35	ほうれんそうとしめじのおひたし	139
34	ミニトマトのピクルス	131
33	焼きなすのポン酢あえ	172
33	ごぼうと三つ葉のレモンあえ	173
32	白菜の甘酢漬け	173
31	オクラの甘酢漬け	174
17	アスパラとオクラのゆかり風味	168

海藻、きのこ

エネルギー量 (kcal)		ページ
135	とうふとわかめのおろしサラダ	136
72	ひじきとほたてのみそあえ	175
55	しめじのソテー	128
52	ゆでいかのめかぶあえ	175
48	蒸しきのこのトマトだれ	178
36	糸寒天とトマトのサラダ	175
34	もずく酢のおろしあえ	132
32	きのこのピクルス	175
25	まいたけの梅あえ	175
18	わかめと万能ねぎのゆずこしょうあえ	175

常備菜・野菜だれ

エネルギー量 (kcal)		ページ
501	大豆の黒酢漬け（全量）	176
489	ひよこ豆と玉ねぎのハーブ塩煮（全量）	176
203	玉ねぎだれ（全量）	179
165	切り干し大根と刻み昆布のマリネ（全量）	177
108	ひじきと長ねぎの煮物（全量）	177
94	トマトだれ（全量）	178

汁物

エネルギー量 (kcal)		ページ
82	えびと玉ねぎのカレースープ	181
80	スープ（キャベツ＋薄切りハム）	183
75	みそ汁（大根＋油揚げ）	183
75	じゃがいものみそ汁	139
50	スープ（にんじん＋ホールコーン）	183
50	にらのかき玉汁	181
47	みそ汁（とうふ＋なめこ）	183
39	みそ汁（じゃがいも＋玉ねぎ）	183
39	スープ（ブロッコリー＋ツナ水煮缶）	183
33	あさりのみそ汁	180
32	きのこのみぞれ汁	182
30	みそ汁（ほうれんそう＋長ねぎ）	183
29	ねぎとわかめのみそ汁	130
26	野菜のせん切りスープ	135
21	トマトとレタスのスープ	180
19	スープ（大豆水煮缶＋かぶ）	183
17	セロリとにんじんのコンソメスープ	182
11	スープ（グリーンアスパラガス＋しめじ）	183
4	みそ汁（乾燥わかめ＋みょうが）	183

料理エネルギー別さくいん

＊本書で紹介している料理をエネルギー量の多い順に並べています。100kcal以上の副菜は、材料、調味料ともに1/2にするなどして、エネルギーを調整してください。
＊数字は、常備菜、野菜だれ以外はすべて1人分です。

●主菜●

肉

エネルギー量(kcal)		ページ
316	塩もみキャベツととうふ入りハンバーグ	154
314	鶏手羽の黒酢煮込み	149
303	牛肉のごぼう巻きマスタードいため	153
302	豚ヒレ肉のカレーパン粉焼き	151
299	おから入りミートローフ	155
280	豚肉とねぎのとろろ蒸し	152
276	豚ひき肉と大根のはさみ焼き	155
264	鶏肉とパプリカのオイスターソースいため	150
264	豚肉と野菜の蒸し煮	136
258	蒸し鶏のおかずサラダ	149
241	豚肉の野菜巻き焼き	132
237	豚ヒレ肉と根菜の煮物	152
235	豚肉とキャベツの重ね蒸し	151
226	牛ヒレ肉と野菜のめんつゆ蒸し	153
225	ゆで豚トマトだれ	178
177	鶏ささ身の香味焼き	148

卵、大豆・大豆製品

エネルギー量(kcal)		ページ
300	とうふといかのチリソースいため	160
289	黒豆と根菜のコンソメ煮	158
288	とうふとほたてのうま煮	156
286	大豆といかのしょうがいため	158
269	厚揚げのさんしょういため	159
269	とうふのロールキャベツ	157
262	納豆の油揚げ巻き焼き	159
245	とうふと山いもの磯辺焼き	157
213	高野どうふとえび、小松菜の含め煮	160
208	野菜たっぷりのオムレツ	161
145	生野菜サラダポーチドエッグのせ	161
130	切り干し大根入り卵焼き	131
129	目玉焼きほうれんそう添え	135
121	塩もみきゅうりの納豆あえ	130

魚介

エネルギー量(kcal)		ページ
345	さんまのパプリカ巻きソテー	143
307	さばのトマト煮	128
307	ぶりのおかかみそ焼き	142
296	さんま缶とキャベツのごまみそ蒸し	147
293	さば缶入りチャンプルー	147
268	かつおのたたきサラダ	140
264	いわしの香りマリネ	141
260	あじのレモン南蛮漬け	142
260	かじきの青のり揚げ	145
245	さばとかぶの重ね蒸し	143
245	ほたてとチンゲンサイの豆乳クリーム煮	146
240	鮭のから揚げトマトおろしだれ	144
236	かじきのムニエル玉ねぎだれ	179
224	えびのおかか焼き	146
189	さわらのとろろ昆布蒸し	145
185	たらと小松菜のねぎみそ蒸し	144
161	鮭の焼き漬け	131
155	ほうれんそうとさんま缶のポン酢煮	130
125	焼き鮭	139
118	サーモンと大根のハーブマリネ	141
117	まぐろのソテーおろしだれ	141
95	ほたてのスプラウト巻き	141

ワンディッシュ

エネルギー量(kcal)		ページ
605	いわしとパプリカのカレー丼	163
564	ミートソーススパゲッティ	164
547	牛肉と野菜のビビンバ	162
485	漬けまぐろととろろあえそば	165
462	鮭缶とねぎの卵とじ丼	163
426	あさりとめかぶの温麺	165

た行

な行

は行

ま行

や行

ら行

索引

あ行

か行

さ行

●監修者略歴

白井厚治（しらい こうじ）　**東邦大学医学部名誉教授**
誠仁会みはま香取クリニック院長

1973年、千葉大学医学部卒業。同第2内科講座・脂質代謝研究室入室。同講師を経て、1997年、東邦大学佐倉病院臨床検査医学教授、内科学講座教授、同病院院長を歴任。専門は、脂質異常症、糖尿病、肥満症。日本肥満症治療学会前理事長、日本臨床栄養学会理事長。現在、CAVIを用いた動脈硬化の研究を進めるとともに食事療法に力を入れ、肥満症、メタボリックシンドローム、腎疾患の予防活動を行っている。

大越郷子（おおこし さとこ）　**管理栄養士**

1991年、服部栄養専門学校卒業。栄養士として田園都市厚生病院、藤沢市民病院に勤務したのち、1997年よりフランス料理店にてパティシエとして勤務。現在は管理栄養士、フードコーディネーターとして商品開発や書籍・雑誌の分野で活躍。生活習慣病対策や妊婦さんのためのレシピなど、おいしくて体にもよい料理に定評がある。

装丁　大藪胤美（フレーズ）
本文デザイン　植田尚子
本文イラスト　福留鉄夫
料理・栄養計算　大越郷子
スタイリング　安保美由紀（兎兎工房）
料理撮影　千葉 充　鈴木江実子
編集協力　天野敦子　伊藤左知子
早 寿美代（兎兎工房）
編集担当　平野麻衣子（主婦の友社）

本書は2015年刊行の『血管を強くするおいしいレシピつき 図解でわかる動脈硬化・コレステロール』に新規の内容を加え再編集したものです。

完全《かんぜん》図《ず》解《かい》 動脈硬化《どうみゃくこうか》・コレステロールのすべて

2019年 5月20日　第1刷発行
2021年 9月20日　第5刷発行

編　者　主婦の友社
発行者　平野健一
発行所　株式会社主婦の友社
〒141-0021　東京都品川区上大崎3-1-1 目黒セントラルスクエア
電話　03-5280-7537（編集）
03-5280-7551（販売）
印刷所　大日本印刷株式会社

ISBN978-4-07-438009-1

■本書の内容に関するお問い合わせ、また、印刷・製本など製造上の不良がございましたら、主婦の友社（電話 03-5280-7537）にご連絡ください。
■主婦の友社が発行する書籍・ムックのご注文は、お近くの書店か主婦の友社コールセンター（電話 0120-916-892）まで。
＊お問い合わせ受付時間　月～金（祝日を除く）　9:30～17:30

主婦の友社ホームページ　https://shufunotomo.co.jp/